中国医学临床百家·病例精解

中国医科大学附属第一医院

内分泌与代谢病 病例精解

主编 滕卫平 单忠艳

科学技术文献出版社
SCIENTIFIC AND TECHNICAL DOCUMENTATION PRESS
·北京·

图书在版编目（CIP）数据

中国医科大学附属第一医院内分泌与代谢病病例精解/滕卫平，单忠艳主编．—北京：科学技术文献出版社，2019. 9（2021. 10重印）
ISBN 978-7-5189-5909-9

Ⅰ. ①中…　Ⅱ. ①滕…　②单…　Ⅲ. ①内分泌病—病案　②代谢病—病案　Ⅳ. ①R58

中国版本图书馆 CIP 数据核字（2019）第 167981 号

中国医科大学附属第一医院内分泌与代谢病病例精解

策划编辑：王梦莹　责任编辑：李　丹　谢　雪　责任校对：张吲哚　责任出版：张志平

出 版 者　科学技术文献出版社
地　　址　北京市复兴路 15 号　邮编 100038
编 务 部　（010）58882938，58882087（传真）
发 行 部　（010）58882868，58882870（传真）
邮 购 部　（010）58882873
官方网址　www. stdp. com. cn
发 行 者　科学技术文献出版社发行　全国各地新华书店经销
印 刷 者　北京虎彩文化传播有限公司
版　　次　2019 年 9 月第 1 版　2021 年 10 月第 3 次印刷
开　　本　787 × 1092　1/16
字　　数　265 千
印　　张　22. 75
书　　号　ISBN 978-7-5189-5909-9
定　　价　138. 00 元

《中国医科大学附属第一医院内分泌与代谢病病例精解》

编委会

主　　编　滕卫平　单忠艳

副 主 编　张　锦　赵晓娟　王秋月　姜雅秋　李　静

编　　委　（以姓氏笔画排序）

于晓会　王秋月　王晓黎　王浩宇　王楚媛

王薇薇　史晓光　刘婷婷　关海霞　李　静

李玉姝　李晨嫣　李嘉姝　谷剑秋　张　锦

单忠艳　赵晓娟　姜雅秋　曹艳丽　赖亚新

滕卫平　滕晓春

主编简介

滕卫平，教授，博士研究生导师。现任中国医科大学内分泌研究所所长，省部共建内分泌疾病国家重点实验室主任。

曾任第六届、第七届中华医学会内分泌病学分会副主任委员，第八届中华医学会内分泌学分会候任主任委员，第九届主任委员，全国甲状腺学组组长。辽宁省医学会内分泌学分会第八届主任委员，亚大地区甲状腺学会（Asia Oceania Thyroid Association，AOTA）副主席，美国甲状腺学会会员，美国内分泌学会会员。

甲状腺疾病是其主要研究方向，曾在甲状腺疾病流行病学、碘过量与甲状腺疾病、Graves 病的遗传易感基因、自身免疫甲状腺疾病、妊娠与甲状腺疾病等方面发表学术论文 300 余篇，代表性论著发表在《新英格兰医学杂志》，以第一完成人荣获国家科技进步二等奖一项，以第二完成人荣获国家科技进步二等奖一项，以第一完成人荣获辽宁省科技进步一等奖一项。他领导的碘对甲状腺疾病影响的研究为国家修改食盐加碘浓度提供了重要的流行病学依据。

主编简介

单忠艳，二级教授，博士研究生导师。现任中国医科大学附属第一医院内分泌与代谢病科主任，国家卫健委甲状腺疾病诊治重点实验室（共建）主任。从事内分泌与代谢病临床科研教学工作30余年，积累了丰富的内分泌与代谢疾病诊治经验，擅长甲状腺疾病的诊治。

国务院特殊津贴专家，国家新世纪“百千万人才工程”国家级人选，国家卫生计生突出贡献中青年专家，辽宁省特聘教授，沈阳市优秀专家。中华医学会内分泌病学分会副主任委员，甲状腺学组组长；中国医师协会内分泌代谢病科医师分会常务委员；中国女医师协会糖尿病专业委员会副主任委员；辽宁省预防医学会糖尿病预防与控制委员会主任委员；辽宁省医学会内分泌分会候任主任委员；辽宁省医师协会内科医师分会副会长。

担任《中华糖尿病学杂志》《中国实用内科杂志》副主编，《中华内分泌代谢杂志》《中华内科杂志》《中国糖尿病杂志》等杂志编委。承担国家级课题10项，省、部级课题13项。分别以第二完成人、第三完成人荣获国家科学技术进步二等奖2项；以第一完成人荣获教育部科学技术进步二等奖、辽宁省科学技术进步一等奖各1项。发表中英文文章200余篇。

前言

内分泌代谢病科是一个广袤而神秘的学科。微量的内分泌激素和神经递质统管着全身器官、组织和细胞；内分泌激素和受体、代谢异常不仅导致了诸如糖尿病、甲状腺疾病、骨质疏松症等常见的内分泌代谢性疾病，也带来了特殊类型糖尿病、甲状腺激素抵抗综合征、21羟化酶缺陷等少见甚或罕见疾病。

中国医科大学附属第一医院内分泌与代谢病科年门诊量15万余人次，每年收治住院患者近4000人，每年诊断的病种有200余种，其中不乏疑难少见、罕见病例。为了帮助内分泌专科医生认识到常见疾病的特殊情况、建立罕见疾病的诊疗思路，中国医科大学附属第一医院内分泌与代谢病科将近年诊治的典型病例和疑难少见病例汇集成册、与同道分享对疾病的诊治经验。通过病例讨论的方式，抽丝剥茧、层层深入，解开病例中的疑团。在科室医生的共同努力下，编撰了这部内分泌病例作品。

本书主要内容有糖尿病特殊类型、Graves病（毒性弥漫性甲状腺肿）、甲亢及合并情况、原发性醛固酮增多症、肢端肥大症、骨质疏松症、多囊卵巢综合征等经典的内分泌疾病及临床诊疗规范，也包括例如低磷骨软化、21羟化酶缺陷、甲状腺激素抵抗综合征合并促甲状腺激素（thyroid stimulating hormone，TSH）瘤等少见的内分泌疑难病例。

希望本书能够更好地服务于内分泌专科医生、提高内分泌代谢病临床诊治能力，让更多的患者受益。

滕卫平 单忠艳

目　录

下丘脑垂体

甲状腺

肾上腺

性腺

糖代谢相关疾病

骨代谢

附录

下丘脑垂体

001 下丘脑综合征

病历摘要

患者，男，24 岁。以“多饮、多尿3 年，视物模糊3 个月”为主诉入院。

患者3 年前无明显诱因出现多饮、多尿，略感口干，日饮水量3 ~4L，尿量4 ~5L，控制饮水后尿量有所减少，未在意。1 年前出现记忆力减退，周身乏力，就诊于鞍钢总医院，化验示尿比重降低，头颅核磁等未见明显异常，未予治疗。3 个月前患者出现双眼视物模糊，该症状逐渐加重，后于当地医院完善检查，化验泌乳素

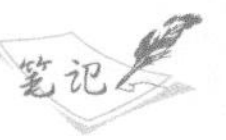

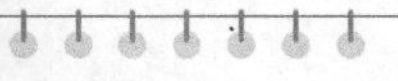

升高，就诊于我科门诊，予溴隐亭、氢氯噻嗪等口服治疗，患者尿量有所减少，但视物模糊无好转，今为求进一步诊治入院。

患者病来自觉发热（但未测体温），偶有咳嗽，无痰，无恶心、呕吐，无腹痛、腹泻，无尿急、尿痛，进食较前略增多，睡眠时间每日约12小时，大便正常，近期体重下降（具体不详）。

【体格检查】 身高173cm，体重90kg，体质指数（BMI）30.07kg/m^2，腰围100cm，臀围109cm，腰臀比（WHR）0.92，血压（BP）110/75mmHg。神清语明，颈软，甲状腺无肿大。心肺听诊无异常，肝脾肋下未触及，双下肢无浮肿。外生殖器发育正常，腋毛略稀疏。

【实验室及影像学检查】

（1）2013年5月17日于外院检查：血清泌乳素（PRL）：50.74ng/ml（3.46～19.40ng/ml）；促黄体生成素（LH）：1mIU/ml（1.14～8.75mIU/ml）；促卵泡刺激素（FSH）：1mIU/ml（0.95～11.95mIU/ml）；雌二醇（E_2）：11pg/ml（11～44pg/ml）；睾酮（TES）：0.43ng/ml（1.66～8.10ng/ml）；黄体酮（PRG）：0.5ng/ml（<0.2ng/ml）；甲功：FT_4 8.22pmol/L（9.01～19.05pmol/L）。血尿酸：586μmol/L（202～463μmol/L）；血离子：钠（Na）154mmol/L，钾（K）4.0mmol/L，氯（Cl）114mmol/L。

（2）尿比重（表1－1）。

表1－1　尿比重

时间	2013年5月17日	2013年5月18日	2013年5月19日	2013年5月20日	2013年5月21日
尿比重	1.015	1.010	1.015	1.015	1.010

（3）2013年5月17日垂体MRI未见异常。2013年5月22日垂体增强MRI垂体后叶高信号未见显示，垂体后部见结节状长T_1短T_2信号影，边缘清晰，直径约4.8mm，增强扫描呈低信号，未见明显

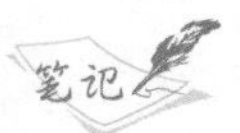

强化效应，垂体柄居中，视交叉未见受压。垂体后部异常信号，Rathke's 囊肿？2013 年 6 月 27 日较前对比无明显变化。眼部检查：视力右 0.4，左 0.05，视野：右眼颞侧，左眼下方视野缺损。肝胆胰脾超声：脂肪肝。双肾、双侧输尿管、膀胱、前列腺超声未见明显异常。于我院查：尿比重 1.014；肝功：碱性磷酸酶 36U/L；尿素氮 6.16mmol/L；血脂：TG 8.67mmol/L，HDL－C：0.55mmol/L；血清尿酸：270μmol/L；血离子：钾 3.33mmol/L，钠 154.4mmol/L，氯 116.1mmol/L；甲功甲炎：FT_4 6.9pmol/L，FT_3 4.55pmol/L，TSH 3.2529mIU/L，TPOAb 0.4200IU/ml，TGAb 1.3800IU/ml。

（4）激素测定：血清生长激素 <0.15mIU/L；雄性激素：血清睾酮 2.87nmol/L，血清脱氢表雄酮及硫酸酯 0.61μmol/L，血清游离睾酮 F－TEST 28.20pmol/L，血清雄烯二酮 <1.05nmol/L；雌性激素：血清孕酮 <0.64nmol/L，血清雌三醇 <0.24nmol/L；促性腺激素：血清促卵泡刺激素 0.47mIU/ml，血清促黄体生成素 0.46mIU/ml，泌乳素：（0 分）100.00mIU/L，（15 分）102.00mIU/L。

（5）促肾上腺皮质激素（ACTH）－皮质醇（COR）节律（2 套）（表 1－2）。

表 1－2　ACTH－COR 节律（2 套）

指标	8:00	15:00	24:00
ACTH(pg/ml)	8.28/5.99	5.81/5.74	5.65/-
COR(nmol/L)	16.68/5.3	131.5/3.45	40.94/-

（6）戈那瑞林试验（表 1－3）。

表 1－3　戈那瑞林试验

	－15 分	0 分	30 分	60 分	120 分
LH(mIU/ml)	0.51	0.43	8.41	6.57	5.66
FSH(mIU/ml)	0.49	0.47	1.48	1.84	1.9

注：LH 参考值范围 0.8～7.6mIU/ml，FSH 参考值范围 0.7～11.1mIU/ml。

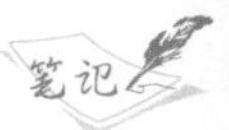

（7）OGTT（0～180分）试验（表1－4）。

表1－4 葡萄糖耐量实验（OGTT）（0～180分）试验

	0分	30分	60分	120分	180分
葡萄糖(mmol/L)	5.19	7.8	9.67	8.76	5.22
胰岛素(mIU/L)	6.79	25.21	57.69	51.72	6.49
C肽(pmol/L)	678.1	1239.2	2179.6	2028.8	1210.5

（8）改良季氏法：(表1－5)。

表1－5 改良季氏法

	尿量(ml)	尿渗(mmol/L)	尿比重
21:00－6:00	610	520	1.013
6:00－9:00	50	892	1.023
9:00－12:00	200	483	1.012
12:00－15:00	240	483	1.012
15:00－18:00	140	650	1.017
18:00－21:00	50	720	1.019

注：24小时尿量：1290ml；日尿量：680ml；夜尿量：610ml。

（9）禁水－加压素试验（表1－6）。

表1－6 禁水－加压素试验

	体重(kg)	血压(mmHg)	脉率(次/分)	血渗透压(mmol/L)	尿渗透压(mmol/L)	尿比重	尿量(ml)
00:00	88	120/70	84	346.68	190	1.003	—
06:00	87.5	118/90	78	—	210	1.006	780
07:00	87	105/70	75	—	409	1.010	115
08:00	87	110/80	73	—	409	1.010	48
09:00	87	110/65	76	—	409	1.010	50
10:30	87	110/80	78	350.67	(应用垂体后叶素)		
11:30	87	120/90	68	351.6	520	1.013	100
12:30	87	120/90	70	352.36	743	1.019	50

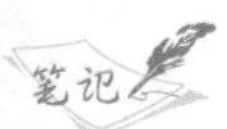

（10）甲状腺（包括颈部淋巴结）超声：甲状腺未见明显占位性改变双颈部淋巴结显示（超声结构正常）。双眼视力、验光、视野、VEP：双视盘颞侧缺损，视野间离，VEP 异常，诊断视神经萎缩。胸部 CT、眼眶 MR 未见明显异常。

（11）鞍区增强 MRI（2013 年 7 月 10 日）（图 1－1，图 1－2，图 1－3）：平扫垂体后叶高信号消失，腺垂体形态及信号未见明显异常，垂体上缘弧形凹陷，增强扫描垂体强化尚均匀；垂体柄居中，下丘、视交叉肿胀，增强扫描其内斑片状强化。诊断意见：垂体后叶高信号消失，符合中枢性尿崩症改变。下丘、视交叉异常强化改变，炎性改变？占位病变不除外。鞍上池蛛网膜囊肿。

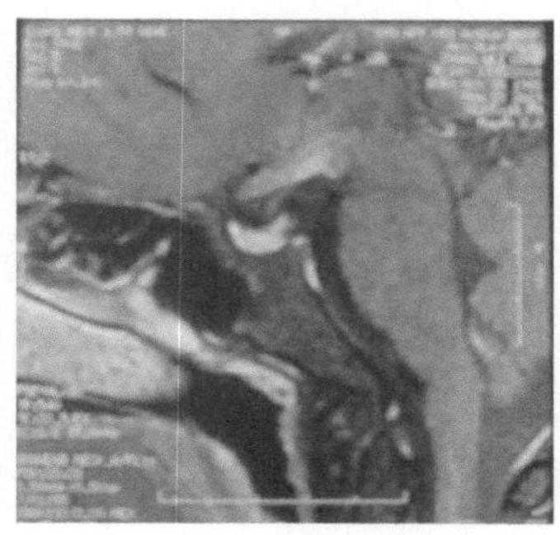
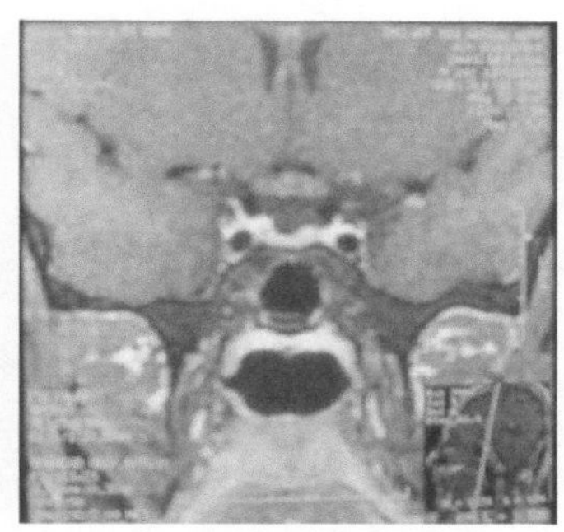

图 1－1　2013 年 5 月 22 日鞍区增强 MRI

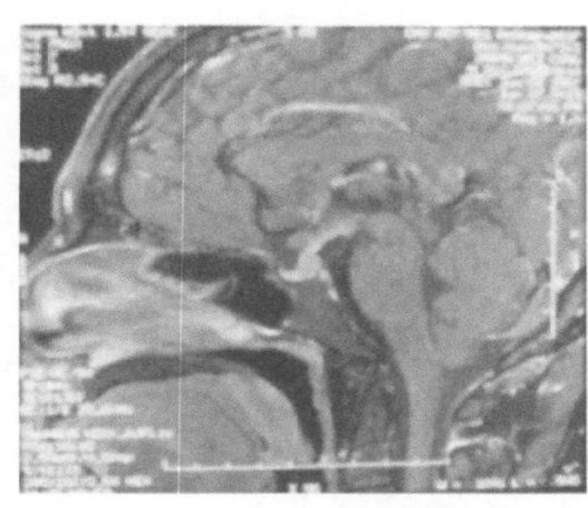
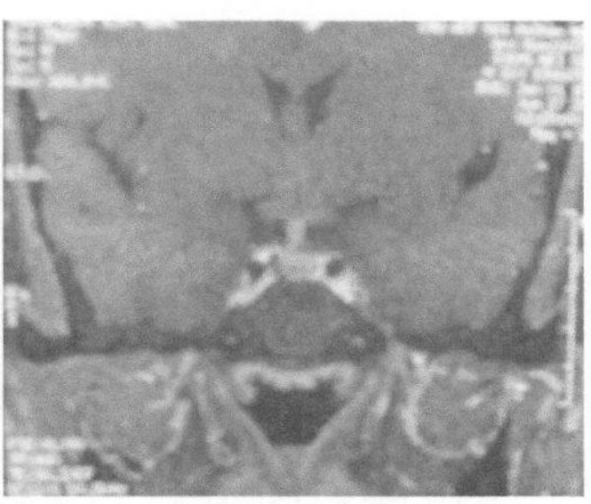

图 1－2　2013 年 6 月 27 日鞍区增强 MRI

【诊断】①下丘脑综合征；②腺垂体功能减退症（继发性甲状腺功能减退症、继发性肾上腺皮质功能减退症、继发性性腺功能减

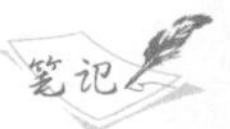

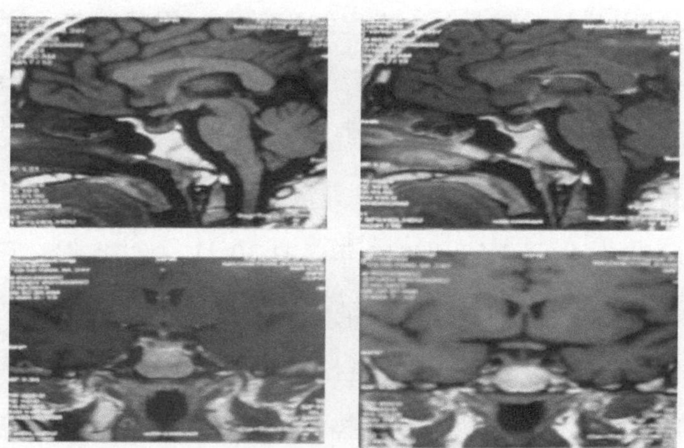

图1-3　鞍区增强MR

退症)；③中枢性完全性尿崩症；④高钠血症；⑤低钾血症；⑥脂肪肝；⑦血脂异常症（高甘油三酯血症 低高密度脂蛋白胆固醇血症)；⑧肥胖症。

【治疗方法】

（1）强的松5mg早8点口服，2.5mg下午15点口服。十一酸睾酮40mg日2次口服。力平之200mg日1次口服。氯化钾溶液10ml日3次口服。患者出院后就诊于中国人民解放军总医院神经内科行诊断性放疗，最终确诊为“生殖细胞瘤”，其放疗明显见效后出院，于当地医院行全脑放疗治疗好转后出院。出院后服用弥凝治疗2个月后自行停药。停药后仍有多尿症状，未在意，偶有乏力，口服钾水后乏力症状可缓解。近1个月来频繁出现多尿、乏力、嗜睡症状，无口渴。

（2）2015年4月16日再次入院，查血离子：钾2.53mmol/L，钠>160.0mmol/L，氯>120.0mmol/L；肾功能：尿素测定8.10mmol/L，肌酐98μmol/L；（尿）渗透压检查282mmol/L；尿比重1.007；血常规及尿常规未见明显异常；患者13小时出液量4100ml，入液量

3350ml；血气分析：pH：7.307，PO_2：81.1mmHg，PCO_2：47.6mmHg；实际碱剩余：-2.8mmol/L，标准碱剩余：-2.3mmol/L。

（3）2015年4月17日查血离子：钾3.91mmol/L，钠>160mmol/L，氯>120.0mmol/L；血脂：TG 5.26mmol/L，HDL-C：0.60mmol/L；血清尿酸：484μmol/L；肝功：碱性磷酸酶37U/L，血清总蛋白63.3g/L，血清白蛋白36.9g/L；空腹血糖：4.59mmol/L；复查血气：pH：7.319，PO_2：77.8mmHg，PCO_2：42.8mmHg。

（4）实际碱剩余：-4.0mmol/L，标准碱剩余：-3.7mmol/L；甲功甲炎：FT_4 5.56pmol/L，FT_3 2.60pmol/L，TSH 6.2884mIU/L，TPOAb 0.2100IU/ml，TGAb 0.7900IU/ml；激素测定：PRL 772.00mIU/L，生长激素：0.39mIU/L；雄性激素：血清睾酮<0.69nmol/L，血清脱氢表雄酮及硫酸酯<0.41μmol/L，F-TEST 1.88pmol/L，血清雄烯二酮<1.05nmol/L；促性腺激素：血清促卵泡刺激素3.73mIU/ml（0.7～11.10mIU/ml），血清LH 1.86mIU/ml（0.8～7.6mIU/ml）；肾上腺皮质激素系列（表1-7）。

表1-7 肾上腺皮质激素系列

	8:00	15:00	24:00
ACTH(pg/ml)	12.63	9.35	5.08
COR(nmol/L)	20.71	12.03	12.19

（5）颅脑MRI平扫+增强（图1-4）：垂体轻度萎缩，空泡蝶鞍形成，垂体后叶高信号消失，请结合临床及原片对比。

（6）考虑患者为中枢性尿崩症合并渴感减退，予弥凝口服（表1-8），并继续进行甲状腺激素、糖皮质激素及性腺激素的替代治疗。

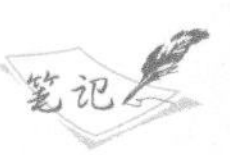

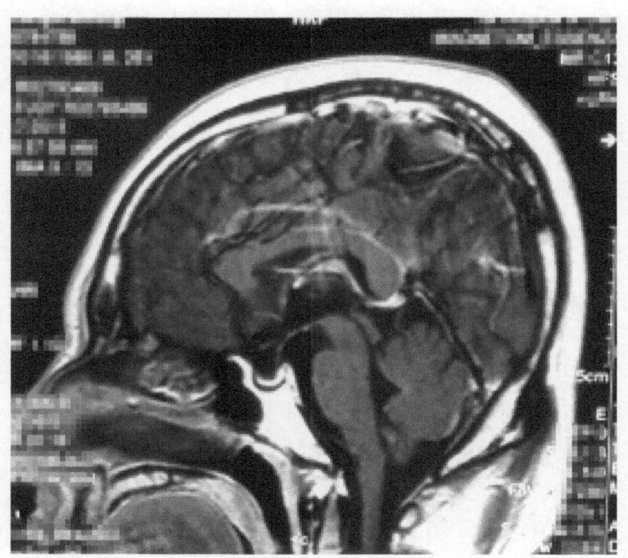

图1-4 颅脑MR平扫+增强

表1-8 弥凝治疗前后

		钾(mmol/L)	钠(mmol/L)	氯(mmol/L)	入液量(ml)	出液量(ml)
弥凝治疗前	2015年4月16日	2.53	>160.0	>120.0	3350ml/13小时	4100ml/13小时
弥凝治疗后	2015年4月17日	3.91	>160.0	>120.0	5470	4880
	2015年4月18日	3.64	156.2	>120.0	3500	3000
	2015年4月19日	3.52	144.0	109.8	3700	3200
	2015年4月20日	3.94	142.8	106.6	未监测	未监测
	2015年4月21日	3.76	136.9	101.2	出院	出院

病例分析

下丘脑综合征是由多种原因引起的下丘脑病变，而垂体肿瘤是常见原因之一。下丘脑综合征可引起下丘脑释放（抑制）激素分泌障碍、垂体及靶腺内分泌功能的紊乱，表现有内分泌代谢功能失

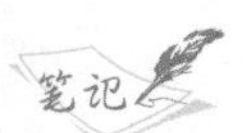

调、自主神经功能紊乱，以及睡眠、体温调节和性功能障碍、尿崩症、多食肥胖或厌食消瘦、精神失常等症候群。

下丘脑功能复杂，是调控内脏活动、内分泌活动和情感行为间平衡的重要中枢，发挥保护内环境稳定，并使内环境的稳定机制与行为相适应的作用。下丘脑功能涉及神经分泌，内脏功能、体温、摄食、水平衡、生殖、睡眠、昼夜节律等的调节，并参与对情绪和行为的影响。下丘脑疾患会出现以下临床症状及体征：①肥胖与消瘦：下丘脑乳头体区的外侧有摄食中枢，而饱感中枢位于腹内侧核。腹内侧核居内侧带的腹侧、背内侧核的下方、视上核的后方，为结节区最大的核团，该核损伤后出现动物贪食及肥胖，摄食中枢破坏后，则动物出现厌食及消瘦。临床上出现的下丘脑性肥胖症，可能与饱感中枢受损有关；②性功能紊乱：漏斗核位于结节区的室周带内，垂体柄的后上方，此区损伤将出现性腺及生殖器官萎缩；③体温调节障碍：下丘脑视前区含有温度感受器，通过产热或散热机制调整以保持正常体温。下丘脑前区为散热中枢，破坏后出现中枢性高热，丘脑下部后部为产热中枢，如此区破坏出现低体温；④尿崩症：下丘脑视上核和室旁核对水的代谢起重要作用。此两核团病变导致这些部分的神经元不能分泌抗利尿激素，影响了肾小管远端的水分再吸收，临床上产生尿崩症；⑤睡眠紊乱：下丘脑后外侧区为上行性网状激活系统组成部分，与维持觉醒有关，视前区损伤出现失眠，后部损害与睡眠过度有关。此外，下丘脑是内分泌高级控制和调节中枢，调节糖、脂肪、蛋白质能量代谢和机体生长发育。下丘脑后外侧损伤后出现高血糖症，而下丘脑前部或室旁核损伤则现低血糖。

本例患者是由生殖细胞瘤导致的下丘脑综合征，由于患者存在尿崩症且合并渴感减退，致使其出现明显高钠血症，经规律口服弥凝

笔记

 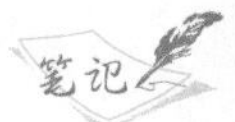

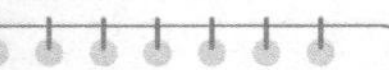

并根据尿量决定饮水量（量出为入）后，患者血钠下降，症状好转。

病例点评

下丘脑是间脑的组成部分，是调节内脏活动和内分泌活动的较高级神经中枢。它不仅参与控制水盐代谢，调节体温、摄食、睡眠及情绪等自主神经系统，还通过神经和血管途径调节脑垂体前、后叶激素的分泌和释放。针对下丘脑综合征患者，应注意规律进行垂体前叶及垂体后叶激素的替代治疗，如果患者中枢性尿崩症同时伴有渴感减退，应给予去氨加压素控制尿量，并根据尿量决定饮水量，即量出为入。

参考文献

1. 孙文鑫，陈凤生．下丘脑综合征诊断与治疗．中国实用儿科杂志，2006，21（11）：806－808.

2. 刘敏，桑艳梅，朱逞．儿童下丘脑综合征 19 例临床分析．临床儿科杂志，2010，28（12）：1131－1135.

002 垂体柄中断综合征

病历摘要

患者，男，51 岁。以头痛、恶心、呕吐半月余为主诉入院。

【现病史】患者半月前无明显诱因出现头痛、恶心、呕吐，呕吐物为食物，无呕血，非喷射性呕吐，自觉乏力，无视物旋转，无

笔记

发热，无腹痛、腹泻，后就诊于当地医院，完善相关检查后诊断为“垂体柄离断综合征、电解质代谢紊乱，低钾血症、低钠血症、低氯血症”，予对症补液等治疗（具体不详），后患者症状好转，偶有四肢颤抖，数秒后可自行缓解，近2天不能言语。现为求系统诊治收入我科。病来无发热，有咳嗽、咳白色黏痰，无胸闷、气短，无腹痛、腹泻，无尿频、尿急、尿痛。现精神状态不佳，食欲一般，二便正常。近期体重无明显变化。

【体格检查】 身高140cm，体重32kg，BMI 16.3kg/m^2。患者发育不良，身材矮小。神志清楚，不能言语，毛发分布均匀，双瞳等大正圆，直径3.0mm，对光反射灵敏，无眼震，伸舌居中。吞咽困难。胸骨无压痛，胸廓对称，双肺呼吸音清，未闻及干湿啰音，心律齐，各瓣膜听诊区未闻及病理性杂音。腹软，无压痛、反跳痛、肌紧张。四肢不自主抖动，四肢肌力正常，四肢肌张力增高。阴茎牵长6cm，双侧睾丸容积各约15ml，质软，无触痛。

【辅助检查】

（1）血离子：血钾3.43mmol/L↓，血钠136.4mmol/L，血氯98.6mmol/L，血钙2.24mmol/L，血磷0.56mmol/L，血镁0.99mmol/L。

（2）肾上腺皮质激素系列（即时）（表2-1）：ACTH 11.67pg/ml，COR 451.00nmol/L。

表2-1 肾上腺皮质激素

	8:00	15:00	24:00	8:00	15:00	24:00
ACTH(pg/ml)	12.66	8.82	11.48	6.53	5.48	6.42
COR(nmol/L)	422.0	364.50	500.6↑	486.6	340.9	286.3↑

注：参考值：COR上午（171~536nmol/L），下午（64~327nmol/L）；ACTH 7.2~63.3nmol/L。

（3）甲功甲炎（表2－2）。

表2－2 甲功甲炎

血清抗甲状腺球蛋白抗体测定（TGAb）	1.04IU/ml	
血清抗甲状腺微粒体抗体测定（TPOAb）	1.86IU/ml	
血清促甲状腺激素测定（TSH）	0.991mIU/L	
血清游离甲状腺素测定（FT_4）	9.23pmol/L	↓
血清游离三碘甲状腺原氨酸测定（FT_3）	2.64pmol/L	↓

（4）促性腺激素系列：FSH 2.67mIU/ml（0.7～11.1mIU/ml）LH 3.14mIU/ml（0.8～7.6mIU/ml）。男性激素系列：TES 6.24nmol/L↓（6.27～26.28nmol/L）；雄烯二酮1.85nmol/L（1.05～11.52nmol/L）；脱氢表雄酮及硫酸酯测定（DHEAS）0.53μmol/L↓（2.17～15.2μmol/L）；F－TEST 29.86pmol/L↓（55.05～183.5pmol/L）。

（5）戈那瑞林兴奋试验（表2－3）。

表2－3 戈那瑞林兴奋试验

戈那瑞林兴奋试验	－15分	0分	15分	30分	60分	90分	120分
FSH(mIU/ml)	2.55	2.5	2.47	2.75	2.95	3.04	2.93
LH(mIU/ml)	1.88	2.23	4.33	4.91	4.31	4.39	4.27

（6）血清生长激素（GRH）0.13μg/L（0.05～3.00μg/L），血清泌乳素（PRL）138.00mIU/L（53～360）；胰岛素生长样因子－Ⅰ（IGF－Ⅰ）＜25.00ng/ml（75～238ng/ml）；尿常规：比重（SG）1.017（1.015～1.025），尿液钠测定：尿钠测定（URNa）100.50mmol/L；24小时尿量约1200ml；肝功：ALB 35.0g/L；降钙素原（PCT）0.07ng/ml↑（0～0.05ng/ml）。

【影像学检查】垂体MRI平扫＋增强（图2－1）：蝶鞍形态正常，垂体明显变薄显示不清，垂体柄显示不清，垂体后叶显示不清，视交叉无受压，海绵窦清晰。增强扫描未见异常强化灶。诊断

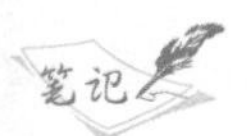

意见：垂体及垂体柄改变，符合垂体柄阻断综合征，请结合临床。颅脑 MR 平扫（3.0T）诊断所见：双侧尾状核、豆状核、丘脑可见对称性长 T_1 长 T_2 信号影，蝶鞍增深，垂体变薄，小脑、脑干内未见异常信号影，形态结构未见异常，脑室系统等大对称，脑沟池裂无明显增宽，中线结构居中。诊断意见：双侧基底节及丘脑异常改变，考虑符合代谢性脑病可能性大，结合临床。垂体改变，请结合垂体 MRI 检查。神经内科会诊：脑桥外髓鞘溶解症不除外，除外禁忌，予奥德金营养神经治疗。

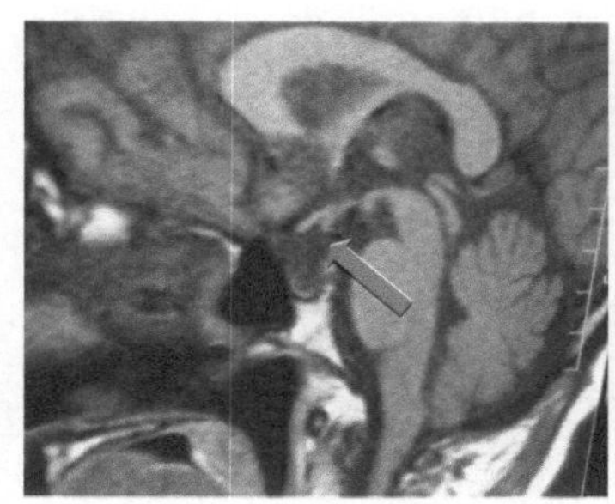
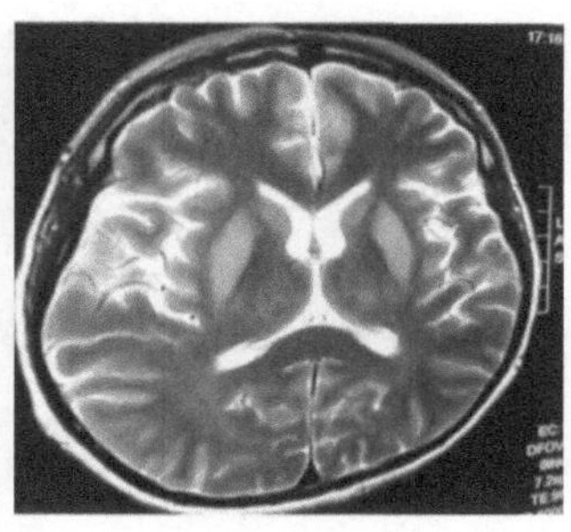

图 2－1　垂体 MRI 平扫＋增强

【诊断】 垂体柄中断综合征，垂体前叶功能减退症，脑桥外髓鞘溶解症不除外。

【治疗方案】 激素替代治疗垂体前叶低功。

病例分析

垂体柄中断综合征（Pituitary Stalk Interruption Syndrome，PSIS）是垂体柄纤细或缺如导致下丘脑分泌的促激素释放激素不能通过垂体柄运送到垂体，以不同程度的垂体前叶激素分泌缺乏为主要临床表现，常合并垂体后叶高信号异位、垂体前叶发育不良。

垂体柄是垂体门脉循环及下丘脑垂体束的必经之路，是联系下

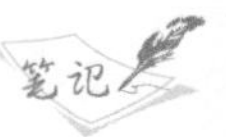

丘脑和垂体前后叶的枢纽，垂体柄断裂、缺如或变细，导致下丘脑分泌的激素不能通过垂体柄到达后叶、分泌的促垂体激素释放激素部分或完全无法经过垂体门脉系统到达垂体前叶，绝大多数患者仅表现为垂体前叶功能减退症状，而垂体后叶激素缺乏少见，这可能是因为断裂部位以上残留的神经分泌物质累积形成一个异位的垂体后叶，可以将下丘脑视上核和室旁核分泌的抗利尿激素输送到血液中起到代偿作用。目前病因仍不明确。鞍区动态增强 MRI 有助于明确诊断。病因及发病机制不清，主要有两种推论：①围产期损伤：臀围生产、剖宫产、新生儿窒息，推断围产期事件致垂体 - 下丘脑区域损伤可能是 PSIS 的原因。②产前因素：部分 PSIS 无围产期事件，部分 PSIS 患者有家族遗传倾向，提示 PSIS 有产前起源，围产期事件可能是早期发育异常的结果而非原因，基因突变可能是该病的病因。临床表现（男性居多，很少有家族史）：①不同程度垂体前叶激素分泌缺乏：最常见为生长激素缺乏；PSIS 患者的激素缺乏常成进展性。②垂体后叶功能一般正常：虽然 PSIS 患者垂体后叶位置常异常，但功能大多正常，故一般认为 PSIS 患者很少合并中枢性尿崩症。③常合并中线结构异常及其他畸形：包括胼胝体萎缩、透明隔发育不良等。影像学诊断：头颅平片、CT 对于鞍区病变的诊断价值有限，仅限于发现巨大的占位性病变。MRI 具有更高的内部对比度，能更好地分辨垂体及周围组织。PSIS 鞍区 MRI 典型表现：垂体柄消失或显著变细，垂体后叶高信号异位，垂体前叶发育不良。治疗：PSIS 是一种特殊的垂体功能减退症，其治疗原则也基本相同，即激素替代治疗。垂体的结构决定其功能，对于确诊的 PSIS 患者，激素替代治疗为唯一有效的方法，而且激素的种类和剂量应该全面、合理，各种垂体前叶激素的替代治疗是 PSIS 的有效治疗手段。

病例点评

（1）垂体磁共振检查是确诊本病最重要和最直接的检查。

（2）患者 MRI 上显示垂体柄消失或明显变细，在垂体窝缺乏正常的垂体后叶高信号，而在第三脑室漏斗隐窝区域出现高信号结节，垂体柄中断综合征通常伴随垂体前叶功能不全，但其垂体后叶功能是正常的，没有尿崩症。

（3）治疗通常采用激素补充治疗。临床上，单一激素缺乏可进展为多种腺垂体激素缺乏。

003 垂体柄中断综合征合并渗透性脱髓鞘综合征

病历摘要

患者，男，51 岁。以“头痛、恶心、呕吐半月余”为主诉入院就诊。

患者半月前无明显诱因出现头痛、恶心、呕吐，呕吐物为胃内容物，无呕血，非喷射性呕吐，自觉乏力，无视物旋转，无发热，无腹痛、腹泻，后就诊于当地医院，完善相关检查后诊断为“垂体柄离断综合征、电解质代谢紊乱，低钾血症，低钠血症，低氯血症”，予对症补液等治疗（具体不详），后患者症状好转，偶有四

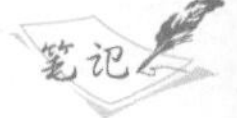

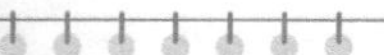

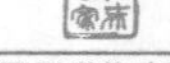

肢颤抖，数秒后可自行缓解，近2天不能言语。现为求系统诊治收入我科。病来无发热，有咳嗽、咳白色黏痰，无胸闷、气短，无腹痛、腹泻，无尿频、尿急、尿痛。现精神状态不佳，食欲一般，二便正常。近期体重无明显变化。

【院外诊疗经过】患者发病首日于当地医院就诊，血离子：钠114mmol/L↓，钾3.45mmol/L↓，氯74.6mmol/L↓；葡萄糖（GLU）4.2mmol/L。入院头部CT：未见明显异常。头部MRI：左侧顶叶小缺血灶。予浓盐纠正电解质紊乱，具体不详。第2日晚，突发神志恍惚，胡言乱语，无肢体活动不灵，急查头部CT：未见明显异常。增加浓盐输入量，患者症状约2h后缓解。第3日，患者神志清，精神状态可。血离子：钠122.1mmol/L↓，氯85.9mmol/L↓，钙1.95mmol/L↓。第4日晨起，患者出现混合性失语，神志恍惚，小便失禁，查体不合作。考虑与离子紊乱相关，不排除再发脑血管病，对症治疗，未见明显缓解，逐渐出现幻觉、精神亢奋症状。血离子：钠127mmol/L↓，钾3.4mmol/L↓，钙1.10mmol/L↓，继续纠正离子紊乱。后患者病情波动不稳，补浓盐，离子上升，神志清，后离子下降，神志恍惚，偶有嗜睡，不能言语，不能吞咽。

【体格检查】患者为早产儿，发育不良，身材矮小。身高140cm，体重32kg，BMI 16.3kg/m^2。神志清楚，不能言语，毛发分布均匀，双瞳等大正圆，直径3.0mm，对光反射灵敏，无眼震，伸舌居中。吞咽困难。胸骨无压痛，胸廓对称，双肺呼吸音清，未闻及干湿啰音，心律齐，各瓣膜听诊区未闻及病理性杂音。腹软，无压痛、反跳痛、肌紧张。四肢不自主抖动，四肢肌力正常，四肢肌张力增高。阴茎牵长6cm，双侧睾丸容积各约15ml，质软，无触痛。

【实验室及影像学检查】

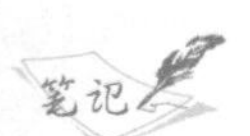

（1）血常规、便常规、肝功、肾功及肝炎四项均未见明显

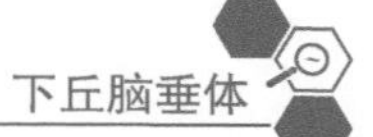

异常。

（2）尿常规：尿比重 1.017。

（3）24 小时尿钠测定：尿钠 100.50mmol/L，24 小时尿量约 1200ml。

（4）血离子：钾 3.43mmol/L↓，钠 136.4mmol/L，氯 98.6mmol/L，钙 2.24mmol/L，磷 0.56mmol/L，镁 0.99mmol/L。

（5）肾上腺皮质激素节律（表 3-1）。

表 3-1 肾上腺皮质激素节律

指标/时间	08:00	15:00	24:00	08:00	15:00	24:00
ACTH(pg/ml)	12.66	8.82	11.48	6.53	5.48	6.42
COR(nmol/L)	422.90	364.50	500.60	486.6	340.9	286.3

（6）甲功甲炎：FT_3 2.64pmol/L，FT_4 9.23pmol/L，TSH 0.99mIU/L，TPOAb 1.86IU/L，TgAb 1.04IU/ml。

（7）促性腺激素：FSH 2.67mIU/ml，LH 3.14mIU/ml。

（8）男性激素系列：睾酮 6.24nmol/L↓，雄烯二酮 1.85nmol/L，脱氢表雄酮及硫酸测定 0.53μmol/L↓，F-TEST 29.86pmol/L↓。

（9）戈那瑞林兴奋试验（表 3-2）。

表 3-2 戈那瑞林兴奋试验

指标/时点	-15 分	0 分	15 分	30 分	60 分	90 分	120 分
FSH(mIU/ml)	2.55	2.50	2.47	2.75	2.95	3.04	2.93
LH(mIU/ml)	1.88	2.23	4.33	4.91	4.31	4.39	4.27

（10）GRH：0.13μg/L。

（11）PRL：138.0mIU/L。

（12）IGF-Ⅰ：<25.0ng/ml↓。

（13）胸部 CT：胸廓对称，双肺散在片状磨玻璃密度影，双肺

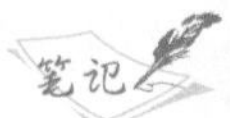

散在索条影，各级支气管通畅，无扩张与狭窄。双侧肺门不大，纵隔居中，其内见略肿大淋巴结。心脏大小正常，胸壁软组织未见异常。诊断意见：双肺炎性病变，建议治疗后复查。双肺陈旧性病变。

（14）垂体 MRI 平扫 + 增强：蝶鞍形态正常，垂体明显变薄显示不清，垂体柄显示不清，垂体后叶显示不清，视交叉无受压，海绵窦清晰。增强扫描未见异常强化灶。诊断意见：垂体及垂体柄改变，符合垂体柄阻断综合征，请结合临床。

（15）颅脑 MRI 平扫（图 3 – 1）：诊断所见：双侧尾状核、豆状核、丘脑可见对称性长 T_1 长 T_2 信号影，蝶鞍增深，垂体变薄，小脑、脑干内未见异常信号影，形态结构未见异常，脑室系统等大对称，脑沟池裂无明显增宽，中线结构居中。诊断意见：双侧基底节及丘脑异常改变，考虑符合代谢性脑病可能性大，结合临床。垂

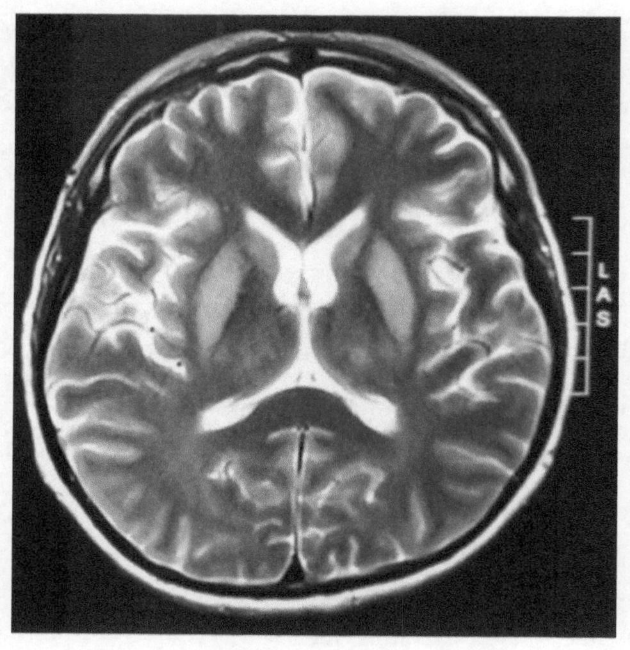

图 3 – 1　患者颅脑 MRI 平扫（3.0）

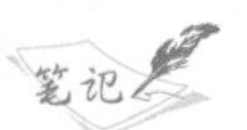

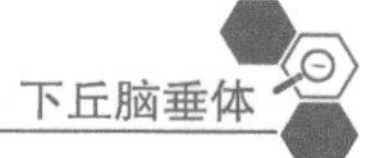

体改变，请结合垂体 MRI 检查。针对颅脑 MRI 所示，请神经内科会诊，会诊意见：脑桥外髓鞘溶解症，除外禁忌，予奥德金营养神经治疗。

【诊断】垂体柄中断综合征，脑桥外髓桥溶解症，肺炎。

【治疗方法】①对症给予激素替代治疗；②营养神经：马来酸桂哌齐特 320mg 日 1 次静脉滴注；③抗感染治疗：盐酸莫西沙星氯化钠注射液 400mg 日 1 次静脉滴注；④监测离子变化，对症治疗。

病例分析

垂体柄中断综合征（pituitary stalk interruption syndrome，PSIS），指垂体柄纤细或缺如导致下丘脑分泌的促激素释放激素不能通过垂体柄运送到垂体，以不同程度的垂体前叶激素分泌缺乏为主要临床表现。目前发病机制不明确，主要认为臀围生产、剖宫产、新生儿窒息等围产期事件致垂体 - 下丘脑区域损伤。此外，部分 PSIS 患者无围产期事件，且存在家族遗传倾向，提示 PSIS 存在产前起源，围产期事件可能是早期发育异常的结果而非原因。PSIS 患者常存在不同程度的垂体前叶激素分泌缺乏（以生长激素缺乏最为常见），而垂体后叶功能一般正常，故较少合并中枢性尿崩症。鞍区动态增强 MRI 有助于明确诊断，其典型的影像学改变为垂体柄消失或显著变细，垂体后叶高信号异位，垂体前叶发育不良。各类垂体前叶激素的替代治疗是 PSIS 的有效治疗手段。

PSIS 常合并低钠血症。本例患者于外院纠正低钠血症过程中出现意识障碍，入我院完善颅脑 MRI 后进一步明确存在渗透性脱髓鞘综合征。

渗透性脱髓鞘综合征（osmotic demyelination syndrome，ODS）

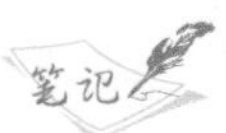

是一种继发性脱髓鞘性疾病，病因包括慢性酒精中毒、低钠血症的过快纠正、肝移植等，可能与髓鞘中毒有关。此病以对称性脑桥中央及脑桥外脱髓鞘为病理特征，以假性延髓麻痹、闭锁综合征、缄默症或运动障碍、肌张力障碍、帕金森综合征为临床表现，结合病史及颅脑 MRI 所见可以诊断。ODS 根据发生部位的不同，分为脑桥中央髓鞘溶解症（central pontine myelinolysis，CPM）和脑桥外髓鞘溶解症（extrapontine myelinolysis，EPM）。CPM 主要表现为突发的构音障碍、吞咽困难和四肢瘫痪，也可出现闭锁综合征。而 EPM 的临床表现多样，与受累部位有关，可出现共济失调、不自主运动或帕金森样症状、肌张力障碍、精神行为异常、癫痫等。本例患者是以失语为主要表现的 EPM，既往文献罕有报道。

影像学方面，ODS 患者颅脑 MRI 常表现为对称性脑桥中央或脑桥外长 T_1、长 T_2 和 DWI 高信号改变。CPM 的 MRI 表现为桥脑基底部对称性长 T_1、长 T_2 信号，典型呈“蝙蝠翅样”病灶，一般无强化、占位效应。EPM 最常见累及的部位为小脑和外侧膝状体，其次包括外囊、基底节、丘脑、大脑皮白质交界区、海马。罕见报道累及脊髓、乳头体、穹窿、视束等。值得注意的是，PSIS 患者颅脑 MRI 的特征性表现并不与 ODS 症状同步出现，通常滞后于临床表现 1 ~ 2 周。同时，MRI 的异常程度与临床症状也不一定平行，临床症状好转后 MRI 异常仍可持续较长时间。

过快纠正低钠血症是导致 ODS 最主要的原因（表 3 - 3），血钠水平的迅速升高可以导致血 - 脑脊液屏障和神经轴突的损伤。因此，在临床上应尽可能避免电解质紊乱，尤其是低钠血症。对于已发低钠血症的患者，血钠纠正速度要缓慢。通常 24 小时内血钠升高程度不宜超过 10 ~ 12mmol/L，48 小时内血钠升高不宜超过 18mmol/L。对于 ODS，目前尚无公认的治疗方法。有证据支持出于

笔记

治疗目的使患者再次恢复低钠状态，可能缓解 ODS。糖皮质激素也被应用于部分症状严重的 ODS 患者，其机制可能是糖皮质激素可以稳定血 - 脑脊液屏障。但是，目前尚无临床研究证实其有效性。此外，促甲状腺素释放激素、血浆置换及免疫球蛋白等也被报道用于 ODS 的治疗，但缺乏可靠的临床证据。

表 3 – 3　导致渗透性脱髓鞘综合征的原因

常见原因	罕见原因
低钠血症的过快纠正	肝硬化
酗酒	严重烧伤
肝移植	低钾血症
营养不良	高渗性高血糖状态
	艾滋病
	手术（垂体后叶、泌尿系统）
	精神性烦渴
	中毒（啤酒、锂、氨基甲酸酯）
	长期使用利尿剂
	低磷血症
	叶酸缺乏
	戒酒
	透析失衡综合征
	高氨血症的纠正
	再喂养综合征
	妊娠剧吐

病例点评

ODS 患者预后不良，诊断 3 个月内的死亡率通常高达 50% 以上。既往研究提示，至少 25% 的 ODS 患者出现持续瘫痪、共济失

调等严重的神经系统疾病，需要终生的支持治疗。同时，鉴于ODS的异质性和罕见性，相关的预防与治疗的临床研究难以开展。因此，避免ODS发生、发展最有效的方法依然是缓慢纠正低钠血症。

参考文献

1. 王吉耀，廖二元，王辰，等. 内科学. 北京：人民卫生出版社，2016：1028.
2. King J D, Rosner M H. Osmotic Demyelination Syndrome. The American Journal of the Medical Sciences, 2010, 339 (6): 561 - 567.
3. Ochiai H, Uenishi E. Early Relowering of Serum Sodium Concentration Overcomes Disturbances in Consciousness during Hyponatremia Overcorrection and Prevents Osmotic Demyelination Syndrome. Intern Med, 2018, 57 (16): 2353 - 2357.
4. Sterns R H, Hix, John K, et al. Management of Hyponatremia in the ICU. Chest, 2013, 144 (2): 672 - 679.

004 尿崩症

病历摘要

患者，男，82岁。主诉：多饮、多尿1个月，加重半个月。

【现病史】 老年男性，病程短，症状持续。症状出现无明显诱因，每日饮水量及尿量可达8L/d，1周前就诊于外院，初步诊断为“尿崩症”，予氯化钾缓释片1.0g日2次口服，氢氯噻嗪75mg日3次口服。用药后自觉症状有所缓解，尿量约4L/d。无视野缺损、恶心呕吐。

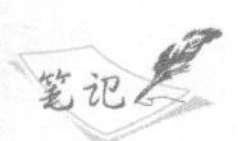

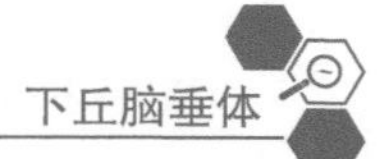

【体格检查】T 36.8℃，P 86 次/分，R 18 次/分，BP 160/70mmHg，BMI 20.4kg/m^2，神清语明，皮肤弹性略减退。左足背动脉搏动可触及，右足背动脉搏动未触及，右足皮温凉。

【辅助检查】

（1）尿常规：潜血微量；酸碱度 7.0；RBC 每高倍视野 5.4/HPF，RBC 29.7/μL，余未见异常。尿比重 1.006；尿渗透压 264mmol/L。血离子：碳酸氢根 34.6mmol/L，余未见异常。肝功能：TBA 14μmol/L，TBIL 33.6μmol/L，γ球蛋白 25.3%，余未见异常。肾功能未见异常。血尿酸 472μmol/L。OGTT 120 分血糖：8.35mmol/L，钠：148.3mmol/L，TC：5.99mmol/L，LDL－C：4.03mmol/L。余甲功、FSH、LH、PRL、GH、ACTH－CS 节律未见明显异常。游离前列腺特异性抗原测定 0.460ng/ml，总前列腺特异性抗原测定 1.73ng/ml，癌胚抗原测定 518.70ng/ml，甲胎蛋白测定 3.79ng/ml，CA－125：141.50U/ml，CA－153：63.53U/ml，CA－199：178.10U/ml。双下肢动脉超声回报：右足背动脉远端血流充盈欠佳，双下肢动脉硬化样改变。肌电图提示周围神经病变。肝胆脾超声提示：肝内多发低回声，实质占位？血管瘤？建议进一步检查。肝脏 MRI 平扫＋增强回报：肝多发恶性占位性病变，肝癌可能大；S4 段血管瘤？腹水。

（2）改良季氏法（表 4－1）。

表 4－1 改良季氏法

时间	尿量（ml）	尿比重	尿渗（mmol/L）
6:00～9:00	300	1.006	264
9:00～12:00	1000	1.005	265
12:00～15:00	1100	1.006	264
15:00～18:00	1000	—	—
18:00～21:00	900	—	—
21:00～6:00	3000	1.004	220

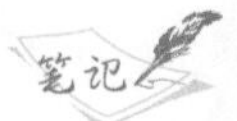

24 小时总尿量7300ml，夜尿量3000ml，昼尿量4300ml，夜尿量/昼尿量=1：1.43。结合临床表现，患者存在多尿，低渗、低比重尿。

（3）禁水加压素试验（82 岁男患）（表4－2）。

表4－2　禁水加压素试验

时间	尿量（ml）	尿比重	尿渗（mmol/L）	体重（kg）	血压（mmHg）	脉率（bmp）	血渗（mmol/L）
0:00	—	1.004	200	57	130/65	88	300.1
6:00	1100	1.002	135	56.5	145/80	72	—
7:00	180	1.005	286	56	148/80	76	—
8:00	60	1.001	92	56	160/90	80	—
9:00	60	1.001	92	55.5	160/80	80	—
10:00	60	1.005	286	55.5	140/80	80	—
11:00	100	1.005	286	55.5	120/80	80	—
11:50	—	—	皮下注射垂体后叶素6单位			—	—
12:50	60	1.008	339	55	140/80	76	315.6
13:50	60	1.011	404	55	140/80	78	317.2

患者在禁水后，尿量较前明显减少，禁水以来总尿量1680毫升，开始禁水时测尿渗<血渗，垂体后叶素注射后测尿渗>血渗，尿渗升高，较注射前平台期尿渗升高>10%但<50%。以上结果支持部分性中枢性尿崩症的诊断，垂体MRI的影像学改变也辅助支持中枢性尿崩症的诊断，鞍区MRI+增强见图4－1。

【诊断】 部分性中枢性尿崩症，高尿酸血症，糖耐量受损，周围神经病变，双下肢动脉硬化症，肝多发恶性占位性病变（肝癌可能性大）。

【治疗方法】 弥柠治疗中枢性尿崩症。维持尿量在4000ml/24小时左右。

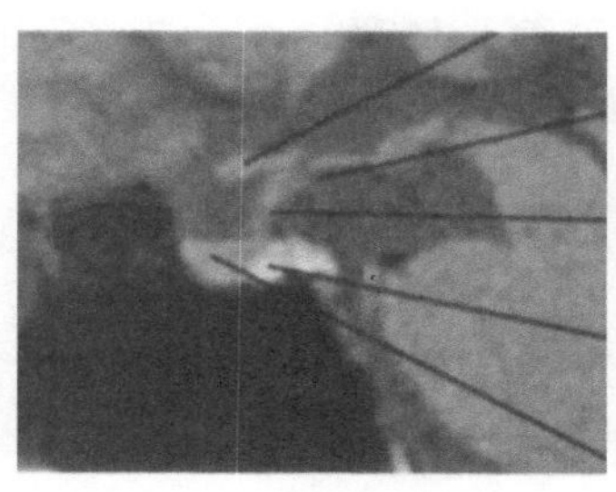
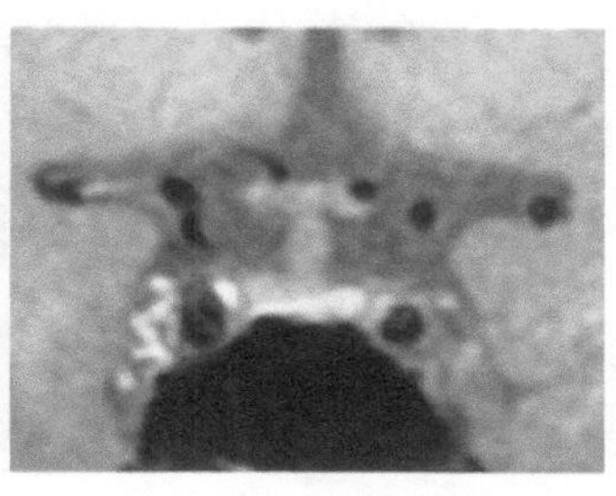

图 4－1　鞍区 MRI 平扫＋增强：神经垂体信号减低，
垂体柄增粗，符合中枢性尿崩症改变

病例分析

（1）尿崩症是指精氨酸加压素（AVP）［又称抗利尿激素（ADH）］严重缺乏或部分缺乏（称中枢性尿崩症），或肾脏对 AVP 不敏感（肾性尿崩症），致肾小管重吸收水的功能障碍，从而引起多尿、烦渴、多饮与低比重尿和低渗尿为特征的一组综合征。约 50% 的患者为下丘脑神经垂体及附近部位的肿瘤引起，如颅咽管瘤、松果体瘤、第三脑室肿瘤、转移性肿瘤、白斑病等。10% 由头部创伤（严重脑外伤、垂体下丘脑部位的手术）所致。此外，少数中枢性尿崩症由脑部感染性疾病（脑膜炎、结核、梅毒），朗格汉斯细胞（Langerhans）组织细胞增生症或其他肉芽肿病变、血管病变等引起。垂体柄断离（如头部外伤）可引起三相性尿崩症，即急性期（4～5 天）尿量明显增加，尿渗透压下降；第二阶段（4～5 天）尿量迅速减少，尿渗透压上升及血钠降低（与后叶垂体轴索溶解释放过多 ADH 有关）；第三阶段为永久性尿崩症。少数中枢性尿崩症有家族史，呈常染色体显性遗传，由 AVP－神经垂体素运载蛋白（AVP－NPII）基因突变所致。此外，还有常染色体隐性遗传性、X 连锁隐性遗传性尿崩症。Wolfram 综合征由 *WSF1* 基因突变引起，可表现为尿崩症、糖尿病、视神经萎缩、耳聋，为常染色体隐性遗传，但极为罕见。

（2）尿崩症的主要临床表现为多尿、烦渴与多饮，起病常较急，一般起病日期明确。24 小时尿量可多达 5 ~ 10L，一般不超过 18L。尿比重常在 1.005 以下，尿渗透压常为 50 ~ 200mmol/L，尿色淡如清水。部分患者症状较轻，24 小时尿量仅为 2.5 ~ 5L，如限制饮水，尿比重可超过 1.010，尿渗透压可超过血浆渗透压，可达 290 ~ 600mmol/L，称为部分性尿崩症。由于低渗性多尿，血浆渗透压常轻度升高，从而兴奋下丘脑口渴中枢，患者因烦渴而大量饮水，喜冷饮。当尿崩症合并腺垂体功能不全时，尿崩症症状反而会减轻，糖皮质激素替代治疗后症状再现或加重。长期多尿可导致膀胱容量增大，因此排尿次数相应有所减少。对任何一个持续多尿、烦渴、多饮、低比重尿者均应考虑尿崩症的可能性，利用血浆、尿渗透压测定可以诊断尿崩症。其依据是：①尿量多，一般 4 ~ 10L/d；②低渗尿，渗透压 < 血浆渗透压，一般低于 200mmol/L，尿比重多在 1.005 以下；③禁水试验不能使尿渗透压和尿比重增加，而注射加压素后尿量减少、尿比重增加、尿渗透压较注射前增加 9% 以上；④加压素（AVP）或去氨加压素（DDAVP）治疗有明显效果。

（3）诊断方法：①禁水加压素试验，比较禁水前后与使用加压素前后的尿渗透压变化。禁水一定时间，当尿浓缩至最大渗透压而不能再上升时，注射加压素。正常人注射外源性 AVP 后，尿渗透压不再升高，而尿崩症患者体内 AVP 缺乏，注射外源性 AVP 后，尿渗透压进一步升高。②血浆精氨酸加压素测定正常人血浆 AVP（随意饮水）为 2.3 ~ 7.4pmol/L，禁水后可明显升高。但本病患者则不能达正常水平，禁水后也不增加或增加不多。③经中枢性尿崩症的病因诊断确定尿崩症之后，必须尽可能明确病因。应进行视野

笔记

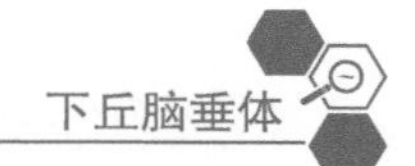

检查、蝶鞍 CT 或 MRI 等检查以明确有无垂体或附近的病变。

（4）治疗方法：①激素替代疗法：A. 去氨加压素，为人工合成的加压素类似物。其抗利尿作用强，而无加压作用，不良反应少，为目前治疗尿崩症的首选药物。B. 鞣酸加压素注射液 5U/ml，首次 0. 1 ~0. 2mi 肌内注射，以后观察逐日尿量，以了解药物奏效程度及作用持续时间，从而调整剂量及间隔时间。C. 垂体后叶素水剂作用仅能维持 3 ~6 小时，每日须多次注射，长期应用不便。主要用于脑损伤或手术时出现的尿崩症。②其他抗利尿药物：氢氯噻嗪、氯磺丙脲、卡马西平等。

病例点评

患者在禁水后，尿量较前明显减少，禁水以来总尿量 1680 毫升，开始禁水时测尿渗 < 血渗，垂体后叶素注射后测尿渗 > 血渗，尿渗升高，较注射前平台期尿渗升高 >10% 但 <50% 。以上结果支持部分性中枢性尿崩症的诊断，垂体 MRI 的影像学改变也辅助支持中枢性尿崩症的诊断。利用影像学检查对进一步确定中枢性尿崩症患者下丘脑 - 垂体部位有无占位性病变具有重要价值。垂体磁共振（MRI）T_1 加权影像在正常人可见神经垂体部位有一个高信号区域，中枢性尿崩症患者该信号消失，而肾性尿崩症和精神性烦渴患者中，该信号始终存在。有时垂体 MRI 还可见垂体柄增厚或有结节，提示原发性或转移性肿瘤。因此，MRI 可作为鉴别中枢性尿崩症、肾性尿崩症和精神性烦渴的手段。

笔记

005 抗利尿激素不适当分泌综合征

病历摘要

患者，男，62 岁。主诉：恶心、呕吐伴全身无力 1 个月。

【现病史】 2017 年 11 月初着凉后出现发热、咳嗽、咳痰，于当地医院行相关检查诊断为肺炎克雷伯氏菌，给予“头孢”抗感染治疗后发热症状好转，但仍有咳嗽、咳痰；但自觉口服“头孢”后出现了恶心、呕吐，呕吐物为胃内容物，伴反酸、烧心，伴头晕、全身无力，无心前区不适，无腹痛，就诊于当地医院行胃镜检查示食管溃疡性病变，非萎缩性胃炎，对症给予抑酸剂及胃黏膜保护剂，治疗 1 周后反酸症状缓解，恶心、呕吐及乏力症状未见明显缓解，同时出现口齿不清，2017 年 11 月 23 日于我院急诊测血钠为 116. 5mmol/L，对症给予补钠等治疗，血钠波动在 112 ~ 119mmol/L，为进一步明确低钠原因入我科。病来偶有胸闷及气短，无心前区疼痛，无腹痛、腹泻，无尿频、尿急及尿痛，无四肢麻木疼痛，无双下肢水肿，饮食及睡眠可，精神及体力可，近期体重无明显改变。

【既往史】 高血压病史 4 年，最高达 180/80mmHg，现硝苯地平、阿替洛尔规律口服，血压控制于 120 ~ 130/70 ~ 80mmHg。

【体格检查】 身高 178cm，体重 75kg，BMI 23. 67kg/m^2，神清语明，呼吸平稳，查体合作，颜面无多血质面容，无皮肤和黏膜色素沉着，眼睑无明显浮肿，全身浅表淋巴结未触及，周身偏黑，颈背部无

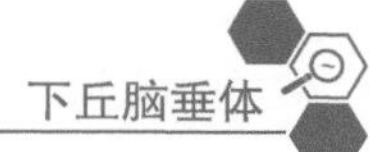

脂肪垫，甲状腺未触及，双乳房不大，无溢乳，腹壁皮肤无紫纹，腹软，无压痛，肝脾肋下未及，双下肢无浮肿。四肢肌力5级。

【实验室及影像学检查】

（1）2017年12月5日检查结果：血钠122mmol/L，血浆渗透压258mmol/L，尿液渗透压700mmol/L，尿钠206.5mmol/L。

（2）2017年11月23日～12月4日患者检查：血钠3.78mmol/L，血钠波动于112～119mmol/L，2017年12月5日应用托伐普坦后血钠升至122.8mmol/L，其后波动于125～136mmol/L。

（3）2017年11月27日检查结果：甲状腺功能：TSH 1.06mIU/L，FT_4 18.38pmol/L，FT_3 3.91pmol/L，TGAb 0.80IU/ml，TPOAb 0.00IU/ml；肾脏功能：Cr 46μmol/L，Urea 3.31mmol/L。

（4）2017年12月5日和12日检查肾素（PRA）–血管紧张素（ATTII）–醛固酮（ALD）结果（表5–1）。

表5–1　肾素–血管紧张素–醛固酮结果

	卧位	立位	卧位	立位
ALD(ng/ml)	0.09	0.11	0.11	0.13
PRA(ng/ml)	0.15	0.31	0.77	1.02
ATII(ng/ml)	32.69	44.63	40.19	37.66
ARR	60	35	14	12
血钠(mmol/L)	122.7	—	129.0	—

（5）2017年12月12日检查ACTH–COR节律结果：08:00 ACTH 28.94pg/ml，COR 421.50nmol/L；15:00 ACTH 12.92pg/ml，COR 282.70nmol/L；24:00 ACTH 14.19pg/ml，COR 304.70nmol/L（ACTH参考值：7.2～63.3pg/ml；COR参考值：下午64～327nmol/L，上午171～536nmol/L）。

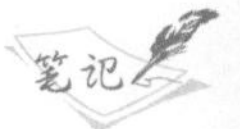

（6）2017年12月7日检查结果：尿培养及痰培养提示草绿色

链球菌感染；

【诊断】 ①低钠血症；②抗利尿激素不恰当分泌综合征(SIADH)。

【治疗方法】 ①托伐普坦7.5mg日1次口服；②食盐胶囊1粒日3次口服。

病例分析

抗利尿激素不适当分泌综合征(syndrome of inappropriate antidiuretic hormone secretion，SIADH）又称不适当抗利尿激素综合症，是一种以低渗性低钠血症和尿液稀释功能障碍为特征性表现的水钠平衡异常。SIADH的主要发病原因是水分摄入过多及肾脏排水障碍，病理生理过程指在肿瘤（肺癌等），药物（抗利尿激素、催产素等），胸肺疾病（肺炎等）及神经系统疾病（脑膜炎等）病因作用下，导致抗利尿激素分泌增加，后者作用于肾脏集合管重吸收水分增加，肾脏稀释功能受阻，液体潴留，RAAS系统激活，尿钠排出增加，最终导致液体量基本正常，低渗、低血钠及尿钠偏高。低钠血症通常是指血钠浓度低于135mmol/L，临床上当血钠低于120mmol/L可出现疲倦、厌食、恶心、呕吐、头痛等症状，血钠浓度低于110mmol/L的时候，可出现倦睡、反射抑制、抽搐，甚至昏迷、死亡。分析此项病例我们可以发现，该患者有明显且较难纠正的低钠血症，在给予高渗盐水的补充下，血钠仍维持于115～119mmol/L；该患者的血浆渗透压较低，低于280mmol/L，同时有尿渗透压大于血渗透压；该患者可见明显的肾脏排钠增加，尿钠大于30mmol/L；该患者不伴水肿、腹水等细胞外液容量减少的表现；该患者肾功

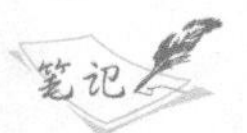

能、肾上腺功能（包括皮质醇及醛固酮系统）及甲状腺功能均无明显异常。综上所诉5个方面，SIADH诊断明确，病因考虑可能与肺部感染相关。

托伐普坦是选择性的血管加压素V2受体拮抗剂，与血管加压素V2受体的亲和力是天然精氨酸血管加压素的1.8倍。托伐普坦能够起到拮抗AVP的作用，提高自由水的清除和尿液排泄，降低尿液的渗透压，最终促使血钠浓度提高。给予该患者托伐普坦治疗后，低钠血症则有所缓解，故建议患者托伐普坦7.5mg日1次口服，同时注意补充钠盐摄入。

病例点评

该患者SIADH诊断明确，病因考虑与感染相关，该患者痰及尿液培养均可见草绿色链球菌感染，不除外全身感染的可能性，注意病因治疗；该患者给予托伐普坦治疗效果明显，可继续用药，注意监测血钠，尤其在原发病因纠正后。

006 高钠血症

病历摘要

患者，女，53岁。主诉：反复头晕3年，嗜睡伴四肢乏力10余天。

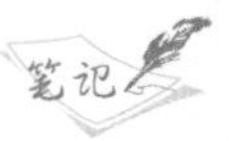

【现病史】该患3年前因尿崩症行垂体瘤手术，术后行醋酸氢化可的松片半片每日2次，甲磺酸溴隐亭半片日2次，优甲乐半片早餐前半小时口服，弥凝1/4片每日两次口服，患者反复出现头晕症状，早晨起床及晚睡前尤重，间断出现血钠增高，血钠在150mmol/L左右，未做特殊治疗，上述药物维持。近3个月停用弥凝口服，饮水量约1200ml，尿量与饮水量相当。10余天前头晕再发，嗜睡伴四肢无力，在当地医院住院，积极补液后仍有顽固性高钠血症，血钠166～169mmol/L，曾有意识不清，为求进一步诊治来我院，入院后第2天右足第一跖趾关节红肿热痛。近来神志恍惚，无发热及体温改变，无明显怕冷，无多汗、少汗，无恶心、呕吐，无腹痛、腹泻，无尿频、尿急及尿痛，食欲尚可，无明显多食或厌食，无口渴感，近来尿量与饮水量相当，大约1200ml/d，每日睡眠18～20个小时，大便正常，近期体重无明显改变。

【既往史】患者于2014年12月23日行大脑开颅鞍区占位病变切除术，术中见肿瘤组织位于视神经下方及后方，呈灰黄色，质韧明显，并将垂体柄压向右侧，垂体柄受压变形明显；肿瘤后界达第三脑室前方，并向上达下丘脑；肿瘤向上方明显压迫视交叉，并可见视交叉变形。显微镜下先行颅内肿瘤切除，并打开终板，仔细分离肿瘤周边粘连，保护周边脑组织、血管及神经，分块切除肿瘤组织。肿瘤大小约1.5cm×2.0cm×3.5cm左右。术中诊断：侵袭性垂体瘤。住院期间垂体增强MRI：垂体术后改变（图6－1），双侧视交叉区强化结节。蝶鞍略扩大，鞍底略下陷，鞍底骨质不连续，垂体变薄，左侧为著，双侧视交叉根部肿胀，可见长T_1混杂长T_2信号，增强扫描可见结节样强化，双侧视交叉轮廓模糊。患者3年前行垂体瘤手术时发现血糖高，应用门冬胰岛素30注射液早18U，晚12U皮下注射控制血糖，平素未监测血糖。

笔记

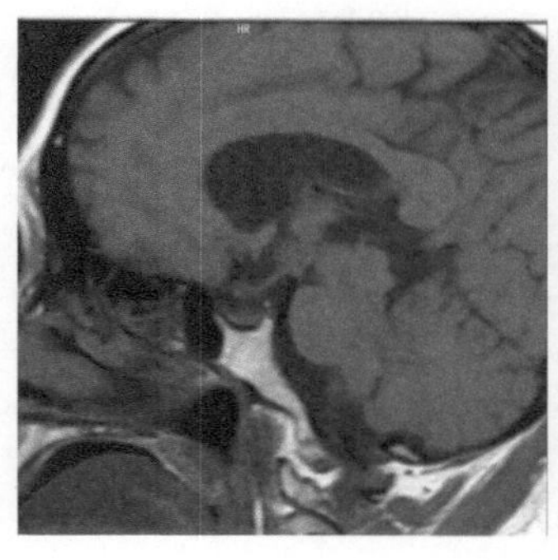
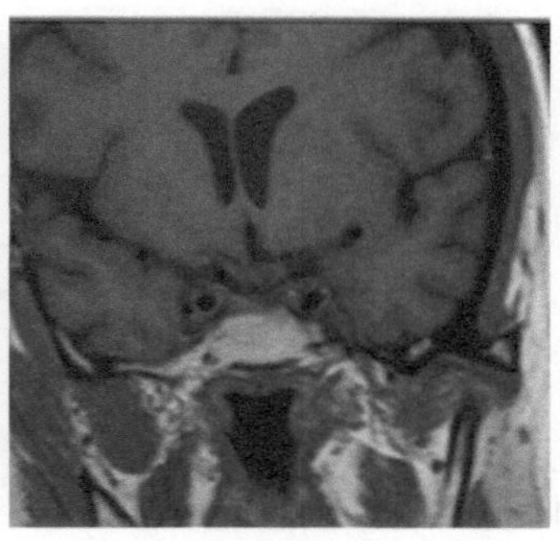

图 6－1　入院垂体 MRI（术后）

【体格检查】 血压：90/60mmHg，脉搏 64 次/分，体温 36.6℃，呼吸 20 次/分，嗜睡状态，查体能配合，面容淡漠，颜面略肿，皮肤湿度可、弹性可，皮肤黏膜无黄染及出血点，浅表淋巴结无肿大，头颅无畸形，巩膜无黄染，结膜无苍白，耳鼻无异常，口唇无明显发绀。颈软，甲状腺无肿大。肾区无叩痛，输尿管走行无压痛，腹部未触及包块。肌肉、关节活动可，无肌肉痛，肌力、肌张力可，无骨骼压痛叩痛，双下肢指压痕阳性，双足背动脉搏动可。

【实验室检查】

（1）血离子检查（表 6－1）。

表 6－1

	血钾（mmol/L）	血钠（mmol/L）	血氯（mmol/L）	碳酸氢根离子（mmol/L）	阴离子间隙（mmol/L）
入院第 1 天	3.91	150.3	116	24.6	13.61
入院第 2 天	3.22	151.8	116	23.7	15.32
入院第 3 天	3.47	157.9	>120	22.3	19.07

（2）入院第 2～3 天：24 小时尿钾：18.97mmol/L（25～100mmol/L）；24 小时尿钠：95.9mmol/L（130～260mmol/L）；24 小时尿氯：78.75mmol/L（110～250mmol/L）；尿渗：200mmol/L。

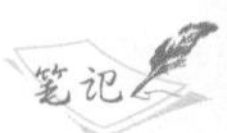

急诊时最高血渗：327mmol/L，入院后血渗 319mmol/L。

（3）血气分析（表6－2）。

表6－2 血气分析

	pH	PCO_2（mmHg）	PO_2（mmHg）	BE（mmol/L）	Lac（mmol/L）
2017年10月31日	7.301	45.2	70.3	－4.3（－2～3）	3.3（0.5～1.6）
2017年11月1日	7.391	40.6	111	－0.3	2.0
2017年11月3日	—	7.391	39.4	69	－0.8

（4）肝功（表6－3）。

表6－3 肝功

	AST（mmol/L）	ALT（mmol/L）	GGT（mmol/L）	ALP（mmol/L）	ALB（mmol/L）
2017年10月31日	64	109	41	115	38.1
2017年11月1日	59	107	42	103	37.5
2017年11月6日	30	46	32	84	30.7

（5）肾功（表6－4）。

表6－4 肾功

	Cr（μmol/L）	Urea（mmol/L）	Cys－C（mg/L）
2017年10月31日	107	7.63	1.28
2017年11月1日	108	6.01	1.56
2017年11月3日	113	5.78	1.39

（6）血脂：TG 4.31mmol/L，TC 5.67mmol/L，LDL－C 3.43mmol/L，HDL－C 1.18mmol/L。

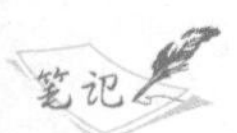

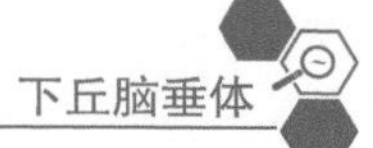

（7）血糖：FBG 11mmol/L，PBG 17mmol/L，HbA1c 9.9%。

（8）甲功甲炎：FT_3 2.6700pmol/L，FT_4 6.4200pmol/L（9.01～19.05pmol/L），TSH 0.3403mIU/L，TPOAb 0.6400IU/ml，TGAb 2.9300IU/ml。

（9）垂体激素：FSH 0.38mIU/ml，LH <0.10mIU/ml，PRL <10.60mIU/L，IGF－1 67.60ng/ml，GRH <0.05μg/L。

（10）雌性激素系列：PRG <0.64nmol/L，UE_3 <0.24nmol/L，E_2 <73.40pmol/L。

（11）男性激素系列：AND <1.05nmol/L，TES <0.69nmol/L，DHS <0.41μmol/L，F－TEST 6.06pmol/L，SHBG 26.50nmol/L。

病例分析

（1）疑问1：高钠原因是否与糖皮质激素应用过多有关？此时血压偏低，血糖偏高，食欲尚可，精神体力欠佳，ACTH－COR 节律水平如表6－5所示。结果提示该患者并未存在糖尿病激素应用过多所致皮质醇水平过高。

表6－5　患者 ACTH－COR 节律水平情况

2017年11月1日（未用药抽血）			
	8:00	15:00	24:00
ACTH(pg/ml)	1.00	1.05	1.00
COR(noml/L)	14.49	12.29	104.5
2017年11月3日（早8:00氢考的松早10mg，下午3:00氢考的松5mg，1小时后抽血）			
	9:00	16:00	24:00
ACTH(pg/ml)	1.00	1.00	1.00
COR(noml/L)	105.3	398.2	95.68

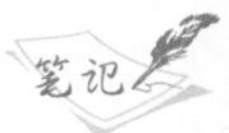

（续）

2017年11月5日（早7:00氢考的松早10mg，下午2:00氢考的松5mg，2小时后抽血）			
	9:00	16:00	24:00
ACTH(pg/ml)	1.00	1.00	1.00
COR(noml/L)	22.21	300.9	108.7

2017年11月7日（早7:00氢考的松早15mg，下午2:00氢考的松5mg，分别1小时及2小时抽血）				
	8:00	9:00	15:00	16:00
ACTH(pg/ml)	1.00	1.03	1.00	1.00
COR(noml/L)	212.1	556	100.8	93.73

（2）疑问2：高钠血症原因是什么？高钠血症的原因主要包括三大类（表6－6）：①低血容量性高钠血症，主要有胃肠道丢失、皮肤丢失、肾脏丢失等原因。②正常容量性高钠血症，主要包括呼吸道丢失、发热等皮肤丢失、尿崩症等所致肾脏丢失和其他的因素，包括不能饮水、渴感减退、渗透压调定点上调等。③高血容量性高钠血症，主要包括高渗液体输入体内、盐皮质激素过多等所致。结合患者病史及检查情况，排除其他因素，考虑为渴感减退、渗透压调定点改变可能大，具体部位如图6－2所示。因此考虑目前诊断为高钠血症伴渴感减退，低钾血症，垂体瘤术后，继发性肾上腺皮质功能减退，继发性甲状腺功能减退，继发性性腺功能减退，2型糖尿病，肝功能异常，肾功能不全，血脂异常（高三酰甘油血症、高低密度脂蛋白胆固醇血症），痛风（急性期）。

表6－6　高钠血症的原因

低血容量性高钠血症		
总水分和钠均减少，总水分相对减少的更多	胃肠道丢失	腹泻 呕吐
	皮肤丢失	烧伤 大量出汗
	经肾丢失	肾脏本身疾病 袢利尿剂 渗透性利尿剂（葡萄糖，尿素，甘露醇）

笔记

（续）

正常容量性高钠血症		
总水分减少，体内总钠量接近正常	经肾以外的呼吸道途径丢失	呼吸急促
	经肾以外的皮肤丢失	出汗过多 发热
	经肾丢失	中枢性尿崩症 肾性尿崩症
	其他	不能饮水 原发性烦渴 渗透压调节中心的重置
高血容量性高钠血症		
体内总钠量增多，总水分正常或升高	给予高渗液体	高渗盐水 碳酸氢钠 全胃肠外营养
	盐皮质激素过多	肾上腺肿瘤分泌去氧皮质酮 先天性肾上腺皮质增生（由11－羟化酶缺陷引起）

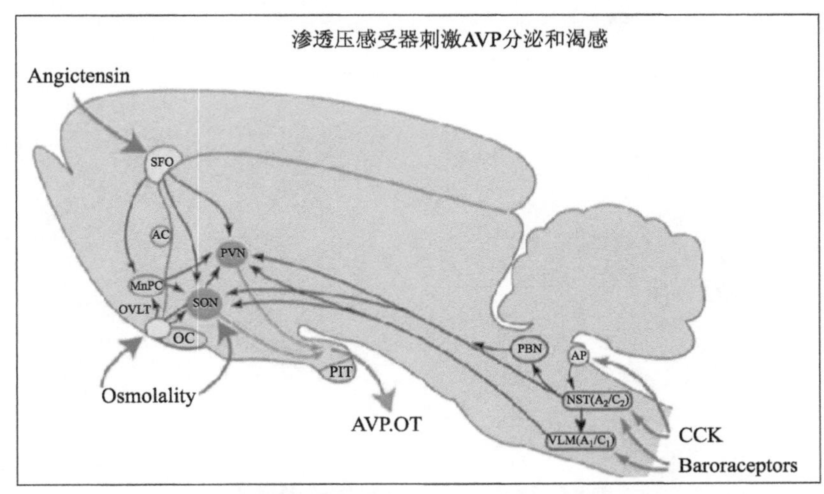

终板血管器(OVLT)包含有渗透压感受神经元、穹窿下器(SFO)(口渴中枢神经元)、正中视前区(MnPO)。这些细胞活化后刺激视上核和室旁核分泌AVP。

图6－2　口渴中枢神经元及渗透压调节神经元的部位

对于渴感减退性高钠血症的治疗主要包括：①双氢克脲噻，其可能机制为该药利钠作用大于利水，血容量减少而刺激 ADH 分泌与释放。②氯磺丙脲作用机制可能是促进腺苷环化酶的作用，使远曲肾小管 cAMP 增加，刺激下丘脑视上核或垂体后叶 ADH 的合成与释放，可改善渴感中枢的功能。③弥凝（醋酸去氨加压素）发挥抗利尿激素的作用。

该患者目前治疗上存在以下矛盾：①患者存在高钠血症需多饮水，但患者尿量与饮水量相当，出入平衡，并不能降低血钠。②若给予患者补充低渗液葡萄糖溶液加中和量胰岛素降低血钠，但患者存在低血钾，可能进一步加重低血钾。③可应用利尿剂双氢克尿噻降钠，但是应用利尿剂后可能进一步加重低血钾。④目前患者存在低钾，予以补充氯化钾，该患者入院血气分析提示高氯血症、代谢性酸中毒，所以应用氯化钾补钾后可能加重高氯血症、代谢性酸中毒。因此，权衡利弊之下，针对该患者，我们采取如下策略：①固定饮水量 2500ml/日。②给予弥凝口服，以期发挥抗利尿的作用，从而血钠下降。③枸橼酸钾对症补钾。在上述治疗下，血钠逐步下降，平衡在正常范围内，如图 6－3 所示。

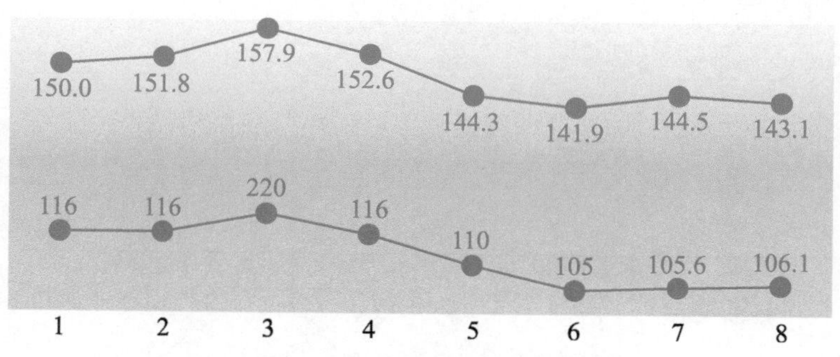

图 6－3　治疗过程中血钠血氯变化曲线
（蓝色曲线为血钠，红色曲线为血氯）

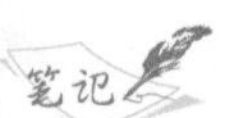

（3）疑问 3：是否存在中枢性尿崩症？术后一直应用弥凝，目

前用中枢性尿崩症合并渴感减退导致高钠血症解释最为常见。但是该患者停用弥凝后尿量维持在每天1000余ml，尿比重有浓缩稀释功能（1.003、1.023），并不支持中枢性尿崩症。

病例点评

渴感减退性高钠血症1962年由Welt评论Avioli等所报道的一例下丘脑垂体区破坏出现持续性高钠血症、渴感缺失的12岁女孩时首次提出的，并推测其可能的发病机制是中枢渗透压感受器或渴感中枢的感受阈值上升所致。以后间断有新病例报道，但发病率很低，临床罕见。其临床特征为：①持续高钠血症；②无明显脱水体征；③机体仍有ADH的分泌能力；④渴感减退或消失；⑤肾脏功能正常；⑥肾小管对ADH有反应，具有浓缩尿液的功能。上述临床特征也可作为诊断渴感减退性高钠血症的参考标准。

007 肢端肥大症1

病历摘要

患者，女，66岁。主诉：发现血糖升高20年，双足疼痛10年余，视物模糊半年余，加重4个月。

【现病史】患者20年前由于体重明显下降就诊当地医院，发现血糖升高，诊断为“2型糖尿病”，无口渴、多饮、多尿症状，用药不详。10年前出现双足疼痛症状就诊，诊断为糖尿病足。8年前

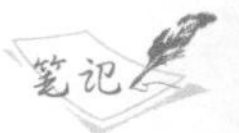

曾发生糖尿病酮症。5 年前诊断"糖尿病视网膜病变"(分期不详)。期间间断就诊，未住院系统治疗，曾服优降糖，消渴丸，注射胰岛素（后因增加用量血糖仍不改善停用)，降糖药应用不规律，门诊间断测血糖：空腹 13 ~ 15mmol/L，餐后 2 小时 16 ~ 18mmol/L，平日未监测血糖。半年前患者出现视物模糊、眼角疼痛症状，4 个月前双足疼痛加重。为确定降糖方案，明确糖尿病并发症入我院。病来患者无头晕、头痛，腹痛、腹泻，偶有胸闷、气短，二便正常，饮食睡眠佳，精神状态可，否认高血压，冠心病病史。

【体格检查】 体温：36.4℃，脉搏：94 次/分，血压：110/70mmHg，身高 152cm，体重 55kg，BMI：23.81kg/m^2，腰围：95cm，臀围：102cm，腰臀比：0.93，神清语明，查体合作。无颜面潮红及深大呼吸，全身皮肤黏膜无黄染及出血点，颈软，甲状腺无肿大，无颈静脉怒张，唇略厚，鼻宽，下颌前突，齿间隙增宽，手脚掌厚，手指、足指端较宽厚，手指关节骨增生。心律齐，双肺呼吸音清，肝脾肋下未触及，腹软、无压痛。双下肢无水肿，双足背动脉搏动可。

【辅助检查】

（1）入院后患者即时血糖为 27.5mmol/L；尿常规 KET(－)；肝功：ALT 30U/L，AST 17U/L，谷氨酰转肽酶（GGT）为 31U/L；肾功：Cr 37μmol/L；血脂：低密度脂蛋白（LDL－C）3.69mmol/L↑，TG 2.99mol/L↑，总胆固醇（TC）5.91mmol/L↑；血尿酸：115μmol/L，血离子：钾 4.47mmol/L，钙 2.49mmol/L，氯 96.8mmol/L，钠 132.8mmol/L↓；尿微量白蛋白：<10.6mg/L；凝血：活化部分凝血活酶时间（APTT）测定原理：30.4s。口服糖耐量试验（OGTT）及胰岛功能（表 7－1)。

表 7－1 口服糖耐量试验及胰岛功能

	0	30	60	120	180
GLU(mmol/L)	11.78	15.88	19.05	22.41	22.52
IRI(pmol/L)	6.65	11.85	11.93	10.42	12.23
C 肽(mIU/L)	388.04	647.94	726.26	828.24	829.46

注：糖化血红蛋白（HbA1C）：9.1%。

（2）糖尿病并发症的相关检查眼底检查：双眼白内障，糖尿病视网膜病变Ⅰ期。甲状腺彩超示甲状腺多发结节液性变伴彗尾状钙化，颈正中低回声包块。肌电图：周围神经损害。左侧下肢动脉彩超：左侧下肢动脉轻微动脉硬化样改变。双肾输尿管膀胱彩超：右肾钙化灶。

（3）腰椎骨密度测定：骨质疏松。双髋关节骨密度测定：骨量减少。

（4）心电图、胸片、肝胆脾胰彩超、双颈动脉彩超、右下肢动脉彩超未见异常。

（5）甲状腺功能及相关抗体报告（表 7－2）。

表 7－2 甲状腺功能及相关抗体报告

血清抗甲状腺球蛋白抗体测定（TGAb）	1.2000	IU/ml
血清抗甲状腺微粒体抗体测定（TPOAb）	0.0800	IU/ml
血清促甲状腺激素测定（TSH）	0.1271	mIU/L
血清游离甲状腺素测定（FT_4）	10.9200	pmol/L
血清游离三碘甲状腺原氨酸测定（FT_3）	3.5800	pmol/L

笔记

（6）ACTH－COR 节律（表7－3）。

表7－3 ACTH－COR 节律

	8:00	15:00	24:00
ACTH	50.21	25.49	16.44
COR	564.60	142.40	110.40

注：正常值：促肾上腺皮质激素（ACTH）：7.20～63.30pg/ml；COR：下午（64～327nmol/L），上午（171～536nmol/L）；下丘脑促皮质素释放激素（GRH）：15.20mIU/L；IGF－1：482.00ng/ml（59.00～200.00）；GRH：16.70mIU/L；IGF－I：488.00ng/ml（59.00～200.00）；催乳素（PRL）及促性腺激素（Gn）包括卵泡刺激素（FSH）及黄体生成激素（LH）：正常范围。

【影像学检查】 垂体 MRI 平扫＋增强（图7－1）：蝶鞍未见明显扩大，鞍底骨质不连续。垂体略饱满，右侧向下局限性凸起，上下径10mm，增强扫描垂体右侧可见一局限性不规则弱强化区域，大小约为0.9cm×0.8cm×0.7cm，垂体柄略向左侧偏移，视交叉未见明显受压移位，右侧海绵窦受侵，右侧颈内动脉部分包绕。双侧上颌窦、筛窦及蝶窦局限性黏膜增厚。

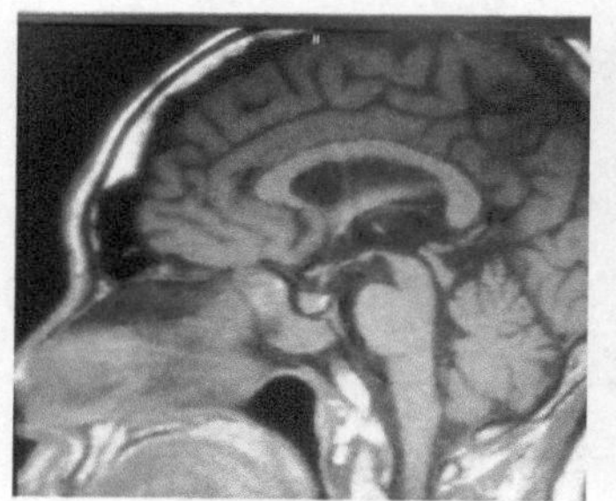
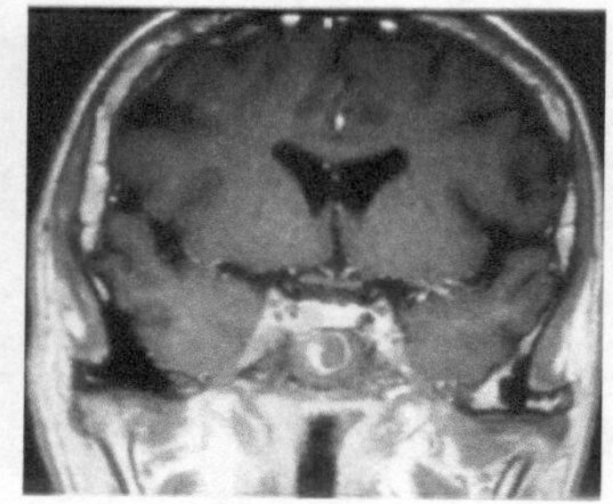

图7－1 垂体增强 MRI

【诊断】 垂体瘤（生长激素瘤可能性大），糖尿病，糖尿病周围神经病变，糖尿病视网膜病变（Ⅰ期），右下肢动脉粥样硬化症，腰椎骨质疏松，甲状腺结节。

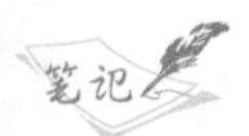

【治疗方案】 脑外科手术切除垂体瘤，围手术期胰岛素降糖。

病例分析

GH 分泌过多在骨骺闭合之后导致肢端肥大症。生长激素或 IGF－Ⅰ分泌过多的原因主要有垂体性和垂体外性。垂体性占 98%，以腺瘤为主，生长激素瘤 70%～80% 为大腺瘤。生长激素过度分泌表现：①骨骼和皮肤：唇肥厚、鼻唇沟隆起、鼻宽舌大，眉弓和颧骨高突，下颌增大前突，齿间隙增宽，咬殆困难。声带粗厚，发音低沉，手脚粗大肥厚，皮肤粗厚、皮脂腺和汗腺分泌亢进（油质感和多汗），可有皮肤色素沉着、黑棘皮病和多毛。骨关节病和关节痛，关节活动障碍和僵硬。足跟垫可增厚，肌软弱无力甚至肌痛。②糖代谢：胰岛素抵抗和高胰岛素血症，糖耐量减低（29%～45%）乃至糖尿病（10%～20%），可伴高甘油三酯血症。③骨代谢：肠钙吸收增加致高尿钙和尿结石增加，骨转换增加促进骨质疏松发生。④心血管系统：心肌肥厚、间质纤维化、心脏扩大、左心室功能减退、心力衰竭、冠心病和动脉粥样硬化。⑤生殖系统：如伴有 PRL 分泌过多，女性表现月经紊乱、溢乳、不育，男性则有性欲减退和阳痿。⑥呼吸系统：可有呼吸道感染、睡眠呼吸暂停综合征、喘鸣和呼吸困难。⑦神经肌肉系统：易怒、多汗、精神紧张、神经肌肉疼痛及腕管综合征等。⑧垂体卒中：垂体 GH 瘤多为大腺瘤，生长迅速，较多发生出血、梗死或坏死。垂体卒中可自发，也可在垂体放射治疗、颅内压增高、糖尿病等诱因下发作。严重可引起压迫症状，如剧烈头痛、呕吐、视交叉受压引起视野缺损，动眼神经麻痹甚至昏迷。肿瘤压迫表现：大的 GH 瘤压迫正常垂体组织，患者可发生腺垂体功能减退症。垂体瘤还可引起头痛、视物模糊、视野缺损、眼外肌麻痹、复视及下丘脑功能障碍。诊断主要根

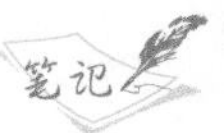

据身高、典型面貌、肢端肥大、内脏增大、内分泌代谢紊乱证据和影像学检查异常。血清 GH 水平≥2. 5ng/ml，应行口服葡萄糖耐量试验。IGF－Ⅰ可作为疾病活动性指标，也可作为治疗是否有效的指标。

治疗目标：一是解决占位性病变所引起的体征和症状，如头痛、视力改变；二是将 GH 和 IGF－Ⅰ水平转为正常，尽可能保存腺垂体功能。具体指标：血清 IGF－Ⅰ降为与年龄、性别相匹配的正常范围，GH 水平控制到随机 GH < 2. 5ng/ml，葡萄糖负荷后血 GH < lng/ml。

病例点评

容貌改变、头痛和视力视野障碍等相关临床表现通常是肢端肥大症患者就诊的主要原因，但是也有部分患者是以糖尿病为原因就诊。根据患者的临床表现、实验室检查及影像学检查结果，通过综合分析做出肢端肥大症的诊断。

同时要对患者的病情活动性、各系统急慢性并发症及治疗后病情活动性的控制情况作出明确的判断。

少数肢大患者是单基因缺陷等导致，生长激素瘤也可见于多发性内分泌腺瘤（multiple endocrine neoplasia，MEN）1 型，是一种常染色体显性遗传疾病。需进一步对相关并发疾病进行筛查和诊断。

患者垂体 MRI 平扫 + 增强：垂体占位性病变，垂体腺瘤可能大，IGF－Ⅰ为 482. 00ng/ml。患者有手术指征，可行手术治疗。高分辨薄分层、增强扫描及动态增强 MRI 扫描等技术可提高垂体微腺瘤的检出率。对大腺瘤采用这些技术可了解腺瘤有无侵袭性生长，是否压迫和累及视交叉（鞍旁或鞍下等）。

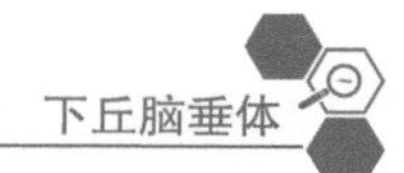

008 肢端肥大症 2

病历摘要

患者，女，50 岁。主诉：面容改变伴手足增粗 10 余年，血糖升高 8 年。

患者 10 年前无明显诱因出现进行性手指增粗，足跟增厚，鞋码变大，伴面容改变，表现为唇较前增厚，牙齿松动，眉骨较前增高，其后上述改变逐渐加重。患者 8 年前发现血糖升高，空腹血糖 7mmol/L，无明显多饮、多食、多尿，未系统诊治；5 年前出现多饮、多食、多尿及体重减轻，就诊于当地医院测空腹血糖 17mmol/L，诊断为“糖尿病”，给予二甲双胍、格列齐特口服药物治疗，血糖控制不佳。1 年前患者发现血糖控制不佳，体重下降明显（3 个月体重减轻 15kg），就诊于当地医院予胰岛素治疗，血糖控制仍不佳，胰岛素逐渐增量，入院时为诺和锐 40U 三餐前皮下注射，今为进一步明确诊治入我科。

患者 8 年前因打鼾、夜间憋醒于我院耳鼻喉科就诊，诊断为“睡眠呼吸暂停综合征”，行手术治疗，术后患者症状缓解；病来偶有头晕、无头痛，偶有活动后气短，无恶心及呕吐，偶有肌肉酸痛，无多毛，无月经紊乱，无泌乳，睡眠饮食及二便正常。

【既往史】 高血压 10 余年，最高可达 200/120mmHg，倍他乐克规律口服，血压控制在 135/80mmHg 左右。

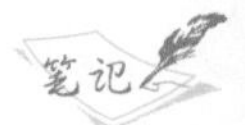

【体格检查】 身高155cm，体重65kg，BMI 27.1kg/m²。神清语明，查体合作。无多血质面容，可见全身皮肤粗厚，毛孔增大，下颌突出，牙齿分开，牙缝增宽，牙列稀，咬殆错位，鼻增大变宽，唇厚舌肥，手足增宽增大。颈软，甲状腺无肿大，无颈静脉怒张。双肺呼吸音粗，未闻及明显干湿啰音，心前区无异常隆起，心界扩大，心律偶有不齐，心率87次/分，各瓣膜未闻及病理性杂音。腹软，无压痛、反跳痛及肌紧张，肝脾肋下未触及，双下肢无水肿，双足背动脉搏动良好。

【实验室及影像学检查】

（1）2017年4月1日检查垂体激素结果：GH >40μg/L（参考值0.05 ~ 8.0μg/L），PRL 250mIU/L（参考值40 ~ 530mIU/L），FSH 6.41mIU/ml（参考值卵泡期2.8 ~ 11.3mIU/ml），LH 0.49mIU/ml（参考值卵泡期1.1 ~ 11.6mIU/ml），TSH 0.77mIU/L（参考值0.35 ~ 4.94mIU/L）。

（2）2017年4月2日患者行口服葡萄糖耐量实验（OGTT）联合GH检查（表8－1）。

表8－1　葡萄糖耐量实验（OGTT）联合GH检查

项目	0分	30分	60分	120分	180分
血糖(mmol/L)	11.63	18.83	20.62	19.29	17.19
C肽(pmol/L)	420	566	596	626	644
胰岛素(mIU/L)	5.87	12.03	11.40	11.02	9.34
GH(μg/L)	>40	>40	>40	>40	>40
IGF－Ⅰ(ng/ml)	712	676	645	641	663

注：胰岛素样生长因子－Ⅰ，参考值115 ~ 358ng/ml。

笔记

（3）2017 年 4 月 1 日患者检查结果：肝脏功能：ALT 126U/L，AST 152U/L；肾脏功能：Cr 51μmol/L，Urea 4.66mmol/L；血钠 142.9mmol/L；血钾 2.56mmol/L；血脂：TG 3.29mmol/L，TC 7.8mmol/L，LDL－C 5.04mmol/L。

（4）2017 年 4 月 1 日检查结果：ACTH－COR 节律结果：08:00 ACTH 25.84pg/ml，COR 509.4nmol/L；15:00 ACTH 20.9pg/ml，COR 214.8nmol/L；24:00 ACTH 5.74pg/ml，COR 91.8nmol/L（ACTH 参考值：7.2～63.3pg/ml；COR 参考值：下午 64～327nmol/L，上午 171～536nmol/L）。

PRA－ATII－ALD 结果：ALD 卧位 0.17ng/ml，立位 0.18ng/ml；PRA 卧位 0.64ng/ml，立位 0.95ng/ml；ATII 卧位 65.00ng/ml，立位 57.00ng/ml；ARR 卧位 26，立位 18。

（5）2017 年 4 月 5 日完善垂体 MRI 平扫＋增强结果：蝶鞍扩大，鞍底下陷，骨质不连续，垂体左侧明显增大，向下方生长突入蝶窦腔内，信号较均匀，增强后轻度强化，垂体推向右侧，垂体柄偏右侧，视交叉平直，双侧劲动脉未见异常。检查结论：垂体占位性病变，垂体大腺瘤（约 2.1cm×1.5cm）可能性大。

（6）2017 年 3 月 31 日行视野检查：未见明显视野缺损。

（7）2017 年 3 月 30 日行心脏彩超：左心大，考虑高血压心衰，左室心肌肥厚，主动脉瓣退行性变，左室整体收缩功能减低（射血分数 45%）。2017 年 4 月 6 日行动态心电图：窦性心律，偶发室性早搏，ST－T 改变。

（8）患者于 2017 年 4 月 17 日行经鼻垂体瘤切除术，术后第二天检测 GH：5.99μg/L，检测血压：120/80mmHg，血糖下降，胰岛素用量减少。

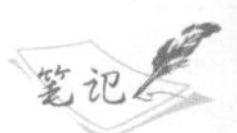

【诊断】①肢端肥大症；②垂体生长激素瘤；③糖尿病。

【治疗方案】经鼻垂体瘤切除术。

病例分析

肢端肥大症主要是由于垂体生长激素瘤或垂体生长激素细胞增生，导致过度分泌 GH 引起的。GH 的持久过度分泌，在骨骺闭合之前引起巨人症，而在骨骺闭合之后导致肢端肥大症。肢指端肥大症起病隐匿，进展缓慢，以骨骼、软组织、内脏的增生肥大为主要特征，表现为面容改变、手脚趾末端肥大、皮肤粗厚、内脏增大、骨关节病变。本病较少见，一般起病较缓，青、中年男性多见，病程较长，可达30余年。疾病早期可有内分泌腺功能亢进表现，晚期则可发生内分泌功能减退表现。可出现有糖代谢紊乱、高血压及包括压迫症状在内的伴发症状；肢端肥大症主要临床表现与 GH、PRL、TSH、IGF－Ⅰ、其他激素分泌增多及其作用有关，与垂体腺瘤占位病变、蝶鞍扩大受侵蚀、邻近组织受压与颅压增高有关，也与脏器增生肥大及其功能变异有关。肢指端肥大症的诊断通常在收集相关临床信息后，通过血清 GH 和 IGF－Ⅰ测定、影像学检查及相关并发症的检查最终明确。该患者血清 GH 持续升高且不被高血糖所抑制（空腹 GH≥2.5μg/L，OGTT 试验中 GH 谷值 > 1μg/L），同时伴有血清 IGF－Ⅰ水平升高，均提示该患者病情活动；该患者垂体 MRI 可见明显占位，同时垂体其他激素（PRL、FSH、LH、TSH 及 ACTH）水平及其相应靶腺功能暂未受到影响；且患者无明显多尿、烦渴、多饮等垂体后叶功能受损表现及视野缺损等的压迫症状；该患者存在包括高血压、高血脂、高血糖、心室肥厚及呼吸睡眠暂停综合征在内的多种肢端肥大并发症。

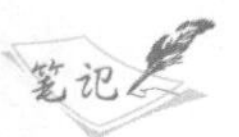

手术切除肿瘤是垂体 GH 腺瘤患者的首选治疗方法。对于微腺瘤患者，以及局灶生长、具有潜在手术治愈可能的垂体大腺瘤患者，推荐将手术作为一线治疗方案，因为手术可以长期有效控制肿瘤，并促使相关的生化指标正常化。经鼻手术切除垂体腺瘤对肢端肥大患者安全有效，与其他手术方法（如开颅手术）相比，并发症更少，死亡率更低；其他治疗方法包括药物治疗（生长抑素受体配基抑制剂 SSA 等）及放射治疗，所有治疗方案应以力争将 GH 分泌控制在正常水平为最终目的。该患者经鼻垂体瘤切除术后可见明显的 GH 水平下降，同时血糖、血压等并发症指标趋于平稳。

病例点评

肢端肥大症 95%~98% 来自于垂体生长激素瘤，生长激素过多在成年人导致全身多系统的组织增生、结构改变、功能及代谢异常，生存寿命缩短，在诊断时注意判断病情是否处于活动期；首选治疗为手术，在争取获得生化指标的控制和缓解肿瘤压迫效应的同时，治疗小组应该为每一位患者权衡风险和利益、治疗禁忌证和不良反应，对于年轻的生育期患者，应充分考虑保全垂体功能；该患者在垂体腺瘤切除后血糖明显降低，但仍未到达正常范围，结合患者年龄及体重，考虑患者血糖升高原因是在原发性糖尿病基础上合并 GH 增多导致的继发性糖尿病。

笔记

009 多发性内分泌腺瘤病 1 型

病历摘要

患者，男，25 岁。主诉：头痛 8 个月，垂体瘤术后，腰背痛伴乏力半年。

患者于 2007 年 1 月因头痛就诊于当地，行垂体 MRI 及相关化验检查，诊断为“巨大侵袭性泌乳素型垂体腺瘤”，并行开颅手术治疗。术后发现血钙升高，查 ECT 考虑甲状旁腺腺瘤可能性大，未予处置。出院后出现腰背部疼痛伴周身乏力，并多次复查甲状旁腺激素及血钙均偏高，为进一步诊治于 2007 年 9 月 10 日入我院内分泌病房。患者病来无恶心、呕吐，饮食正常，无自发性骨折，视力无明显变化，睡眠尚可，精神状态可。患者父母既往健康。

【体格检查】皮肤白皙，胡须稀疏，腋毛稀少，阴毛分布正常。双肺呼吸音清，心率 80 次/分，律齐，腹软，四肢肌力尚可。

【实验室及影像学检查】

（1）疾病相关的化验结果（表 9－1）。

表 9－1　疾病相关的化验结果

化验项目	结果	参考值
血钙(mmol/L)	3.04	2.2～2.6
血磷(mmol/L)	0.87	0.8～1.8
PTH(pmol/L)	24.3	1.1～7.1
降钙素(pmol/L)	1.24	0～5.3
PRL(mIU/L)	>4240	45～375

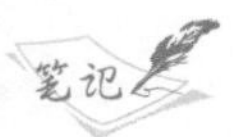

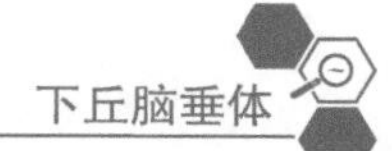

（2）2007 年 9 月 12 日胰腺增强 CT 示胰腺占位性病变，良性胰岛细胞瘤不除外。2007 年 9 月 22 日甲状腺 3D－CT 示右侧甲状腺下极后方及左侧甲状腺上缘结节病灶，疑为甲状旁腺腺瘤。

【*MEN1* 基因突变检测】

采用 PCR 直接测序法对该患者的 *MEN1* 基因进行突变检测分析。对 PCR 产物进行双向测序，结果表明，位于 10 号外显子内的 c. 1378 位核苷酸为 T－C 杂合，而正常人为纯合 C，如图 9－1。其余外显子均未见异常。进一步比较显示第 460 位密码子由 CGA 突变为 UGA，其对应氨基酸由精氨酸改变为终止密码。经过查询，该突变已由相关文献报道，为致病突变类型，可命名为 c. 1378C > T（Arg460Ter）。

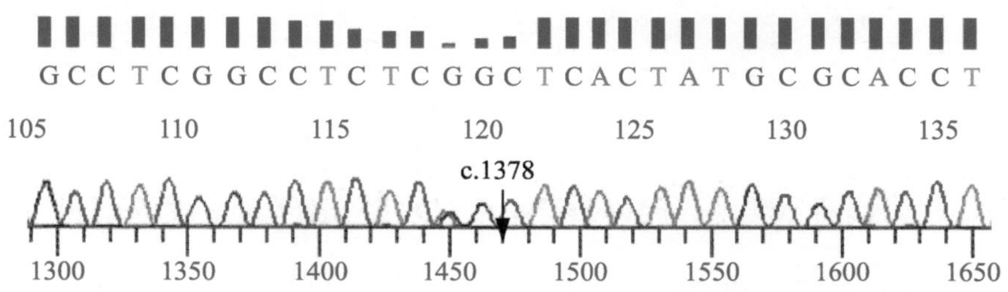

MEN1 患者 10 号外显子内的 c. 1378 位为 T－C 杂合 A heterozygote C to T transition was present in c. 1378 within exon 10 in the patient。

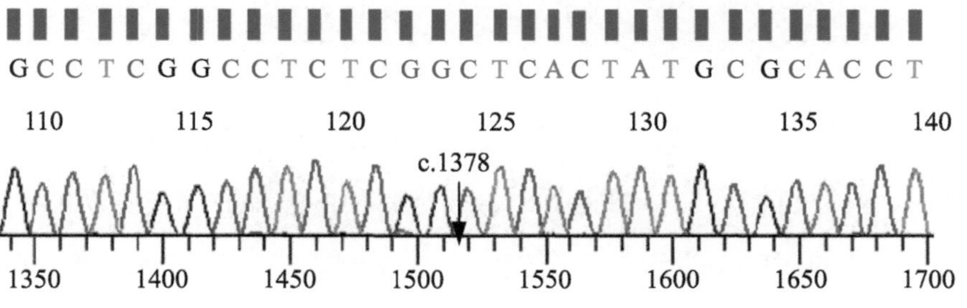

正常人 10 号外显子内的 c. 1378 位为纯合 C A homozygote C was present in c. 1378 within exon 10 in normal subjects。

图 9－1　*MEN1* 基因 10 号外显子序列结果

对该患者的父亲和母亲进行了 10 号外显子的测序，c. 1378 位

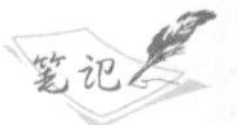

核苷酸均为纯合 C，未发现该位点存在突变。

【诊断】 多发性内分泌腺瘤病 1 型（MEN1）、多发甲状旁腺腺瘤、原发性甲旁亢、垂体瘤术后、胰腺占位病变、结节性甲状腺肿。

【治疗方法】 于 2007 年 9 月 18 日转入外科行甲状旁腺瘤切除，左侧甲状腺部分切除术。术后病理诊断：甲状旁腺腺瘤。术后血钙逐渐恢复正常，于 2007 年 10 月 3 日出院。

病例分析

多发性内分泌腺瘤病 1 型（multiple endocrine neoplasia，MEN1）为一种常染色体显性遗传病，又称 Wermer 综合征，以甲状旁腺肿瘤、肠胰内分泌瘤和垂体瘤为主要临床特征。一些患者也可能发生肾上腺皮质肿瘤、类癌、面部血管纤维瘤、胶质瘤和脂肪瘤等。目前的临床诊断标准为：拥有 MEN1 相关的 3 个最常见的内分泌肿瘤（甲状旁腺肿瘤、肠胰内分泌肿瘤、垂体前叶肿瘤）中的 2 个即可诊断为 MEN1。*MEN1* 基因于 1997 年被发现，该基因位于染色体 11q13，全长 9kb，包含 10 个外显子，其中 2 ~ 10 号外显子为编码区，编码蛋白含有 610 个氨基酸，称 menin。亚细胞定位研究表明，menin 主要是一种核蛋白。它通过与其他蛋白的相互作用，在转录调控、基因组稳定性、细胞凋亡、细胞周期调控等方面发挥功能。

多数的 MEN1 患者存在家族史，其 *MEN1* 突变基因通过常染色体显性遗传方式获得。但有些 MEN1 患者为散发性，即无明确的家族史，如本例患者。有时区别一个 MEN1 患者是散发性还是家族性并不容易，因为在某些情况下无法获得 MEN1 患者其他家族成员的详细资料或是由于其家族成员在出现临床表现之前就已死亡。通过

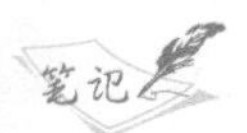

对本例患者的父母进行临床资料收集及采集血样，并进行了10号外显子的测序，结果未发现任何的突变。这表明，该患者是一例散发病例，其 *MEN1* 基因突变不是遗传获得，而是自身突变形成的，这种突变可以通过常染色体显性遗传方式传递给后代。

病例点评

在临床工作中，很难区分某单一内分泌肿瘤是 MEN1 的早期表现还是单纯内分泌肿瘤，因为发生 MEN1 各个内分泌肿瘤是一个渐进的过程，在尚未完全外显时则仅表现为单一肿瘤。此时进行 *MEN1* 基因筛查则可明确诊断。虽然目前尚无法依据基因突变类型来预测可能的病变部位，但对突变基因携带者进行定期物理、化学检查以早期检出病变具有重要的临床指导意义。

参考文献

Lemos MC，Thakker RV. Multiple endocrine neoplasia type 1（MEN1）：analysis of 1336 mutations reported in the first decade following identification of the gene. Hum Mutat，2008，29（1）：22－32.

010 多发性内分泌腺瘤病1型2

病历摘要

患者，男，32岁。因“间断意识不清2个月，再发3天”为主诉入院。患者2个月前因“胃痛”应用“甲硝唑”等药物后间断

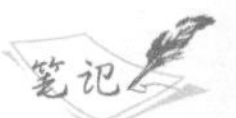

出现意识不清，发作时伴有周身大汗、双上肢搐搦，恶心、未吐，无二便失禁，每次发作3～5分钟可自行缓解。之后又无诱因发作4次。3天前再次出现意识不清就诊于我院，查空腹静脉血糖1.82mmol/L，门诊以“低血糖症”收入病房。病来饮食不佳，睡眠可，时有腹泻，小便如常，精神体力不佳，近期体重下降3kg。

【**体格检查**】身高173cm，体重87kg，BMI 29.1kg/m^2。周身皮肤无色素沉着、黄染，未见紫纹，全身浅表淋巴结未触及，无满月脸及多血质貌。甲状腺不大，无颈静脉怒张。心肺查体无异常。腹软，无压痛、反跳痛及肌紧张，肝脾肋下未触及，双下肢无浮肿。

【**实验室及影像学检查**】

（1）OGTT（0～300分）延长试验：结果见表10－1。

表10－1　延长OGTT试验

	0分	30分	60分	120分	180分	240分	300分
葡萄糖(mmol/L)	2.16	8.23	7.42	5.88	5.32	4.48	5.09
胰岛素(mIU/L)	66.30	316.60	302.30	138.90	98.89	83.04	105.60
C肽(pmol/L)	1814.91	8886.05	7002.96	2746.86	2158.39	2193.88	2352.53

（2）患者于低血糖时完善同步胰岛功能及胰岛素原测定结果见表10－2。

表10－2　低血糖时胰岛功能及胰岛素原测定

静脉葡萄糖(mmol/L)	<1.1	2.4	2.6	2.73	2.55
同步胰岛素(mIU/L)	62.93	184.30	69.73	110.10	46.69
同步C肽(pmol/L)	2200.10	4867.80	2535.56	2441.27	1584.29
同步胰岛素原(pg/ml)	4632.18	>5000	>5000	4301.07	4342.53
胰岛素释放指数	>3.18	4.27	1.49	2.24	1.02

笔记

（3）其他生化指标：血清钙2.44mmol/L（2.17～2.57mmol/L），

血清磷 0.87mmol/L（0.81～1.52mmol/L），血清 PTH 102pg/ml（19～65pg/ml），骨代谢标志物：β－crosslaps 885pg/ml（＜704pg/ml），P1NP 105.21ng/ml（20～80ng/ml），25（OH）D_3 6.1ng/ml（11.1～42.9ng/ml），肾功、肝功、血气分析等正常。

（4）胰腺灌注 CT（图 10－1）：胰体部后方结节影，神经内分泌肿瘤不除外，请结合临床其他相关检查。左腹部肠系膜内多发结节，增大淋巴结？请结合临床。

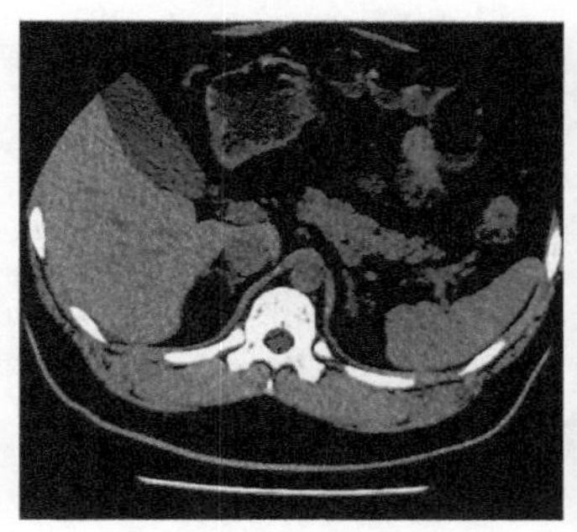
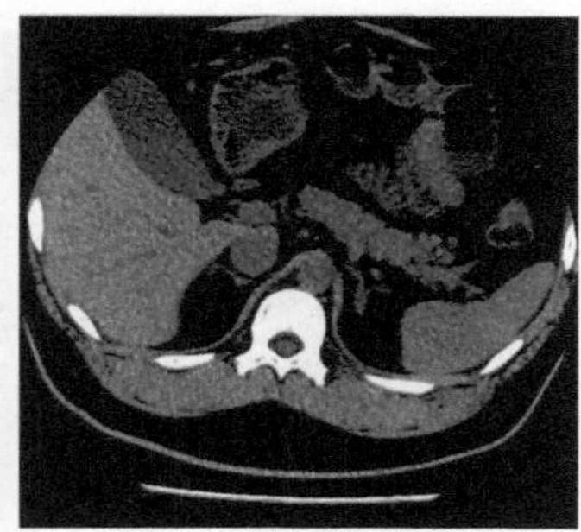

图 10－1　胰腺灌注 CT

（5）胰腺 MRI 平扫＋增强＋弥散（图 10－2）：胰体部后方结节影，神经内分泌肿瘤？

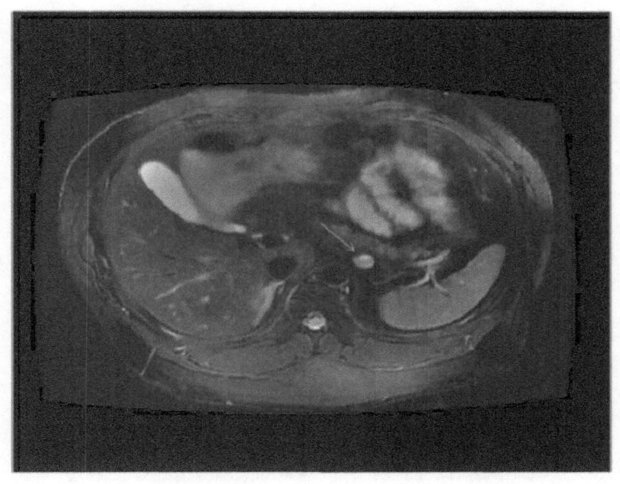

图 10－2　胰腺 MRI 平扫＋增强＋弥散

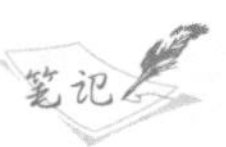

（6）骨密度测定：髋关节骨密度正常；腰椎骨量减少。甲状腺和甲状旁腺超声：甲状腺双叶后方低回声，请结合其他检查除外甲状旁腺来源。甲状旁腺^{99m}Tc－MIBI显像（图10－3）：甲状腺右叶体部、左叶中上部显像剂分布增浓区，甲状旁腺高功病变改变不除外。颈部CT平扫＋增强（图10－4）：双侧甲状旁腺区结节影，腺瘤？

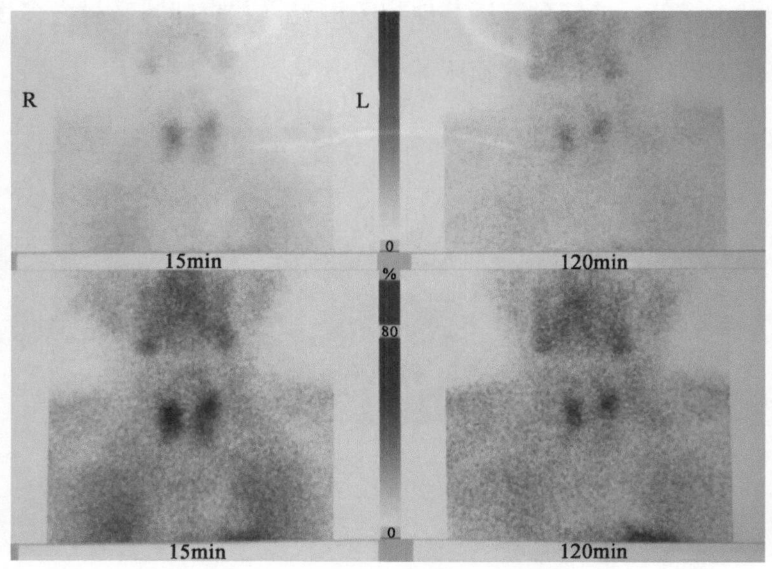

图10－3　甲状旁腺^{99m}Tc－MIBI显像

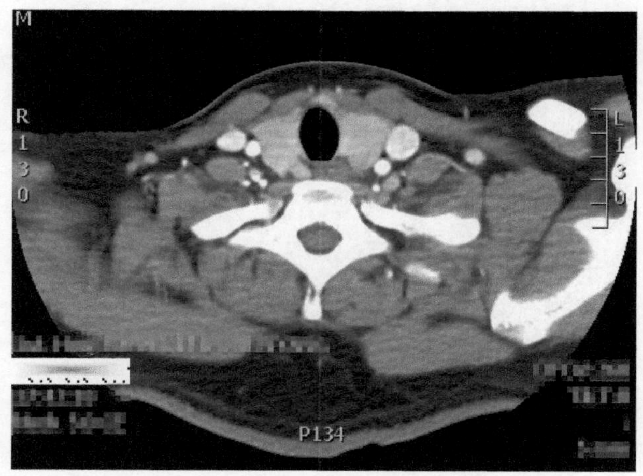

图10－4　颈部CT平扫＋增强

笔记

（7）垂体 MRI 平扫及增强（图 10 –5）：蝶鞍不大，鞍底无明显下陷，垂体左叶可见类圆形略长 T_1T_2 信号影，大小约 0. 94cm × 0. 69cm ×1. 10cm（左右 × 上下 × 前后），增强后呈弱强化，垂体柄居中，双侧视交叉位置正常。垂体占位，微腺瘤可能性大。

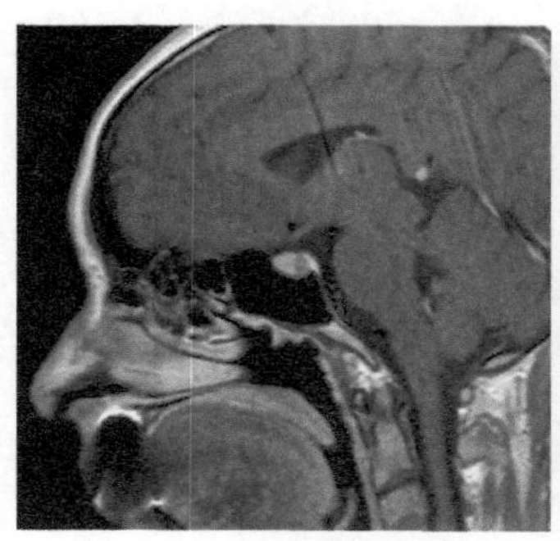
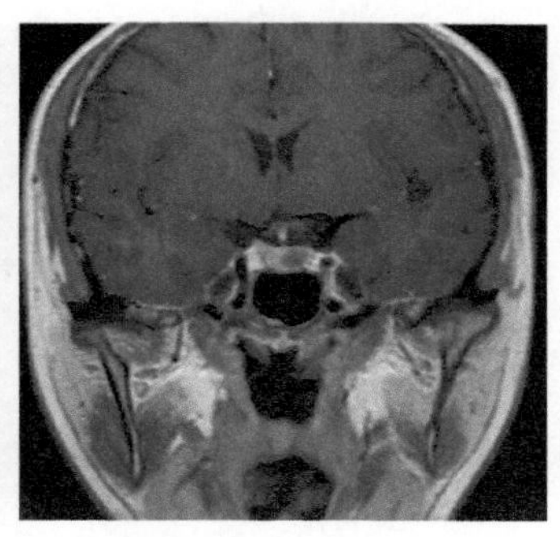

图 10 –5　垂体 MRI 平扫及增强

（8）双手 X 线片及颅骨 X 线片：未见明显异常；肾脏超声：未见尿路结石；全身骨核素显像：未见明显异常；肾上腺 CT：未见明显异常。

【诊断】①多发性内分泌腺瘤病 1 型；②低血糖症、胰岛细胞瘤可能性大；③血钙正常型甲状旁腺功能亢进症；④垂体无功能腺瘤。

【治疗】①2015 年 5 月，患者于我院胰腺外科行胰岛素瘤摘除术，术中见胰腺体部上缘偏背侧径约 1. 5cm 外生型肿物，行胰腺肿物摘除术。术后病理诊断“胰腺内分泌肿瘤（胰岛细胞瘤）”，术后血糖恢复正常。②2015 年 9 月，患者于甲状腺外科行甲状旁腺手术，切除三个甲状旁腺（其中两个有占位），术后病理诊断“甲状旁腺腺瘤”，术后 PTH 恢复正常，血钙 2. 01 ~2. 28mmol/L。③2015 年 9 月，患者血 *MEN1* 基因突变检测结果回报：*MEN1* 基因的第 10 号外显子发现变异位点。见图 10 –6。④2015 年 9 月，患者家系中

血 *MEN1* 基因突变检测结果回报：患者女儿携带 *MEN1* 突变基因。对其女儿进行血生化及影像学检查：内分泌相关激素水平正常，血糖、血离子均正常，尚未发现内分泌腺体占位。

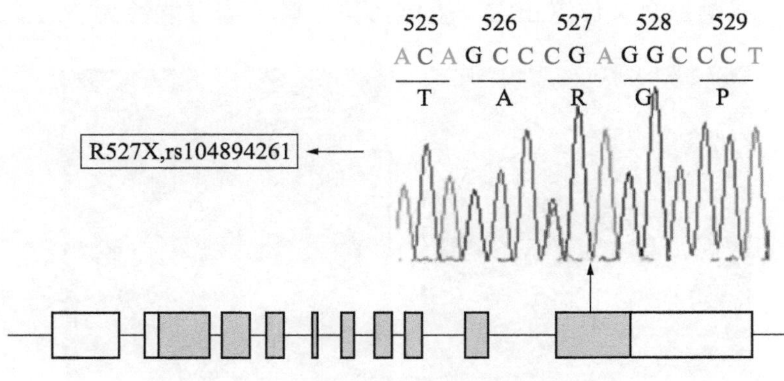

图 10－6　患者 *MEN1* 基因突变检测结果

病例分析

多发性内分泌腺瘤病（multiple endocrine neoplasia，MEN）为一组遗传性多种内分泌组织发生肿瘤综合征的总称，有 2 个或 2 个以上的内分泌腺体累及。其类型分为 MEN1、MEN2A、MEN2B、MEN4。MEN1 定义为：携带两种或三种主要 MEN1 相关内分泌肿瘤（甲状旁腺腺瘤、肠胰内分泌腺瘤及垂体瘤）。家族性 MEN1 定义为：有患 MEN1 的家族成员，一级亲属至少携带一种上述三种 MEN1 相关内分泌肿瘤之一。病因为编码 menin（多发性内分泌腺瘤蛋白）的 *MEN1* 基因发生突变。*MEN1* 基因为一抑癌基因，基因缺陷的性质多样化，并覆盖整个基因，常产生一截短并失去功能的 menin 蛋白（失活性突变）。除了通过遗传基因缺陷外，在 MEN1 肿瘤组织中往往会同时发现 menin 另一等位基因也发生突变或缺失，导致细胞增殖，发生肿瘤。MEN1 主要表现为：①甲状旁腺功

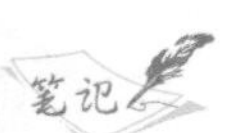

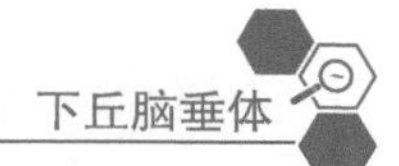

能亢进症：最常见并最早出现。病理上为多个甲状旁腺增生，大小可不一致。②肠胰内分泌腺瘤：胃泌素瘤，胰高血糖素瘤，舒血管肠肽瘤，胰岛细胞瘤，无功能瘤。③垂体瘤：大多为泌乳素瘤，其次为生长激素瘤、无功能瘤及 ACTH 瘤伴 Cushing 综合征。④肾上腺腺瘤及其他病变：MEN1 中出现的 Cushing 综合征有 3 种可能性：肾上腺腺瘤；垂体 ACTH 瘤；类癌伴异位 ACTH 综合征。

甲旁亢是 MEN1 的重要组分，其高钙血症程度常较轻，严重高钙血症者少见，且具有发病年龄早、骨矿物质密度减少幅度较大等特点。本病例患者为血钙正常性甲旁亢（normocalcemic primary hyperparathyroidism，NPHPT），其在原发性甲旁亢（primary hyperparathyroidism，PHPT）中不足 10%，但近期越来越多的欧美国家报道了此类病例。NPHPT 患者血钙水平正常，血清 PTH 水平升高，没有继发性甲旁亢的依据。大多数 NPHPT 患者无症状，但 10%～30% 的患者在发现 NPHPT 时已经存在低骨量、脆性骨折或肾结石。本例患者已存在骨量减少。约 40% 的 NPHPT 患者在病程中进展出现高钙血症，因此可以将 NPHPT 视为 PHPT 的早期阶段，而不是无症状甲旁亢。这里需要值得注意的鉴别点为：血钙正常性甲旁亢与继发性甲旁亢，两者血钙均可为正常，可以通过钙负荷试验：补充钙及维生素 D 后［25(OH)D_3 > 30ng/ml］出现血钙升高、血中甲状旁腺激素（PTH）仍升高明显者提示为血钙正常性甲旁亢，而血钙仍未升高、同时血 PTH 可降至正常者为继发性甲旁亢。对于 MEN1 甲状旁腺的筛查和处理，美国 MEN1 诊治指南有如下推荐：①每年检测血钙和 PTH 以筛查原发性甲旁亢；②手术应由有经验的医师进行，但最佳手术时机尚无定论；③推荐开放式手术、双侧探查，甲状旁腺大部切除（至少 3.5 个甲旁腺）或全切，通常不推荐小范围的甲状旁腺切除术。

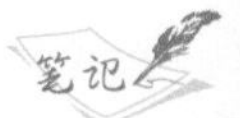

基因诊断存在一些临床诊断不具备的优点，例如：检验方法简单，留取全血即可，无需繁琐复杂的实验室及影像学结果支持；且可以帮助发现 MEN1 家系中尚未发病的家族成员。美国 MEN1 诊治指南对 *MEN1* 基因检测对象有如下推荐：①先证者和一级亲属应检测；②因 MEN1 5 岁即可发病，故基因检测应尽早完成；③有 MEN1 典型组分（如累及多个甲旁腺的甲旁亢）的患者；④已知 *MEN1* 突变的 MEN1 患者，其家系成员在进行 MEN1 生化和影像学筛查前，应进行基因监测以避免不必要的检查；⑤携带突变 *MEN1* 基因者，应定期筛查 MEN1 相关肿瘤。对 *MEN1* 基因阳性者的监测和筛查有如下推荐（表 10－3）。

表 10－3 *MEN1* 基因阳性者的监测和筛查

肿瘤	年龄（岁）	生化检查	影像学检查
甲状旁腺	8	血钙，血 PTH	无
胰腺	5	空腹血糖，胰岛功能	无
垂体前叶	5	PRL，IGF－1	MRI（每 3 年）
肾上腺	<10	影像学提示占位 >1cm 或出现临床表现	MRI 或 CT

病例点评

甲状旁腺功能亢进症可作为 MEN 的组分之一出现，血钙正常也不能完全除外甲状旁腺功能亢进。MEN1 相关甲状旁腺功能亢进症的手术范围不宜仅局限于腺瘤本身的切除。应对 MEN1 先证者的一级亲属进行基因检测，携带基因突变者需长期随访（包括甲状旁腺）。此外 MEN 的管理需要 MDT 团队。

笔记

参考文献

1. Thakker RV, Newey PJ, Walls GV, et al. Clinical practice guidelines for multiple endocrine neoplasia type 1 (MEN1). The Journal of clinical endocrinology and metabolism, 2012, 97 (9): 2990 - 3011.

2. 中华医学会内分泌分会代谢性骨病学组. 原发性甲状旁腺功能亢进症诊疗指南. 中华骨质疏松和骨矿盐疾病杂志, 2014 (3): 187 - 198.

011 自身免疫多内分泌腺综合征

病历摘要

患者，男，55 岁。主诉：间断双手搐搦 2 年，加重半个月。

患者 2013 年无明显诱因间断出现双上肢阵发性抽搐、双手搐搦，未予重视。2015 年初起搐搦发作频率增加，遂就诊于当地医院，实验室检查示血清钙“明显低于正常”，头部 CT 示“双侧小脑、双侧基底节区、双侧丘脑可见多发高密度影，脑池大小形态正常，中线结构居中”，诊断为“低钙血症”，予碳酸钙 D_3 500mg 日 1 次口服，阿法骨化醇胶囊 1μg 日 2 次口服，症状仍间断发作。2015 年 1 月末患者就诊于我院。病来精神状态可，饮食、睡眠、二便、体重较前无明显改变。平素每日接受日照时间不少于半小时，很少摄入牛奶，喜肉食。

【既往史、家族史、个人史】 否认颈部手术史、否认家族中类似病史。不吸烟，偶尔饮酒。

【体格检查】 牙齿可见横纹，皮肤略潮湿，皮肤黏膜无破溃，

颈软，甲状腺未触及，面神经叩击征（+），束臂加压试验（+）。心率98次/分，律齐。肺、腹部查体未见明显异常。生理反射存在，病理反射未引出。

【辅助检查】①血清校正钙1.54mmol/L（2.17～2.57mmol/L）、磷2.10mmol/L（0.81～1.52mmol/L）、镁0.75mmol/L（0.78～1.28mmol/L），尿钙3.28mmol/24h，PTH 1.04pmol/L（0.66～12.00pmol/L），血清骨钙素44.27μg/L（3.00～46.00μg/L），TSH 0.0019mIU/L（0.35～4.94mIU/L）、FT_4 26.07pmol/L（9.01～19.05pmol/L）、FT_3 10.24pmol/L（2.63～5.70pmol/L）、甲状腺球蛋白抗体1.71IU/ml（<4.11IU/ml）、甲状腺过氧化物酶抗体152.50IU/ml（<5.61IU/ml）、TSH受体抗体（TRAb）8.90IU/L（<1.75IU/L），促肾上腺皮质激素和皮质醇水平正常。②甲状腺超声：甲状腺回声注意自身免疫性甲状腺病，甲状腺右叶结节液性变（2级）。甲状腺核素显像：甲状腺双叶显像剂分布增浓。③骨密度、心脏超声、脑彩超：未见明显异常。④肾上腺CT：未见异常。

【诊断】自身免疫多内分泌腺综合征（autoimmune polyglandular syndrome，APS）——特发性甲状旁腺功能减退症，毒性弥漫性甲状腺肿（Graves病）。

【处理方案】碳酸钙D_3 500mg日3次口服，骨化三醇0.25μg日3次口服，监测血钙。针对Graves病给予甲巯咪唑口服。治疗后双手搐搦症状明显改善，血清校正钙逐渐升高并稳定于1.91～2.05mmol/L，甲状腺功能逐渐改善至正常。

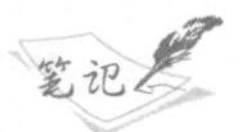

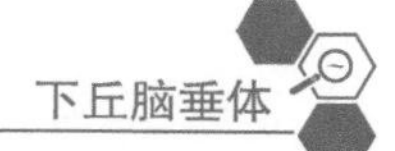

病例分析

1849 年，Thomas Addison 首次提出 APS 的概念。1980 年，Neufeld 和 Blizzard 首次提出 APS 临床分类（表 11 - 1）。其中，Ⅰ型 APS 又称 APECED 综合征（自身免疫性多内分泌腺病 - 念珠菌病 - 外胚层营养不良综合征），Ⅱ型 APS 又称施密特综合征（Schmidt 综合征）。

表 11 - 1　根据 Neufeld 和 Blizzard 提出的 APS 分类（1980 年）

分型	内分泌疾病主要组分
APS - Ⅰ	慢性念珠菌感染、自身免疫性肾上腺皮质功能减退症（阿狄森病）、自身免疫性甲状旁腺功能减退症（甲旁减）
APS - Ⅱ	自身免疫性肾上腺皮质功能减退症（必须），合并自身免疫性甲状腺疾病或 1A 型糖尿病
APS - Ⅲ	自身免疫性甲状腺疾病（必须），合并其他自身免疫病（除外慢性念珠菌感染、自身免疫性肾上腺皮质功能减退症、自身免疫性甲旁减）
APS - Ⅳ	2 种或 2 种以上的腺体自身免疫性疾病，除外 APS - Ⅰ、APS - Ⅱ、APS - Ⅲ

APS 并非一种罕见疾病，尤其是Ⅱ型。美国总统约翰·肯尼迪即是典型Ⅱ型 APS 患者，他先被确诊为肾上腺皮质功能不全（艾迪生病），8 年后又被诊断为甲状腺功能减退症，这两种疾病支持了Ⅱ型 APS 的诊断；他还患有胃部疾病和恶性贫血。

Ⅰ型 APS 的发病机制较为明确，是一种常染色体隐性遗传病，与 21 号染色体上的 *AIRE* 基因突变有很大联系。其他类型 APS 的发病机制尚未明晰，有报道称：Ⅱ型 APS 易感性基础主要与Ⅱ类

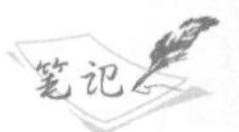

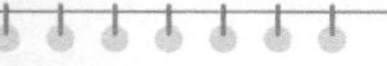

HLA（人体白细胞抗原）的等位基因有关，特别是 *DQ2* 和 *DQ8*。Ⅱ型 APS 中肾上腺皮质功能不全可能与 HLA－DR3 和 HLA－DR4 相关。

本病例中，根据患者有双手搐搦症状，血清钙明显降低、血清磷增加，PTH 在明显低血钙情况下仍处于正常低值，甲旁减诊断明确；鉴于患者既往无颈部手术等病史，甲旁减的原因为特发性（目前尚不能检测导致自身免疫甲旁减的相关自身抗体）。根据患者有皮肤潮湿、心率偏快的临床表现，甲状腺激素水平增高而 TSH 明显降低，TRAb 升高，甲状腺超声和核素显像支持功能亢进存在，Graves 病甲亢诊断明确。肾上腺轴目前尚处于功能正常状态，暂不考虑肾上腺皮质功能不全。综上，患者符合 APS 的诊断。

尽管 APS 中的内分泌疾病大多以腺体低功为临床特征，但是腺体功能亢进也可以作为功能异常的一种表现。临床中的思维定式往往导致有腺体功能旺盛的 APS 患者被漏诊。本病例即是特发性甲状旁腺功能减退症和自身免疫甲状腺病（Graves 病）共存的 APS。各器官的特异性抗体是 APS 的主要依据，如疑似肾上腺皮质功能不全时需检测 21－β 羟化酶抗体，疑似自身免疫性甲状腺病时需检测 TPOAb、TRAb、TgAb，疑似Ⅰ型糖尿病时需检测人谷氨酸脱羧酶自身抗体（GAD－Ab）、人胰岛素自身抗体（IAA）等。但在包括甲状旁腺功能减退症在内的 APS 其他组分中，尚未发现具有诊断意义的特异性抗体。

APS 的诊断往往是一个动态过程，由于疾病组分的先后出现，其诊断也往往发生改变。疾病各组分出现时间可以相隔几年甚至十几年。诊断可能由单种自身免疫病发展为 APS，也可能由一种类型 APS 转化为另一种类型 APS，所以对高风险人群进行随访和动态监

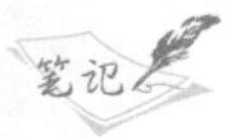

测非常必要。此外，APS 的诊断中还应注意：①APS 各腺体之间是相互影响、相互制约的，一个腺体功能不足的发生可使另一腺体功能减退的症状出现缓解或加重；②在发生内分泌性自身免疫病之前，某些患者常伴发非内分泌性自身免疫病，如白癜风、恶性贫血等；③在诊断 APS 之前，还必须除外非自身免疫反应所引起的多腺体功能障碍，如创伤、出血、垂体旁肿瘤压迫等所引起的全垂体功能减退，由血色病、结节病、结核病和淀粉样变等浸润性疾病导致的多腺体功能不全等。

现阶段，APS 的治疗主要根据受累内分泌腺体的功能状态施行。腺体低功时需采取激素替代，如肾上腺皮质激素治疗肾上腺皮质功能不全、胰岛素治疗Ⅰ型糖尿病等。对于尚无替代激素的 APS 组分，则给予对症处理，如甲状旁腺功能减退者予钙和活性维生素 D 治疗。

病例点评

国内医师对于 APS 的认识尚不充分。这一疾病的诊断离不开仔细的病史采集和“全局观”。当两个和两个以上内分泌腺体发生自身免疫性病变时，应该考虑 APS 的可能性。对这样的患者要长期随访，监测其他内分泌腺体的功能状态。

目前 APS 治疗均非针对 APS 的免疫学异常本身，且存在某些弊端和争议，例如：糖皮质激素长期应用可能导致医源性库欣综合征、骨质疏松等不良反应；甲功正常期的自身免疫性甲状腺病患者是否应该干预及如何干预等。搞清 APS 的发病机制、精细化治疗 APS 患者、开发 APS 治疗的新靶点，都是本领域值得期待的研究方向。

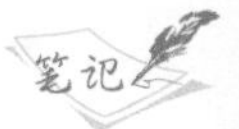

参考文献

1. 吴昊，李金慧，关海霞，等. 自身免疫性多内分泌腺综合征 4 例报告并文献复习. 国际内分泌代谢杂志，2016，36（6）：420－423.

2. Maurizio，Cutolo. Autoimmune Polyendocrine Syndromes. Autoimmunity reviews，2014，13（2）：85－89.

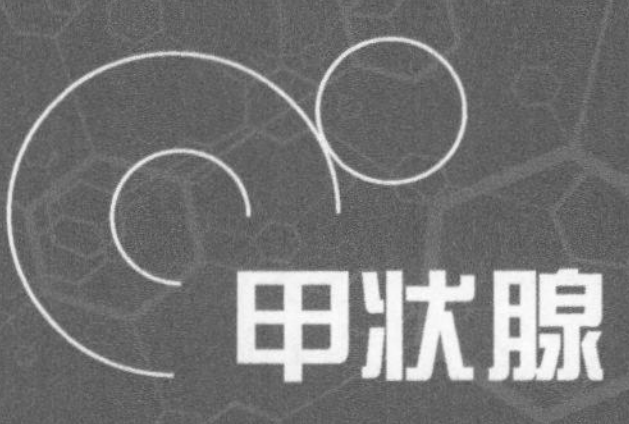

012 口服生物素干扰检测误诊格雷夫斯病（Graves 病）

病历摘要

患者，女，29 岁。主诉：孕前检查发现甲状腺功能异常 22 天。

患者备孕 22 天于当地医院进行甲状腺相关检查，结果提示 TSH 低于正常值，FT_4 和 FT_3 明显升高，TRAb 明显升高，诊断为“弥漫性毒性甲状腺肿（Graves 病）甲亢”，建议“丙硫氧嘧啶

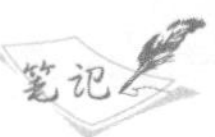

100mg 日 3 次口服”。患者因无自觉症状，用药 4 天后即自行停药，至我院求诊。无心慌、手颤、烦躁易怒、多汗或便次增多等症状，月经正常，体重无明显变化。近 2 年自觉脱发较前明显。否认近期大剂量碘摄入史。

【既往史】 既往健康。无烟酒嗜好。旅居美国 3 年，因自觉脱发明显，于半年前开始服用生物素 10mg/d。

【体格检查】 Bp 125/70mmHg，T 36.4℃，P 78 次/分。无突眼，无手颤、舌颤。甲状腺不大，颈部未触及包块。心、肺及腹部查体未见明显异常。

【辅助检查】 ①当地医院甲状腺功能和甲状腺自身抗体（Roche 电化学发光检测试剂）：TSH 0.09mIU/L（0.27 ~ 4.20mIU/L），FT_4 43.33pmol/L（12 ~ 22pmol/L），FT_3 17.60pmol/L（3.1 ~ 6.8pmol/L），TRAb 37IU/L（0 ~ 1.75IU/L），TPOAb 47IU/L（0 ~ 34IU/ml），TgAb 689U/L（0 ~ 115IU/ml）。②我院甲状腺功能和甲状腺自身抗体（Abbott Architect 化学发光微粒子免疫检测试剂）检查：TSH 3.26mU/L（0.35 ~ 4.94mU/L），FT_4 12.90pmol/L（9.01 ~ 19.05pmol/L），FT_3 4.19pmol/L（2.63 ~ 5.70pmol/L），TPOAb 0.06IU/ml（0 ~ 5.61IU/ml），TgAb 0.79IU/ml（0 ~ 4.11IU/ml）。TRAb（Roche 电化学发光检测试剂）>40IU/L（0 ~ 1.75IU/L）。③肝功能、血常规、性激素结合球蛋白正常范围。④甲状腺超声：甲状腺大小、回声和血流未见异常。⑤甲状腺核素显像：甲状腺摄取功能正常。⑥我院甲状腺功能和甲状腺自身抗体（Roche 电化学发光检测试剂），停用生物素 3 天后检测：TSH 2.89mIU/L，FT_4 20.4pmol/L，FT_3 5.8pmol/L，TPOAb 33IU/ml，TgAb 99IU/ml，TRAb 4.77U/L；停用生物素 7 天后检测：TSH 3.01mU/L，FT_4

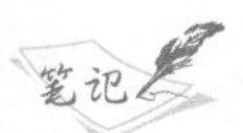

18.8pmol/L，FT_3 5.4pmol/L，TPOAb 20IU/ml，TgAb 87IU/ml，TRAb 0.90U/L。

【诊断】 正常甲状腺功能；生物素干扰甲状腺功能检测。

【治疗方法】

了解检测试剂是否受外源性生物素干扰；如是，服用生物素者建议检验前停用生物素至少 2 天以上、最好 1 周。

病例分析

生物素又被称为维生素 H，是羧化酶反应的重要辅助因子。健康人对生物素的日需求量 30 ~ 100μg。由于具有维持皮肤健康、改善脱发等作用，生物素已成为美国最常见的非处方保健药物之一，其中生物素含量最高可达 10mg/片，远超日需求量。此外，生物素还被用于儿童线粒体能量代谢疾病的辅助治疗（用量 2 ~ 15mg/公斤体重/天），此剂量也大大超出儿童的推荐摄入量（2 ~ 15μg/公斤体重/天）。

甲状腺功能和抗体指标多采用敏感性高的免疫分析检验方法测定。现有的部分免疫分析试剂利用高亲和力链霉亲和素 - 生物素相互作用，将反应体系中的免疫复合物结合到固相载体上，因此大量外源性生物素摄入造成与链霉亲和素结合的可发光复合体大大减少，发光强度降低，导致最终检验结果受到干扰（图 12 - 1）——在夹心法原理的免疫分析试剂（如 Roche 和 Beckman Coulter 的 TSH）中，检测结果与发光强度成正比，故报告值低于实际；而在竞争法原理的免疫分析试剂（如 Roche 的 T_3、T_4、TPOAb、TgAb 和 TRAb）中，检测结果与发光强度成反比，故报告值高于实际。

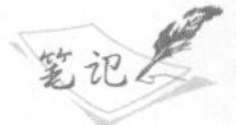

因此，本案例呈现出与 Graves 病甲亢类似的实验室指标变化结果。

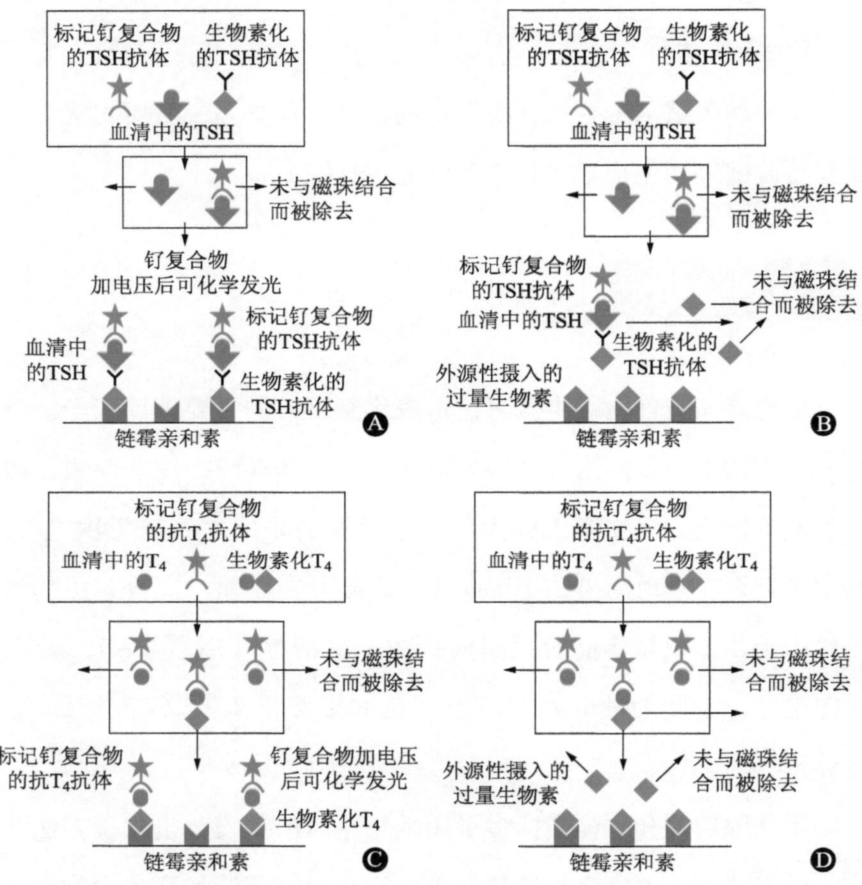

A. TSH 检测试剂（夹心法原理），未应用外源性生物素；B. TSH 检测试剂（夹心法原理），外源性摄入过量生物素；C. T_4 检测试剂（竞争法原理），未应用外源性生物素；D. T_4 检测试剂（竞争法原理），外源性摄入过量生物素。

图 12－1　外源性生物素干扰含链霉亲和素－生物素相互作用的免疫试剂检测结果的原理示意

生物素对甲状腺指标检测的干扰并非个例，美国和德国学者于 2016 年先后在《新英格兰医学杂志》《临床内分泌代谢杂志》和《甲状腺》上进行了多宗报道，并在 2016 年出版的美国甲状腺学会

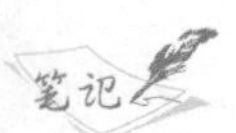

《甲状腺功能亢进症和其他原因所致的甲状腺毒症诊治指南》中，新增了对生物素干扰的介绍。

外源性生物素的干扰在停用生物素一段时间后可消失。对于停用生物素多久后进行检测，试剂说明书上提供的推荐为“对于接受高剂量生物素治疗的患者（>5mg/天），必须在末次生物素治疗8小时后采集样本”，2016年出版的美国甲状腺学会《甲状腺功能亢进症和其他原因所致的甲状腺毒症诊治指南》则建议“测定甲状腺功能指标前应停服至少2天以避免检测结果误差”。本案例中，停用生物素3天后对TSH和甲状腺激素检测的干扰解除，但对TRAb检测的干扰仍未完全消失；停用1周后所有指标均恢复正常。因此，如果确认患者服用外源性生物素，停用生物素1周后进行复查对消除生物素干扰更为稳妥。

并非所有免疫检测试剂均利用链霉亲和素-生物素相互作用。使用不涉及链霉亲和素-生物素相互作用的免疫检测试剂时，外源性摄入生物素不会干扰结果。当然，这需要根据临床医师对各检测试剂的原理有所了解，且受制于医疗机构是否有相应的检测平台。另外，外源性生物素干扰检验发生于大剂量（mg量级）摄入生物素者，生理剂量补充不会干扰检测。

病例点评

实验室检验是甲状腺疾病诊断的重要辅助手段，但决不能替代临床评估。实验室结果必须与病史和临床征象相结合进行分析。当看到与临床表现“不符常理”的甲状腺功能检测结果时，不应贸然诊断和确定治疗方案。要认真进行病史采集和查体，关注影响甲状腺相关实验室指标结果的因素，与临床检验同仁保持良好通畅的沟

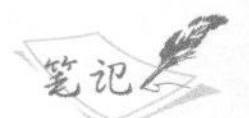

通机制和习惯，取长补短、互相提醒与合作，及时了解甲状腺疾病诊断领域的新进展、新认识。遵循这些要素，才能提高正确诊断甲状腺疾病的能力，减少可避免的误诊。

参考文献

1. 张国峰，郭锐，关海霞．重视化验单之外的信息—由生物素干扰检验而被误诊为 Graves 病甲状腺功能亢进症的实例谈诊断甲状腺疾病的要素．中华内分泌代谢杂志，2017，33（9）：723－725.

2. LiD，RadulescuA，ShresthaRT，et al. Association of Biotin Ingestion With Performance of Hormone and Nonhormone Assays in Healthy Adults. JAMA，2017，318（12）：1150－1160.

013 甲状腺功能亢进合并胫前黏液性水肿

病历摘要

患者，男，53 岁。主诉：心慌、乏力、体重下降 3 年半，双下肢胫前皮肤改变 1 年半。

【现病史】患者于 3 年半前无明显诱因出现心慌、乏力、多汗、体重下降（3 个月体重下降约 10kg），就诊于当地医院，诊断为“甲亢”，予甲巯咪唑 15mg 日 1 次口服，患者未规律用药，未规律监测甲功。1 年半前，无明显诱因分别于双下肢脚踝上方发现直径约 5cm 的红肿区，边界清，稍硬，无瘙痒，无疼痛。于沈阳七院行皮肤病理检查，诊断为“胫前黏液性水肿”。后就诊于北京协和医

笔记

院，予卤米松 1g/d 外敷，口服雷公藤（具体剂量不详），经治疗后好转，半月后自行停药，停药 1 周后红肿复发，范围逐渐扩大，皮肤颜色逐渐变深，偶伴针刺样疼痛，未予相应治疗。1 年前心慌、多汗症状加重，于当地医院就诊，根据甲功结果调整赛治剂量为 30mg/d，之后规律复查甲功，目前赛治剂量为 15mg/d。今为求进一步诊治皮肤病变入我科。患者饮食、睡眠可，大小便正常，精神、体力一般。

【体格检查】 双眼球突出，突眼度 L 20mm > 103mm < 21mm R；眼睑浮肿，结膜轻度充血，肉阜无明显肿胀，眼球静息和运动时无球后疼痛，CAS 评分 1 ~ 2 分；上睑挛缩，眼裂增宽，眼球运动良好，无复视。甲状腺Ⅱ度大，质韧，无压痛，未触及结节，未闻及血管鸣。心肺腹查体无明显异常。双手皮肤颜色正常，无指端肥大和杵状指。双侧胫骨中下部至踝关节呈弥漫性肿胀，为深褐色，质地硬，表面隆起凹凸不平，突出于皮肤表面，高约 0.5cm，压之无凹陷，呈橘皮样。足背动脉搏动良好。

【实验室及影像学检查】

（1）甲状腺功能和抗体：FT_3 7.27pmol/L（2.63 ~ 5.7pmol/L），FT_4 13.46pmol/L（9.01 ~ 19.05pmol/L），TSH 0.0014mIU/L（0.35 ~ 4.94mIU/L），TPOAb 164.33IU/ml（0 ~ 5.61IU/ml），TgAb 1.73IU/ml（0 ~ 4.11IU/ml），TRAb > 40IU/L（0 ~ 1.75IU/L）。

（2）OGTT 及胰岛功能（表 13 - 1）。

表 13 - 1　OGTT 及胰岛功能

	0 分	30 分	60 分	120 分	180 分
GLU(mmol/L)	5.72	13.68	11.86	9.32	3.06
CPS(pmol/L)	875.5	4773.4	4685.0	5585.6	1554.8
IRI(mIU/L)	11.48	86.51	64.56	72.76	17.31

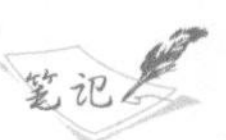

（3）甲状腺超声：甲状腺回声不均匀，自身免疫性甲状腺病可能性大。

（4）眼眶 CT：双侧眼外肌肌腹略增粗，双侧眼球稍外凸。

（5）病变皮肤浅表超声：右下肢小腿患处扫查：皮下组织回声增强，增厚，外侧上缘厚度约 0.60cm，中间较厚处厚度约 0.80cm，下缘厚度约 0.66cm，内侧上缘厚度约为 0.61cm，中间较厚处厚度约 0.89cm，下缘厚度约 0.80cm。左下肢小腿患处扫查：皮下组织回声增强，增厚，外侧上缘厚度约 0.62cm，中间较厚处厚度约 0.65cm，下缘厚度约 0.72cm，内侧上缘厚度约 0.72cm，中间较厚处厚度约 0.87cm，下缘厚度约 0.64cm。结论：双下肢小腿皮下组织回声增强，增厚，符合黏液性水肿诊断。

（6）骨密度测定：骨密度正常。

（7）皮肤病理（图 13－1）：角质层轻度角化，表皮未见异常，真皮胶原纤维间隙增宽；阿新蓝染色可见胶原间大量粘蛋白沉积，血管周围炎性细胞浸润。结论：结合临床符合胫前黏液性水肿诊断。

【诊断】①Graves 病；②胫前黏液性水肿；③甲状腺相关性眼病（非活动期）；④糖耐量减低。

【治疗】①甲巯咪唑 20mg 日 1 次口服；②左下肢曲安奈德（40mg/10ml）局部皮下注射，每周 1 次，连续 8 周。然后每月 1 次，连续 2 个月；右下肢卤米松适量外涂，每日 1 次，治疗时间同左腿。

【随访】治疗后 1 个月、2 个月和 4 个月时双侧下肢皮肤厚度均明显变薄，两腿间无明显差异。治疗后 2 个月时双下肢皮肤厚度已经达到正常皮肤厚度。治疗后 6 个月（图 13－2）双下肢皮肤颜色逐渐接近正常，皮肤厚度维持正常。

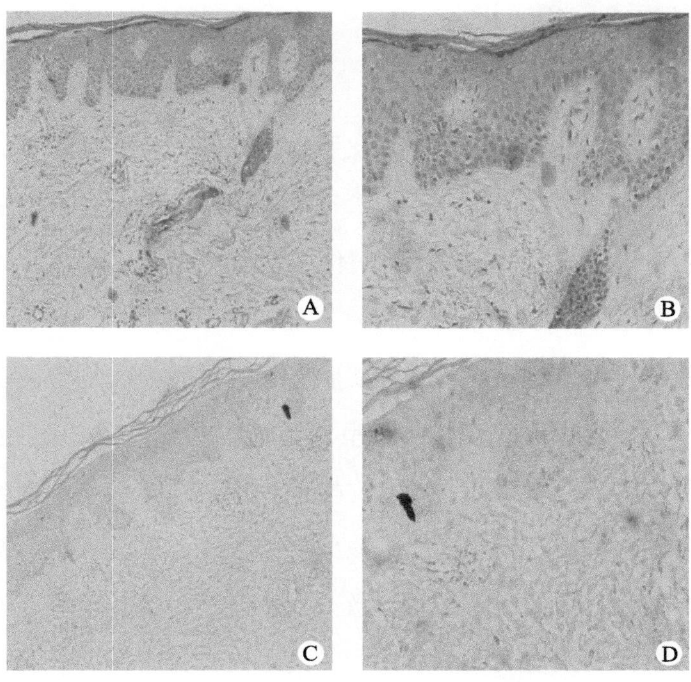

图 13－1　皮肤病理

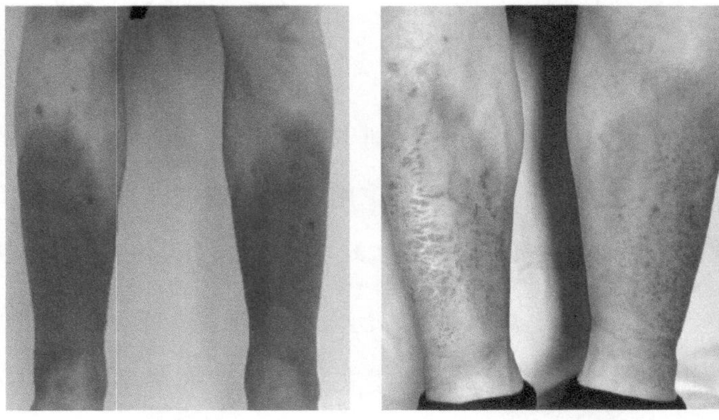

治疗前　　治疗后6个月

图 13－2　双侧下肢皮肤厚度随访记录

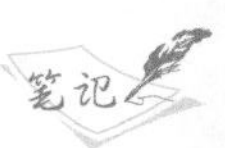

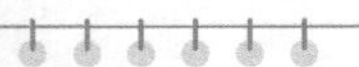

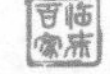

病例分析

胫前黏液性水肿又称甲状腺皮肤病变或浸润性皮肤病变，是自身免疫性甲状腺疾病的少见临床表现。Graves 病患者胫前黏液性水肿的发生率约为 5%；在 Graves 病伴甲状腺相关眼病患者，本病的发生率可高达 15%。胫前黏液性水肿的典型表现为非炎症性皮肤硬结，通常出现于小腿胫前及足背皮肤，但也可发生于肘部、手背部甚至面部。初起时局部皮肤突起呈深粉色或暗红色非凹陷性水肿，此后局部皮肤逐渐增厚、变硬，皮损呈片状或结节状叠起而致橘皮样外观伴色素沉着。晚期皮损类似象皮腿。胫前黏液性水肿是由于局部成纤维细胞在细胞因子的刺激下大量分泌的氨基葡聚糖（特别是透明质酸）在真皮内聚集所致。其病因尚未完全阐明，目前认为与自身免疫紊乱相关。患者血中通常可检测出高滴度的 TSH 受体抗体，而皮肤成纤维细胞可表达 TSH 受体蛋白。一些研究结果发现，循环中 TSH 受体抗体和（或）针对 TSH 受体抗原特异性的 T 淋巴细胞可促发局部皮肤的炎症反应，进而诱导局部成纤维细胞分泌氨基葡聚糖增多。故推测特异性识别 TSH 受体组分的抗体或 T 细胞在胫前黏液性水肿的发病中起重要作用。也有研究者报道，在 Graves 病患者体内可检测出 IGF－Ⅰ受体抗体，该抗体可以诱导透明质酸的生成。该病诊断主要依据病史及上述典型的皮损特征。对于 Graves 病患者特别是伴有甲状腺相关眼病者，如果下肢胫前或足背皮肤出现对称性非凹陷性皮肤增厚伴多个边界清楚的结节，则诊断可以确立。如果仅有局部皮肤病变而无自身免疫性甲状腺疾病者，可考虑行局部皮肤活检。如果证实皮损处有氨基葡聚糖沉积（黏蛋白染色阳性）而 PAS 染色阴性则胫前黏液性水肿诊断成立。胫前黏

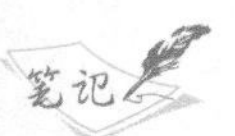

液性水肿的治疗尚无标准治疗方法，目前主要治疗措施是局部使用糖皮质激素，包括局部外用糖皮质激素软膏或皮损局部注射糖皮质激素。

病例点评

在本病例中，我们针对患者左右下肢分别采用糖皮质激素皮下注射和外涂两种方法进行自身对照。结果发现两种方法对于患者双下肢皮肤的改善情况无明显差异，治疗过程中两种方法均未导致明显的不良反应。随访半年，双侧下肢均没有复发的迹象。对比两种方法，糖皮质激素外涂较皮下注射方便简单，患者依从性会更好。因此，对于表现为弥漫肿胀型的胫前黏液性水肿患者可以应用糖皮质激素外涂治疗。

014 甲状腺功能亢进合并肝功能损害

病历摘要

患者，女，45 岁。主诉：颈部增粗、声音嘶哑 1 年，黄疸 2 个月。

患者 1 年前无明显诱因发现颈部增粗，无压痛，同时出现声音嘶哑，伴乏力，易怒，就诊于本溪县中心医院，完善相关检查提示：甲功、肝功异常（具体数值不详），诊断为“甲状腺弥漫性肿大”，对症予抗甲状腺药物治疗（具体不详）2 个月，甲状腺肿大

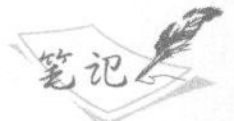

明显改善。2个月前，发现上述症状明显加重，伴黄疸，再次就诊于本溪县中心医院，化验提示肝功明显异常，GGT 87U/L，ALP 176U/L，ALB 33.4g/L，TBIL 126.5μmol/L，对症予保肝等治疗未见好转。1天前就诊于我院门诊，完善甲功甲炎示 TGAb 32.98IU/ml，TPOAb > 1000IU/ml，TSH 0.006mIU/L，FT_4 65.78pmol/L，FT_3 25.72pmol/L。心脏彩超提示全心大，腹部彩超提示注意淤血肝。今为求进一步诊治入我科。患者病来精神状态可，无发热、寒战，无恶心、呕吐，无腹痛、腹泻，无多食，无多汗，无胸闷气短，食欲及睡眠如常，小便正常，大便次数增多，5~6次/日，双下肢肿胀明显。近1年体重下降约8.5kg。

【体格检查】 身高161cm，体重50kg，BMI 19.29kg/m^2。神清语明，查体合作。皮肤黏膜黄染明显，双眼球未见明显突出。结膜苍白、巩膜黄染。口唇无发绀，舌震颤阴性。手细震颤阳性。甲状腺Ⅱ度大，质软、无压痛、未触及结节，双叶可触及细震颤、可闻及血管鸣。颈部及锁骨上未触及淋巴结。胸骨左缘第五肋间锁骨中线可见心尖搏动。心界大小正常。心率80次/分、心律齐、第一心音亢进、各瓣膜区未闻及病理性杂音。四肢无畸形，四肢肌力5级，双下肢肿胀。

【辅助检查】

（1）血常规：白细胞计数（WBC）3.33×10^9/L（3.5~9.5×10^9/L），中性粒细胞（NE）1.46×10^9/L（1.8~6.3×10^9/L），NE% 43.9×10^9/L，红细胞计数（RBC）3.07×10^{12}/L（4.3~5.8×10^{12}/L），HGB 65g/L（130~175g/L），PLT 96×10^9/L（125~350×10^9/L）。凝血四项：PT 16.1s，PTA 67%，INR 1.29，APTT 40.6s，Fg 2.45g/L，TT 17.2s，D-D：1.08μg/ml。肝功：ALT 23U/L，ALP 164U/L，GGT 79U/L，AST 32U/L，CHE 2936U/L，TP 57.9g/L，TBA 14μmol/L，TBIL 112μmol/L，ALB 32g/L，PA 6.2mg/dl。血离子：

笔记

钾 3.37mmol/L，钠 147.3mmol/L，氯 111.3mmol/L，碳酸氢根 23.4mmol/L，钙 2.08mmol/L，磷 1.38mmol/L，镁 0.75mmol/L。甲功甲炎：TGAb 32.98IU/ml，TPOAb > 1000IU/ml，TSH 0.006mIU/L，FT_4 65.78pmol/L，FT_3 25.72pmol/L，TRAb：25.11IU/L，BNP（B 型钠脲肽）：2403pg/ml（0 ~ 100pg/ml），空腹血糖：4.32mmol/L，餐后血糖：5.78mmol/L，糖化血红蛋白：4.6%（3.9% ~ 6.1%），血脂：HDL 0.59mmol/L（0.91 ~ 1.92mmol/L），血 UA：（尿酸）365μmol/L（208 ~ 428μmol/L），尿常规：PRO 微量，BLD +1，URO +2，BIL +2，pH 6（5.0 ~ 7.6），SG 1.017，JJRBC 4.85/HPF，JJWBC 4.96/HPF，骨代谢标志物（女）：β - CrossLaps（β 胶原特殊序列）1863pg/ml（< 573.00 绝经前），Osteoc（骨钙素）73.6ng/ml（11.00 ~ 46.00），T - P1NP 262.5ng/ml（15.13 ~ 58.59ng/ml 绝经前）。戊型肝炎抗体 IgG 7.73 S/CO（0.00 ~ 1.00S/CO），风湿抗体系列（6 项）：抗核抗体（ANA）：+1：40。（参考区间：阴性）自身免疫性肝病筛查：抗核抗体 +，核颗粒型，胞质颗粒型。Coombs 试验阴性。肾功、血氨、风湿三项、心肌酶、C - TnI、甲肝抗体、肝炎四项、梅毒、HIV、结明试验、贫血系列、网织红细胞、便常规及潜血等未见明显异常。

（2）24 小时动态心电图：窦性心律，平均 62 次/分，偶发房性早搏（88），成对房性早搏，短阵房性心动过速，心率增快时 V4 - V6，Ⅱ，Ⅲ，aVF - ST 段下斜型下移约 0.05mv。心脏彩超：全心大；二、三尖瓣反流（轻度）；主动脉瓣环相对略细，四叶瓣畸形不除外；主动脉瓣口轻度梗阻，主动脉瓣轻度反流；升主动脉增宽；静息状态下左室整体收缩功能正常，EF 62%。

（3）甲状腺摄碘率试验（本底计数：511，标准源：2335）（表 14 - 1）。

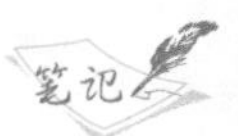

表 14－1 甲状腺摄碘率试验

项目	测量值	计数	源计数
2h 摄碘率	30.1%	1056	2318
4h 摄碘率	57%	1533	2302
24h 摄碘率	62.5%	1610	2241

结果提示：摄碘率增强。

（4）甲状腺静态显像（常规）(ECT)：甲状腺位置正常，外形增大，双叶内显像剂分布弥漫浓聚，左叶为著，余部扫描视野内未见异常显像剂分布区。诊断意见：甲状腺双叶外形增大，摄取功能增强。W(g)＝33.9。

（5）2016 年 9 月 13 日肝胆脾胰彩超：肝静脉增宽，注意淤血肝；胆囊壁增厚；脾面积增大；副脾；盆腔积液；肝脏弹性值明显增高。

【治疗方法】

（1）给予升血治疗后血常规变化（表 14－2）。

表 14－2 给予升血治疗后血常规变化

项目名称	项目范围	2016 年 9 月 15 日 08:45	2016 年 9 月 17 日 08:42	2016 年 9 月 20 日 08:09	2016 年 9 月 22 日 08:14	2016 年 9 月 26 日 08:12
WBC（$\times10^9$/L）	3.50～9.50	3.33	3.78	3.64	3.39	3.34
NE（$\times10^9$/L）	1.80～6.30	1.46	1.64	1.33	1.37	1.58
NE%（$\times10^9$/L）	40.0～75.0	43.9	43.4	36.5	40.4	47.3
RBC（$\times10^{12}$/L）	3.80～5.10	3.07	3.41	3.36	3.33	3.64
HGB（g/L）	115～150	65	72	71	70	77
PLT（$\times10^9$/L）	125～350	96	96	102	89	104

笔记

（2）凝血变化（表 14－3）。

表 14－3　凝血变化

项目名称	项目范围	2016 年 9 月 15 日 09:44	2016 年 9 月 18 日 09:01	2016 年 9 月 20 日 09:14	2016 年 9 月 26 日 08:36
PT（s）	11.0～14.3	16.1	17.4	16.3	15.9
PTA（%）	80～120	67	59	66	69
INR	0.82～1.15	1.29	1.43	1.31	1.27
APTT（s）	32.0～43.0	40.6	40.3	39.0	32.9
Fg（g/L）	2.00～4.00	2.45	2.12	2.07	2.44
TT（s）	14.00～21.00	17.20	18.40	19.60	15.40

（3）给予硝普钠持续静脉泵入、利尿、补钾抗心衰治疗后 BNP 变化（表 14－4）。

表 14－4　给予硝普钠持续静脉泵入、利尿、补钾抗心衰治疗后 BNP 变化

项目名称	项目范围	2016 年 9 月 14 日 15:20	2016 年 9 月 18 日 09:31	2016 年 9 月 20 日 09:45	2016 年 9 月 22 日 09:33	2016 年 9 月 26 日 09:41
BNP（pg/ml）	0～100	2403	1976	1513	1207	1311

（4）除外胆道梗阻后，曾给予水飞蓟宾、优思弗、甘乐、贝科能、多烯磷脂酰胆碱、思美泰、茵栀黄颗粒、脂溶性维生素等保肝降黄治疗并请消化内科、传染科等相关科室会诊调整治疗方案，但胆红素仍持续上升（表 14－5）。

表 14－5　肝功变化

项目名称	项目范围	2016 年 9 月 15 日 08:40	2016 年 9 月 17 日 09:04	2016 年 9 月 18 日 08:40	2016 年 9 月 20 日 08:50	2016 年 9 月 24 日 09:31
ALT（U/L）	7～40	23	18	23	21	16
ALP（U/L）	35～100	164	164	158	166	153
GGT（U/L）	7～45	79	69	67	63	46
TP（g/L）	65.0～85.0	57.9	59.5	59.9	60.5	62.0
ALB（g/L）	40.0～55.0	32.0	32.5	31.0	32.9	31.8
TBA（μmol/L）	0～10	14	5	8	29	267
TBIL（μmol/L）	3.4～20.5	112.0	117.1	117.2	132.9	132.4

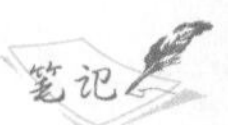

（续）

项目名称	项目范围	2016年9月15日08:40	2016年9月17日09:04	2016年9月18日08:40	2016年9月20日08:50	2016年9月24日09:31
AST（U/L）	13~35	32	30	40	30	41
CHE（U/L）	5320~12920	2936	3064	3013	3165	3024
PA（mg/dl）	22.00~34.00	6.20	6.40	6.30	6.80	7.20
DBIL（μmol/L）		114.0				

目前患者病毒性及药物性肝损害证据不足，且心衰明显好转，考虑患者肝损害为甲亢所致可能性大，固应积极治疗甲亢。

请核医学会诊：建议继续保肝升血治疗，待肝功改善后择期考虑行 I^{131} 治疗。患者目前心衰、肝功损害、全血细胞减少，甲亢手术治疗风险大。固在患者家属签字同意后于2016年9月26日给予丙硫氧嘧啶100mg日3次口服抗甲治疗。

（5）给予抗甲药物治疗后：肝功变化（表14－6），血常规变化（表14－7），BNP变化（表14－8）。

表14－6　肝功变化

项目名称	项目范围	2016年9月27日09:05	2016年9月28日08:33	2016年9月29日09:35	2016年9月30日08:47	2016年10月1日10:30	2016年10月3日10:15
ALT（U/L）	7~40	25	27	29	34	36	49
ALP（U/L）	35~100	156	153	158	191	177	199
GGT（U/L）	7~45	39	36	34	38	35	41
TP（g/L）	65.0~85.0	65.6	63.9	64.0	74.2	72.0	82.1
ALB（g/L）	40.0~55.0	33.6	33.6	33.9	40.1	38.1	41.6
TBA（μmol/L）	0~10	251	255	300	247	188	342
TBIL（μmol/L）	3.4~20.5	181.3	180.1	186.1	226.8	217.3	250.4
AST（U/L）	13~35	45	48	49	52	53	69
CHE（U/L）	5320~12920	3080	3063	3222	3801	3619	3942
PA（mg/dl）	22.00~34.00	8.20	7.50	7.80	10.60	10.40	13.30
DBIL（μmol/L）	—	—	154.6	—	187.0	184.9	205.1

笔记

表 14－7　血常规变化

项目名称	项目范围	2016年9月27日08:00	2016年9月28日07:58	2016年9月29日08:47	2016年9月30日07:42	2016年10月1日08:12	2016年10月3日08:13
WBC（$\times10^9$/L）	3.50～9.50	3.59	4.06	3.79	4.89	3.68	4.03
NE（$\times10^9$/L）	1.80～6.30	1.47	1.69	1.59	2.63	1.79	1.48
NE%（$\times10^9$/L）	40.0～75.0	41.0	41.7	41.9	53.8	48.7	36.7
RBC（$\times10^{12}$/L）	3.80～5.10	3.86	3.79	4.17	4.80	4.53	5.21
HGB（g/L）	115～150	81	79	87	100	94	109
PLT（$\times10^9$/L）	125～350	109	112	111	117	113	133

表 14－8　BNP 变化

项目名称	项目范围	2016年9月28日11:32	2016年10月1日09:05	2016年10月3日12:43
BNP（pg/ml）	0～100	1040	709	582

再请消化科会诊：黄疸考虑甲亢肝损害、肝内胆汁淤积所致，将优思弗用量加大至0.5g日3次口服退黄；针对胆红素进行性升高，总胆红素超过200μmol/L且以直胆增高为主，可以考虑糖皮质激素治疗。

（6）加用糖皮质激素后（2016年10月3日加用甲强龙80mg日1次静点连用5天，后序贯美卓乐口服）肝功变化（表14－9），血常规变化（表14－10），凝血变化（表14－11），BNP变化（表14－12），患者甲功变化（表14－13）。

表 14－9　肝功变化

项目名称	项目范围	2016年10月4日10:43	2016年10月6日08:42	2016年10月8日13:00	2016年10月11日09:08
ALT（U/L）	7～40	37	35	35	47
ALP（U/L）	35～100	168	146	128	135
GGT（U/L）	7～45	35	37	35	46

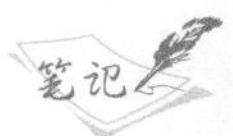

（续）

项目名称	项目范围	2016年10月4日 10:43	2016年10月6日 08:42	2016年10月8日 13:00	2016年10月11日 09:08
TP（g/L）	65.0～85.0	69.4	66.7	63.2	67.1
ALB（g/L）	40.0～55.0	36.4	35.5	34.3	36.6
TBA（μmol/L）	0～10	375	363	178	154
TBIL（μmol/L）	3.4～20.5	212.8	178.5	115.6	109.0
AST（U/L）	13～35	49	35	32	46
CHE（U/L）	5320～12920	3584	3121	3436	3683
PA（mg/dl）	22.00～34.00	12.80	16.90	23.10	26.10
DBIL（μmol/L）	—	186.7	155.4	105.7	100.0

表14－10　血常规变化

项目名称	项目范围	2016年10月4日 06:47	2016年10月5日 07:58	2016年10月6日 08:08	2016年10月8日 12:28	2016年10月11日 08:02
WBC（$\times 10^9$/L）	3.50～9.50	1.14	41.56	6.63	10.15	11.14
NE（$\times 10^9$/L）	1.80～6.30	0.51	38.40	5.75	6.73	8.57
NE%（$\times 10^9$/L）	40.0～75.0	4.7	92.4	86.8	66.3	76.9
RBC（$\times 10^9$/L）	3.80～5.10	4.67	4.09	4.15	4.22	4.48
HGB（g/L）	115～150	97	87	88	88	94
PLT（$\times 10^9$/L）	125～350	116	112	107	133	179

表14－11　凝血变化

项目名称	项目范围	2016年10月4日 11:08	2016年10月6日 08:33	2016年10月8日 13:24
PT（s）	11.0～14.3	14.2	15.6	14.0
PTA（%）	80～120	89	75	88
INR	0.82～1.15	1.08	1.22	1.08
APTT（s）	32.0～43.0	34.2	31.7	32.2
Fg（g/L）	2.00～4.00	3.28	2.25	2.34
TT（s）	14.00～21.00	17.30	18.10	17.50

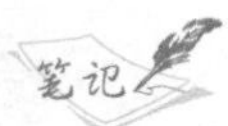

表 14－12　BNP 变化

项目名称	项目范围	2016 年 10 月 4 日 11:33	2016 年 10 月 6 日 08:47	2016 年 10 月 8 日 15:19	2016 年 10 月 11 日 09:04
BNP（pg/ml）	0～100	814	1196	846	529

表 14－13　患者甲功变化（2016 年 9 月 26 日给予 PTU，10 月 3 日加用糖皮质激素）

项目名称	项目范围	2016 年 9 月 13 日	2016 年 9 月 28 日	2016 年 10 月 9 日
FT_3（pmol/L）	2.6300～5.7000	25.72	9.9000	3.4800
FT_4（pmol/L）	9.0100～19.0500	65.78	77.22	11.2100
TSH（mIU/L）	0.3500～4.9400	0.006	0.0000	0.0001
TPOAb（IU/ml）	0.0000～5.6100	>1000.0000	>1000.0000	
TGAb（IU/ml）	0.0000～4.1100	32.98		15.1700

【出院医嘱】①低碘饮食，避免感染、过劳；②监测肝功、血清直接胆红素、血离子、血常规、BNP 等指标；③继续丙硫氧嘧啶片 100mg 日 2 次口服；甲泼尼龙片 24mg 日 1 次口服（1 周减 1 片；建议 2 周后门诊就诊）；泮托拉唑 40mg 日 1 次口服；膜固思达 1 片日 3 次口服；碳酸钙 D_3 片 600mg 日 1 次口服；优思弗 0.5g 日 2 次口服；安珐特 1 片日 3 次口服；茵栀黄颗粒 2 袋日 3 次口服；门冬氨酸钾镁片 298mg 日 3 次；利可君 20mg 日 3 次口服；养血饮口服液 10ml 日 2 次口服；④针对患者能否行 I^{131}，结合核医学科会诊意见：患者目前肝功受损，粒细胞减少，继续保肝升血治疗，待肝功改善后择期到核医学科门诊就诊考虑 I^{131} 治疗；⑤建议 2 周后门诊随访，有病情变化随诊。

【诊断】①甲状腺功能亢进症（Graves 病）；②肝功能损害；③甲亢性心脏病；④心功能不全；⑤粒细胞减少；⑥低蛋白血症。

【随访】出院 2 周后复查血常规（表 14－14），凝血（表 14－15），肝功（表 14－16），甲功（表 14－17），BNP（表 14－18）。

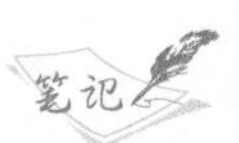

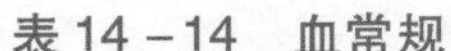

表 14－14　血常规

项目名称	项目范围	2016 年 10 月 25 日
WBC（$\times 10^9$/L）	3.50～9.50	9.79
NE（$\times 10^9$/L）	1.80～6.30	6.05
NE%（$\times 10^9$/L）	0.0～75.0	61.8
RBC（$\times 10^{12}$/L）	3.80～5.10	3.74
HGB（g/L）	115～150	87
PLT（$\times 10^9$/L）	125～350	241

表 14－15　凝血

项目名称	项目范围	2016 年 10 月 25 日
PT（s）	11.0～14.3	12.9
PTA（%）	80～120	100
INR	0.82～1.15	1.00
APTT（s）	32.0～43.0	31.3
Fg（g）	2.00～4.00	3.08
TT（s）	14.00～21.00	14.90

表 14－16　肝功

项目名称	项目范围	2016 年 10 月 25 日
ALT（U/L）	7～40	62
ALP（U/L）	35～100	135
GGT（U/L）	7～45	75
TP（g/L）	65.0～85.0	63.7
ALB（g/L）	40.0～55.0	40.7
TBA（μmol/L）	0～10	18
TBIL（μmol/L）	3.4～20.5	51.4
AST（U/L）	13～35	55
CHE（U/L）	5320～12920	3978
PA（mg/dl）	22.00～34.00	33.70
DBIL（μmol/L）	0.0～6.8	37.6

笔记

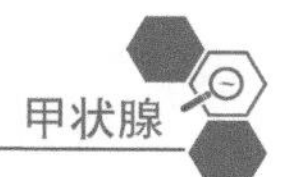

表 14－17 甲功

项目名称	项目范围	2016 年 10 月 25 日
FT_4（pmol/L）	9.0100～19.0500	7.2700
FT_3（pmol/L）	2.6300～5.7000	4.6900
TSH（mIU/L）	0.3500～4.9400	0.0004

表 14－18 BNP

项目名称	项目范围	2016 年 10 月 25 日
BNP（pg/ml）	0～100	180

病例分析

（1）甲状腺功能亢进症（简称甲亢）可累及全身多个器官，以心血管及神经系统多见，但亦可累及肝脏，引起肝肿大、肝功能异常，甚至发生黄疸、肝硬化等。统称为甲亢性肝损害。

（2）病因及发病机制：①甲状腺激素毒性作用：甲状腺激素主要在肝脏代谢。生理状态下，它直接（或间接）与肝细胞内的受体相结合。不造成肝脏损害，但过量时则致肝脏损害；②肝脏相对缺氧及肝营养不良：甲亢时机体代谢增高，内脏和组织耗氧量明显增加，但肝脏血流并不增加，使肝脏相对缺氧；同时旺盛的新陈代谢使糖原、蛋白质、脂肪的合成减少而分解代谢亢进引起肝糖原、必需氨基酸及维生素消耗过多，使肝脏相对营养不良；③心力衰竭及感染、休克：可以引起肝静脉淤血，甚至肝小叶中央坏死，导致肝脏损害，甚至肝硬化；④甲亢不同程度影响肝内各种酶的活力，从而影响机体代谢；⑤甲亢性肝损害时，特别是肝细胞的脂肪变性，使肝脏合成 TBG 减少，导致游离型甲状腺素增加，其生物活性增强，加重肝损害；⑥甲亢时，动脉血流量增加，流速加快，肝动脉

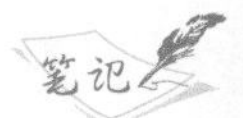

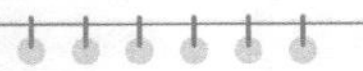
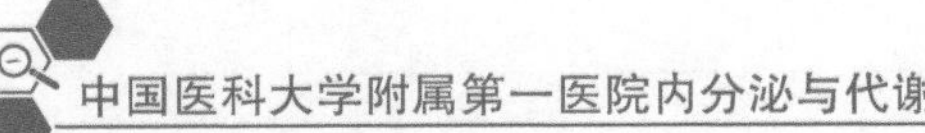

末梢枝与门脉枝的压力调节机制被破坏，肝内正常压力不易维持，周围血窦充血扩张，继而出血压迫肝细胞，造成肝萎缩；⑦甲亢是一种自身免疫病，存在针对自身组织抗原的抗体，可同时伴有其他自身免疫性疾病，当合并原发性胆汁性肝硬化（primary biliary cirrhosis，PBC）时，表现为肝内细小胆管的慢性非化脓性炎症，持续性胆汁淤积，最终为再生结节不明显性肝硬化。

（3）临床特点：①在甲亢控制后的短期内肝功能即能恢复；即使合并 PBC，经抗甲亢治疗后，肝功能也有不同程度的好转；②多认为甲亢性肝损害与患者年龄、病程及病情关系密切，即甲亢性肝损害多见于甲亢病程长、年龄大而病情较重又长期未得到合理治疗的病例。

（4）甲亢性肝损害诊断成立四项条件：①根据典型的临床症状、体征及甲状腺功能检查以明确甲亢诊断。②肝功能检查具备下列一项或以上者：A. ALT 及 AST 升高；B. AKP 升高；C. GGT 升高；D. TB 或（和）DB 升高；E. 总蛋白或（和）白蛋白下降；F. 肝肿大；G. 黄疸。③除外其他原因所致肝功能损害及肝肿大。④甲亢控制后，肝功能及肝肿大恢复正常。

（5）鉴别诊断：①甲亢伴肝炎与甲亢所致肝损害区别。②甲亢伴药物性肝损害（抗甲状腺药物）与甲亢所致肝损害鉴别。③自身免疫性肝病与甲亢所致肝损害鉴别。

病例点评

该患者甲亢诊断明确，有黄疸、肝肿大、肝功能明显等肝损害临床表现，实验室检查除外肝炎、药物性肝损害及自身免疫性肝病所致肝功能异常。在应用抗甲药物治疗后血常规、肝功能及肝肿大

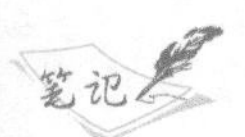

明显好转，故甲亢性肝损害诊断成立。在抗甲状腺药物的选择上，如果肝功能异常以肝酶升高为主，建议选用甲巯咪唑；肝功能异常以胆汁淤积型为主，则选用丙基硫氧嘧啶。

参考文献

Ross DS，Burch HB，Cooper DS，et al. 2016 American Thyroid Association Guidelines for Diagnosis and Management of Hyperthyroidism and Other Causes of Thyrotoxicosis. Thyroid，2016，26（10）：1343 – 1421.

015 甲状腺功能亢进合并血小板减少

病历摘要

患者，女，41 岁。主诉：心慌、多汗 13 年，皮肤散在出血点 5 年，加重 18 天。

【现病史】 患者于 13 年前生气后出现心慌、多汗、易怒，体重下降（具体不详），于外院就诊，行甲功检测（具体数值不详），诊断自身免疫性甲状腺炎（甲状腺功能亢进期），给予丙硫氧嘧啶口服，上述症状逐渐好转，定期监测甲功。6 年前因 FT_3、FT_4、TSH 指标控制不理想，改为赛治口服后可维持甲功指标正常。5 年前无诱因出现全身皮肤散在出血点，查血常规血小板减少（PLT：27×10^9/L），就诊于多家医院，应用升血小板药物可升至正常水平，皮肤散在出血点消失，停药后血小板再次降低，5 年来上述情况反复出现。2 年前曾于我院血液科就诊，行骨髓穿刺后，诊断为：特发性血小板减少性紫癜，用药后症状好转（不详），未进一步治

笔记

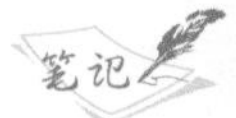

疗。18 天前复查血常规，血小板降低（具体数值不清），停用赛治，口服升血小板药物，复查血小板无升高，近 4 天出现四肢皮肤散在出血点，压之不褪色，牙龈出血，复查血小板：9×10^9/L，伴心悸、大汗、眶周疼痛，无视力下降，伴头痛，头痛为跳痛，未向颜面部放散，无胸闷、气短，偶有恶心，无呕吐，伴全身肌肉酸痛，现为进一步诊治入我科。病来无发冷、发热，偶有咳嗽，痰中可见少量血丝，饮食、睡眠可，无腹痛、腹泻，无尿频、尿急、尿痛，大便正常，精神、体力可。近期体重未见明显异常。

【查体】 T：36.6℃，P：120 次/分，R：18 次/分，Bp：122/86mmHg，神清语明，四肢皮肤可见散在出血点，压之褪色，右前臂可见数道深红色抓痕，睑结膜无苍白，无球结膜出血，巩膜无黄染，双瞳孔等大正圆，直径 3.0mm，对光反射灵敏。口唇无发绀，伸舌居中，颈软，无强直，气管居中，甲状腺Ⅱ度肿大，质韧，无压痛。胸廓对称，双肺呼吸音清，未闻及干湿啰音。心率 120 次/分，律整，心音亢进，各瓣膜听诊区未闻及病理性杂音。腹软，无压痛、反跳痛及肌紧张，肝脾肋下未及，双肾区无叩痛，肠鸣音正常。四肢对称，无畸形，各关节无红肿及压痛，四肢肌力正常，肌张力正常，双手震颤阳性。

【辅助检查】

（1）血常规：WBC：3.11×10^9/L，LY：1.21×10^9/L，粒细胞计数 NE：1.35×10^9/L，RBC：4.62×10^{12}/L，血红蛋白（HGB）浓度：123g/L，血小板计数（PLT）：11×10^9/L。

（2）凝血四项：血浆凝血酶原时间（PT）：13.8s，血浆凝血酶原活动度（PTA）：88%，PT 国际标准化比值 INR 1.08，血浆活化部分凝血活酶时间（APTT）：31.6s，血浆纤维蛋白原（Fg）：2.77g/L，凝血酶时间测定（TT）：15.20s

笔记

(3) 尿常规：蛋白质 PRO 微量，潜血 BLD +1，酮体 KET +1，葡萄糖 GLU +4，酸碱度测定 pH 6.5，比重 SG 1.027。

(4) 生化常规检测：肝功、肾功正常，钾钠氯碳酸氢根测定、钙磷镁测定、心肌酶、葡萄糖测定（空腹）、血清肿瘤标志物、肝炎四项（发光法）、血脂、便潜血均正常。

(5) 甲功甲炎：FT_3 >46.0800pmol/L，FT_4 58.4400pmol/L，TSH 0.0017mIU/L，TPOAb >1000.0000IU/ml，TGAb 772.4300IU/ml，TRAb 40IU/L。

(6) 抗核抗体测定 ANA +1∶40，抗双链 DNA 测定 DsDNA -，抗核提取物抗体测定 ENA -，抗 SM 抗体 SM -，抗 U1RNP 抗体 U1RNP -，抗 SSA 抗体 SSA -，抗 SSB 抗体 SSB -，抗 SCL -70SCL -70 -，抗 JO -1 抗体 JO -1 -。

(7) 心电图：窦性心动过速。

(8) 肝胆脾胰彩色多普勒超声，诊断意见：肝实质回声稍强。

(9) 胸部 CT 平扫（64 排），诊断意见：双肺陈旧病变。甲状腺增大，建议进一步检查。

(10) 颅脑 CT 平扫（64 排），诊断意见：颅内结构未见异常改变。鼻中隔弯曲。

(11) 腰椎骨密度：腰椎骨密度正常。

(12) 髋关节骨密度：髋关节骨密度正常。

(13) 甲状腺及双颈部淋巴结三维多普勒超声检查 + 图文报告，诊断意见：桥本病超声所见，血管扩张请结合甲功甲状腺左叶结节（TI - RADS3 级），右叶下极低回声结节，局部回声减低伴钙化（TI - RADS4a 级）；双颈部淋巴结肿大，超声结构正常。

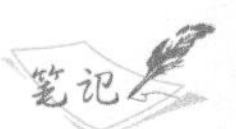

(14) 碘 131 摄碘率：2h 摄碘率 52.1%，4h 摄碘率 78%，24h

摄碘率 83.2%。

（15）甲状腺静态显像（常规）(ECT)，诊断意见：甲状腺双叶外形增大，摄取功能不均匀增强。W(g) =44.6。

（16）骨穿：未见成分。

病例分析

血小板减少原因主要包括：①血小板生成减少：遗传性如 Fanconi 贫血、先天性伴畸形无巨核细胞血小板减少症及 May - Hegglin 异常等；获得性再生障碍性贫血，骨髓浸润（恶性肿瘤骨髓转移、白血病、骨髓纤维化、结核），化疗药物，辐射，巨核细胞再生障碍，病毒感染（麻疹、流行性腮腺炎），影响血小板生成的药物（如酒精），维生素 B_{12}、叶酸缺乏。②非免疫因素引起的血小板破坏增加：血栓性血小板减少性紫癜，妊娠，感染，血管瘤 - 血小板减少综合征，蛇咬伤，急性呼吸窘迫综合征，严重烧伤等。③免疫因素引起的血小板破坏增加：免疫性血小板减少性紫癜，HIV 感染，周期性血小板减少，药物引起的血小板减少（肝素、奎宁、奎尼丁、解热镇痛药、青霉素、头孢类抗生素、利福平、呋塞米、卡马西平、丙戊酸钠、磺脲类降糖药及苯妥英钠等），输血后血小板减少。④血小板分布异常：脾功能亢进、降温。⑤血小板丢失：出血、体外灌注、血液透析。⑥其他：假性血小板减少。

分析以上血小板减少原因，该患者遗传及获得性血小板减少，亦无非免疫因素引起的血小板破坏，在免疫因素引起的血小板破坏原因中考虑原发免疫性血小板减少症（ITP）可能大。ITP 既往被

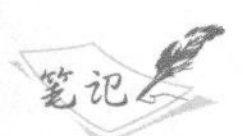

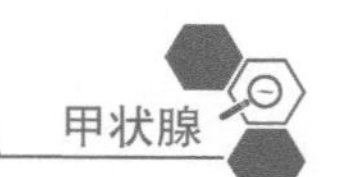

称为特发性血小板减少性紫癜，是由抗血小板抗原的自身抗体引起的获得性血小板减少症，是临床最为常见的出血性疾病。ITP 的诊断目前仍是临床排除性诊断，缺乏特异性的实验室检查指标。需排除的包括：自身免疫性疾病（系统性红斑狼疮、抗磷脂抗体综合征等）、甲状腺疾病、药物诱导的血小板减少、同种免疫性血小板减少、淋巴系统增殖性疾病、骨髓增生异常（再生障碍性贫血和骨髓增生异常综合征）、恶性血液病、慢性肝病脾功能亢进、血小板消耗性减少、妊娠血小板减少、感染等所致的继发性血小板减少、假性血小板减少及先天性血小板减少等。

ITP 与甲亢：ITP 和自身免疫性甲状腺疾病可能同时呈现，也可能两个疾病的发生之间的时间可从几个月至数年。一名 71 岁的女性患者患有 ITP，此次因多汗来诊，确诊为 Graves 病，并开始使用甲巯咪唑治疗。没有任何额外的免疫抑制治疗，在甲巯咪唑治疗的第 12 周，TSH 水平恢复正常，血小板计数升至可正常水平。其实 1 年前，当患者被诊断为 ITP 时，TSH 水平就是低的。免疫抑制治疗后，血小板值维持在正常水平，同时 TSH 水平两次测量均在正常范围内。这个病例启示，在不考虑甲状腺功能检查的情况下对 ITP 进行免疫抑制治疗可能会导致短暂的甲状腺功能呈正常状态。

目前学者提出了两种机制来解释这种关联：①甲状腺激素激活网状内皮系统，增加其吞噬能力导致血小板减少。通过网状内皮超活化诱导的血小板减少症，一般来说，轻度至中度，表明这可能不是参与 ITP 中观察到的标记血小板减少症发病机制中的单一机制。②存在能够触发这两种情况的自身免疫机制。这一理论提出抗甲状腺受体抗体与血小板表位之间的交叉反应。血小板膜糖蛋白 GPIDα 和 TABP，这与甲状腺抗体结合的蛋白质的结构

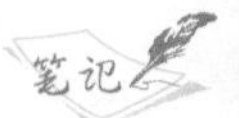

相似。

尽管如此，甲状腺疾病及其治疗对 ITP 临床过程的影响仍然存在争议。多数甲亢和 ITP 的病例报告显示常规的甲亢治疗可以使血小板减少完全缓解或更好控制。7% 的 ITP 病例会对甲状腺毒症的治疗作出反应，而在许多情况下，血小板减少症会对其他治疗产生耐药性。

因此，针对特发性血小板减少性紫癜：血小板过低，给予重组人血小板生成素注射液皮下注射，输注血小板对症治疗，并加用地塞米松 10mg 日 1 次静点 1 周后改为醋酸泼尼松 60mg 日 1 次口服，口服 7 天后，根据血常规结果调整激素用药，必要时血液科行骨穿。预防胃黏膜溃疡及骨质疏松：给予泮托拉唑 40mg 早餐前日 1 次口服，钙尔奇 D 3600mg 日 1 次口服。同时给予 β 受体阻滞剂控制心率，利可君升高白细胞等对症治疗。随着对症治疗，可观察到血小板逐渐回升并维持稳定，如图 15 - 1。另外在激素治疗 1 周后甲状腺激素有所回落，如图 15 - 2。

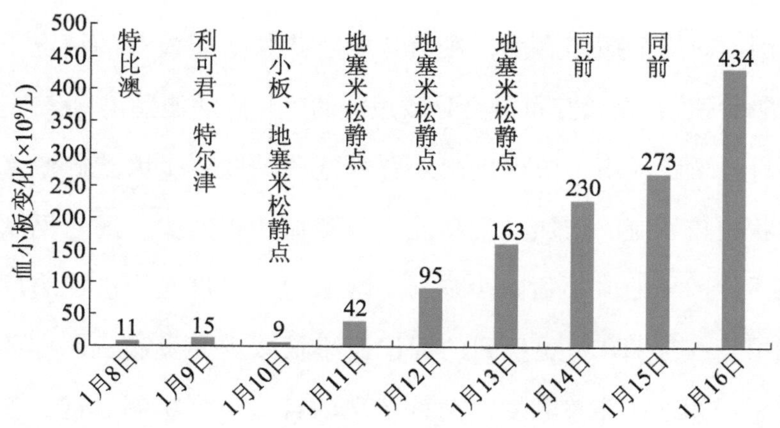

图 15 - 1　治疗过程中血小板的变化情况

笔记

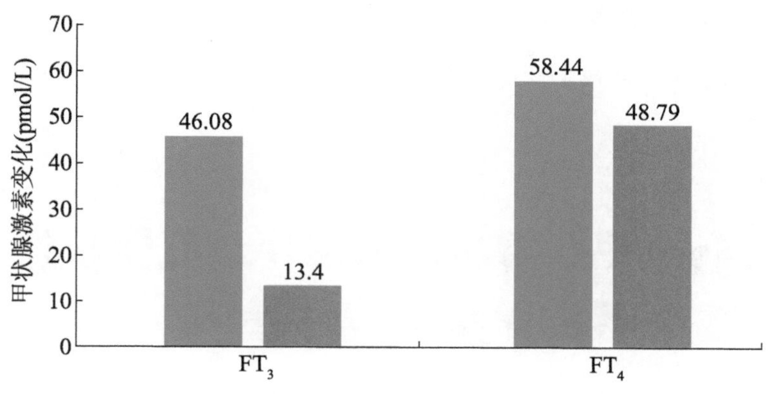

图 15－2　激素治疗 1 周后甲状腺激素变化情况

病例点评

该患者合并甲亢，应用抗甲状腺药物治疗，目前合并血小板减少，除了考虑 ITP 外，亦需考虑甲亢、抗甲状腺药物与血小板之间的关系。

甲亢与血小板之间的关系：1931 年，杰克逊首先描述甲亢和血小板之间的关联。虽然罕见，但这种关联（特别是 Grave 病和桥本氏甲状腺炎）已在几项研究中得到证实。Grave 病患者出现轻度血小板减少症，但在这些病例中，PLT 一般 $>100\times10^9/L$。曾有文献回顾了 48 例甲状腺功能亢进症和血小板减少症，这些病症共存于 37 例患者中，其中 28 例 PLT 降低无明显原因。22 例甲亢得到充分治疗的患者中，18 例（82%）PLT 恢复正常。其中 3 名患者紫癜有所缓解，但仍持续有血小板减少症。

ATD 与血小板：用甲巯咪唑治疗甲亢后血小板计数自发恢复，从 $8\times10^9/L$ 到 $84\times10^9/L$。血小板计数的第二次下降和恢复分别与甲巯咪唑停药后甲亢复发及药物恢复正常化相吻合。血小板和促甲

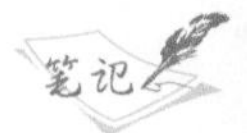

状腺素的平行波动，因为停止和恢复抗甲状腺治疗表明纠正甲状腺机能亢进可能有利于控制免疫系统的不平衡。

016 甲状腺功能减退伴黏液性水肿苔藓样变

病历摘要

患者，男，62 岁。以乏力伴皮肤改变2 年余为主诉于1995 年6 月来诊。

2 年前无明显诱因双前臂起小米粒大小的红色皮疹，逐渐增多、增大蔓及四肢、躯干及颜面，伴有皮肤肥厚变硬并自觉瘙痒。曾服用强的松、氨苯砜等药物治疗效果不明显。患病以来，自觉乏力、畏寒、少汗及声音嘶哑，未觉尿量减少，体重略有增加。

【体格检查】 毛发及眉毛稀疏，甲状腺Ⅱ度肿大，质地中等度硬，右侧可触及结节，无触痛。双下肢轻度浮肿。面部皮肤弥漫性浸润肥厚、呈淡红色。前额可见与额纹一致的隆起，双眉之间形成纵行的隆起皮嵴。双耳及耳根密集排列大小不等的黄白色结节，扁平状、表面光滑、质坚实。口周皮肤变硬，张口受限，表情呆板，整个面部呈狮面样外观。躯干和四肢亦可见弥漫性密集排列的直径0.1 ~0.2cm 不等的丘疹和结节，以双上肢明显，多位于伸侧，皮肤触之肥厚粗硬，似皮革状。手指皮肤变硬以致弯曲困难。双掌跖角化过度。

【实验室及影像学检查】尿蛋白(+)。血清 IgA 5.23g/L（0.6～3g/L）、IgE 260kU/L（0～150kU/L）；IgG、IgM、补体 C3、C4 及 CH50 均在正常范围。淋巴细胞转化率、E 花环形成率、血尿酸、血沉、肝肾功能及蛋白比例亦示正常。多次测定甲状腺激素及 TSH 水平：FT_3 2.8～3.0pmol/L（3.19～9.15pmol/L）、FT_4 3.8～4.0pmol/L（正常参考值 9.0～25.0pmol/L）、rT_3 0.3～0.4pmol/L（正常参考值 0.4～0.9pmol/L）、TSH 2.6mU/L（正常参考值 0.3～4.5mU/L，放免法）、TRAb、TPOAb、TgAb 均在正常范围。TRH 兴奋试验：0、15、30、60、120 分钟 TSH 分别为 1.5mU/L、8.5mU/L、15.3mU/L、11.2mU/L、5.2mU/L。甲状腺 B 型超声显示甲状腺增大，回声不均匀，右侧甲状腺内有结节状回声。甲状腺^{131}I 吸收率：2 小时为 0.06、6 小时为 0.09。左前臂皮肤组织病理检查：真皮组织间隙内有淡蓝染的黏液样物质；胶原纤维崩解、断裂、呈细小颗粒状；成纤维细胞浸润，偶见结节状；病理诊断为黏液水肿性苔藓。

【诊断】甲状腺功能减退症，黏液水肿性苔藓。

【治疗方案】确诊后给予患者樟脑酊外用，口服抗组胺药物对症治疗，并给予甲状腺激素替代治疗，开始时每日甲状腺片 20mg，逐渐增至 80mg。（当时 LT4 尚未在国内上市）4 周后皮肤瘙痒症状减轻，皮肤变软出院。3 个月后复查 FT_3、FT_4 及 TSH 均恢复至正常范围，甲减症状基本缓解，皮肤黏液水肿性苔癣改变有改善但未完全消失。

病例分析

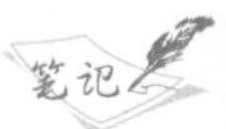

黏液水肿性苔癣又称丘疹性黏蛋白病或硬化性黏液水肿，为一

种以皮肤内成纤维细胞增生、酸性黏多糖过多沉积和胶原破裂为特征的少见病。本病发生于成人，发病年龄多为 30 ~ 50 岁。男女发病率大约相等，目前病因和发病机理尚不清楚，其原因与感染、药物、肿瘤或环境因素等均无关联。且缺乏有效的治疗措施。根据报道黏液水肿性苔癣患者的血清蛋白电泳可发现异常球蛋白 IgG，从而提示该病可能与自身免疫有关。根据上述各项检查，本病患有甲状腺功能减退可以确定。虽当时用放免法检测 TSH 水平未见增高，但 TRH 兴奋试验 TSH 可被兴奋，仍考虑为原发性甲状腺功能减退，故本病例两种疾病并存，实属罕见，但在发病机制上确具有自身免疫异常的同一性。再者，患者经甲状腺激素替代治疗和对症治疗后，甲状腺激素水平恢复正常，皮肤病变亦相应好转。因此，从发病机理和本病例的临床治疗经过来看，黏液水肿性苔癣和甲状腺功能减退症二者之间可能存在某种联系。同时也提示，原发性甲状腺功能减退的皮肤改变除临床常见的黏液水肿，黏液水肿性苔藓可能为其特殊的表现形式。

病例点评

此病例为甲状腺功能减退伴黏液性水肿苔藓样变，患者具有典型的甲状腺功能减退临床表现，甲状腺激素测定均低于正常范围，但 TSH 水平未见明显升高，TRAb、TPOAb、TgAb 均在正常范围，应注意鉴别是否为中枢性甲状腺功能减退，有条件可测定其他垂体激素及垂体磁共振加以区别。本患者经 TRH 兴奋试验显示 TSH 被兴奋，且甲状腺 B 型超声显示为桥本甲状腺炎改变，故考虑为原发性甲状腺功能减退可能性大。该患者出院后失联遗憾未能继续追踪观察。

笔记

017 $TR\beta$ 基因 P453T 突变所致的甲状腺激素抵抗综合征

病历摘要

患者，女，12 岁。2011 年 6 月自觉颈部增粗，伴轻微手抖及多汗，就诊于当地医院，甲功示 FT_3 和 FT_4 升高及 TSH 降低，甲状腺超声示双侧甲状腺增大，伴多发结节，诊断为“甲状腺功能亢进症”，予赛治 15mg 日 1 次口服。2011 年 10 月复查甲功，示 FT_3、FT_4 及 TSH 均升高，予赛治 30mg 日 1 次口服，颈部增粗加重，甲状腺功能不能恢复正常。之后赛治间断使用。2013 年 5 月为求进一步诊治于我院就诊，门诊嘱其停用赛治 1 个月后收入病房。

【体格检查】身高 147cm，体重 41kg，BMI 18.97kg/m^2。血压 110/70 ~ 120/80mmHg，心率 90 ~ 110 次/分，BMR 25%（ –15% ~ +5%）。甲状腺Ⅲ度大，质韧，无压痛，无震颤及血管杂音。四肢及关节无畸形，四肢肌张力 V 级，肌张力正常。无泌乳、肢端肥大和眼病症状。

【生化与物理检查】入院时甲状腺功能：血清 FT_3：14.25pmol/L（2.63 ~ 5.7pmol/L），FT_4：28.79pmol/L（9.01 ~ 19.05pmol/L），TSH：21.12mIU/L（0.35 ~ 4.94mIU/L），甲状腺自身抗体均阴性；垂体激素（GH、PRL、ACTH、FSH 及 LH）均正常；血清糖蛋白激素 α 亚单位（α – GSU）0.32ng/ml（0.22 ~ 0.39ng/ml），α – GSU/TSH 比值 0.15（<1）（表 17 – 1）；甲状腺超声：弥漫性甲状腺

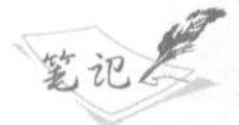

肿；甲状腺 I^{123} 摄碘率：2h：52.5%（正常范围 10%～32%），24h：94.4%（正常范围 25%～62%）；双耳电测听及骨龄检查均正常。基因测序：收集患者和其家人外周血，应用基因组 DNA 提取试剂盒（Qiagen），提取出外周血基因组 DNA，委托北京华大公司对 TRβ 全长外显子 1－10 进行 PCR 扩增及测序。引物序列及扩增产物长度见表 17－2。测序结果显示，患者第 10 号外显子的第 453 位密码子存在点突变，密码子从 CCT 突变为 ACT，导致其所编码的蛋白质由脯氨酸变为苏氨酸。而患者父母和姐姐均未发现该突变（图 17－1）。

表 17－1　术前内分泌激素测定值

血清指标	术前测定值	参考范围
TSH（mIU/L）	21.12	0.35～4.94
FT_3（pmol/L）	14.25	2.63～5.7
FT_4（pmol/L）	28.79	9.01～19.05
ACTH（pg/ml）	19.99	7.2～63.3
GH（mIU/L）	0.47	0.16～26
IGF－1（ng/ml）	446	245.40～806.16
PRL（mIU/L）	136	40～530
FSH（mIU/ml）	4.88	2.8～11.3（卵泡期）（Follicular stage） 5.8～21（排卵期）（Ovulatory stage） 1.2～9（黄体期）（Luteal stage）
LH（mIU/ml）	1.35	1.1～11.6（卵泡期）（Follicular stage） 17～77（排卵期）（Ovulatory stage） 0.1～14.7（黄体期）（Luteal stage）
SHBG（mg/ml）	26	14～31
α－GSU（ng/ml）	0.32	0.34～0.79
α/TSH molar ratio	0.15	<1

笔记

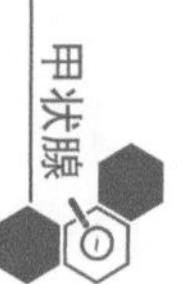

表 17－2　患者术前及术后随访结果

项目	术前	术后				参考值
		4 个月	6 个月	10 个月	14 个月	
FT_3(pmol/L)	14.25	13.92	10.60	8.32	9.05	2.63～5.7
FT_4(pmol/L)	28.79	27.16	27.66	25.22	30.27	9.01～19.05
TSH(mIU/L)	21.11	17.53	5.5	2.60	1.54	0.35～4.94
基础代谢率 BMR	25%			9%	19%	－15%～＋5%
心率 Pulse rate	96			80	90	60～100
甲状腺超声（宽×深×长）	左叶 39mm×24mm×55mm 右叶 36mm×27mm×55mm 峡部 12.9mm	左叶 35mm×26mm×55mm 右叶 36mm×27mm×55mm 峡部 11.2mm		左叶 37mm×27mm×55mm 右叶 34mm×26mm×55mm 峡部 8.9mm	左叶 33mm×26mm×55mm 右叶 37mm×28mm×55mm 峡部 9.1mm	

笔记

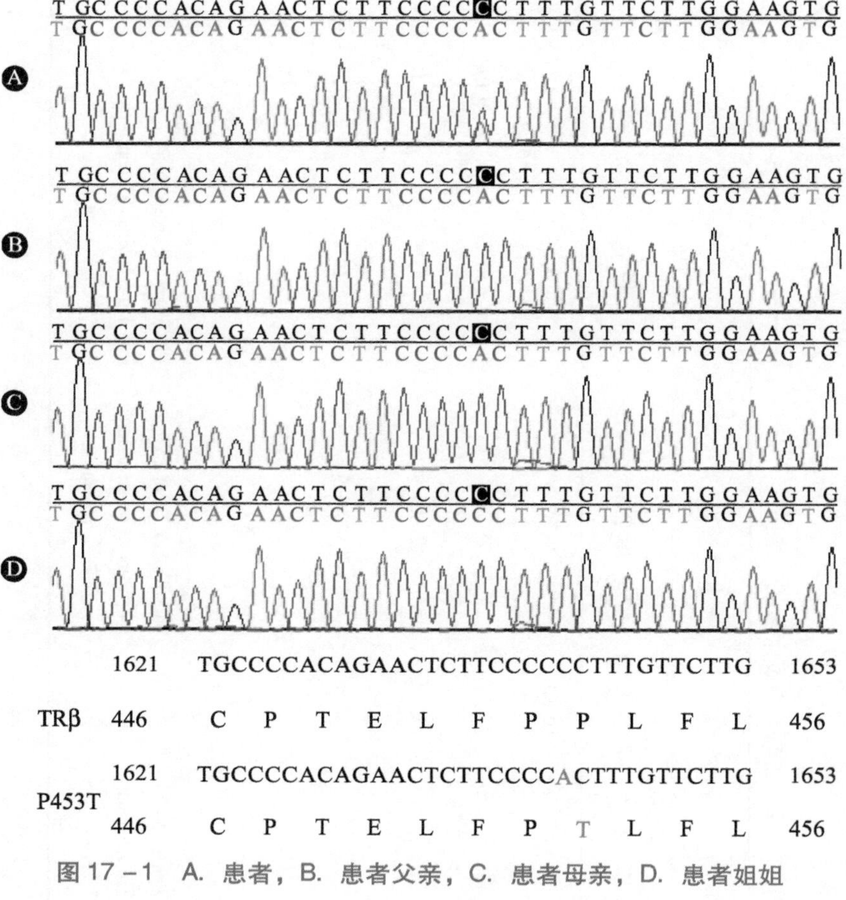

图 17－1　A. 患者，B. 患者父亲，C. 患者母亲，D. 患者姐姐

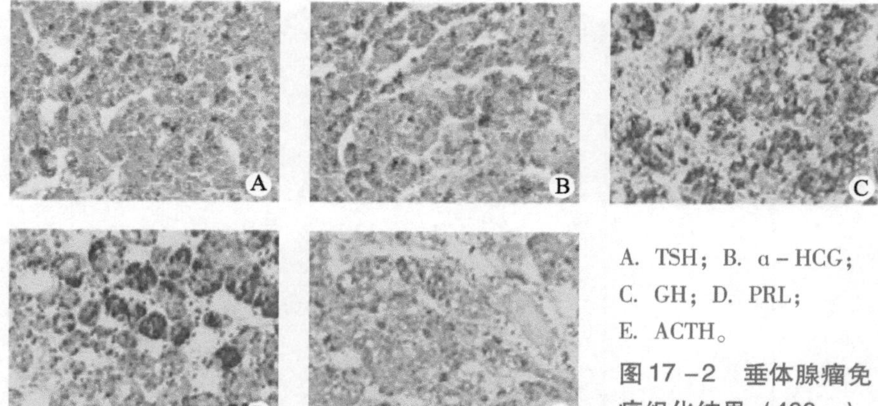

A. TSH；B. α－HCG；C. GH；D. PRL；E. ACTH。

图 17－2　垂体腺瘤免疫组化结果（400×）

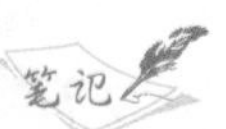

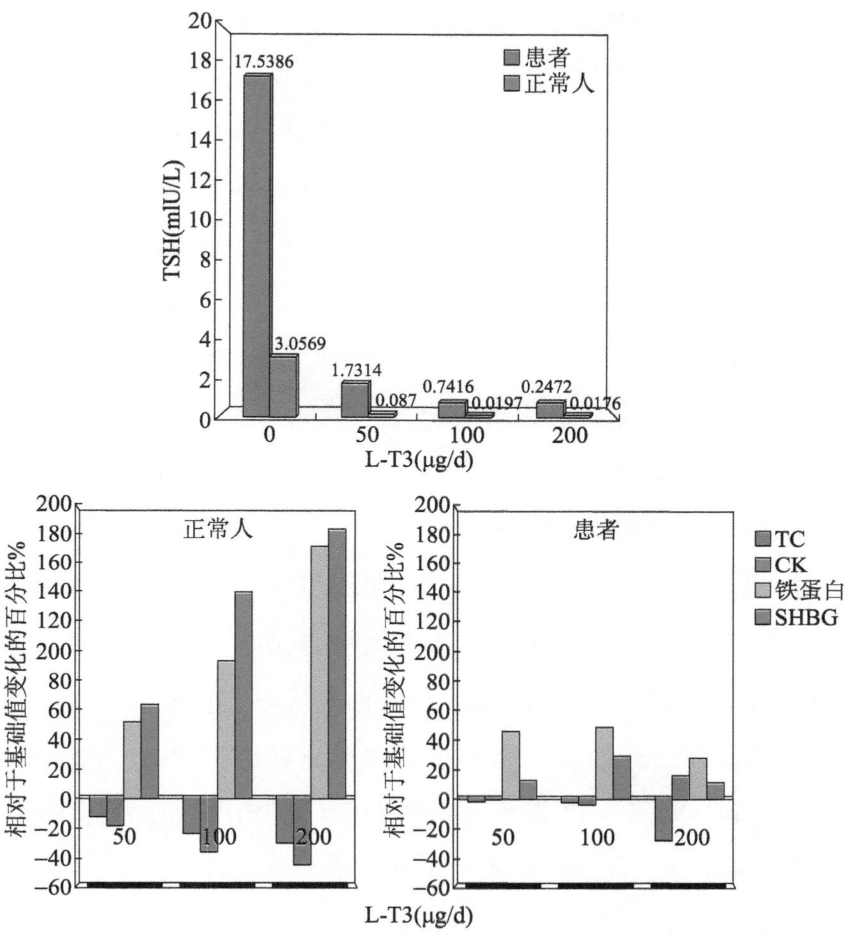

图 17－3　L－T$_3$抑制试验结果

垂体 MRI：垂体 MRI 平扫可见垂体左外侧有一 6mm × 5mm 微腺瘤，造影剂增强后不被强化；为了明确垂体微腺瘤是 TSH 瘤还是意外瘤，经神经外科医师共同诊治后再征求患者及其家属同意下，对患者进行经蝶窦腺瘤切除术。腺瘤组织质软，包膜完整。考虑到患者年龄和垂体低功的风险，术者仅取出腺瘤组织，未切除周围垂体组织。

垂体病理组织免疫组化：手术标本经 4% 的多聚甲醛固定，石蜡包埋切片，进行 HE 染色；切片采用链霉素抗生物素蛋白－过氧

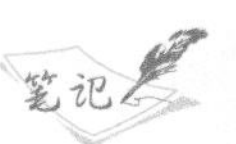

化物酶法，进行 TSH－β 亚单位、GH、PRL、ACTH、FSH、LH 及 HCG－α 亚单位的免疫组化染色。结果：垂体腺瘤 80%～90% 细胞 TSH－β 亚单位、HCG－α 亚单位染色阳性（染色强度 +～++）、40%～50% 细胞 GH、PRL 染色阳性（染色强度 ++～+++）、10%～15% 细胞 ACTH 染色阳性（染色强度 +～++）呈散在性分布。LH 和 FSH 染色阴性（图 17－2）。

术后随访患者 14 个月，监测甲功和甲状腺超声，随访结果见表 17－3。术后 3 个月，患者自述月经来潮。术后 4 个月，患者身高增长 5cm，监测 GH 从 0.47mIU/L 升至 13.70mIU/L，LH 从 1.35mIU/ml 升至 3.46mIU/ml。

L－T3 抑制试验：术后 4 个月，按照 Refetoff 等建立的标准进行 L－T3 抑制试验。患者予以剂量逐渐递增的 L－T3（50ug/d，100ug/d，200ug/d），每日剂量分两次给药（早、晚 8 点），各剂量给药 3 天，在给药前及每个剂量结束后分别检测 TSH、TC、CK、Fer 及 SHBG 等。L－T3 逐步加量使得正常人 TSH 完全抑制，Fer 和 SHBG 水平上调，TC 和 CK 水平下调；患者给药后，TSH 未被完全抑制，且 CK 反常升高，Fer 和 SHBG 升高趋势不显著（图 17－3）。说明女患垂体、肌肉和肝脏组织均出现对外源性 L－T3 的不同程度抵抗。

病例分析

TSH 不适当分泌综合征的临床特征为 FT_3 和 FT_4 水平升高伴 TSH 不被抑制，其中包括甲状腺激素抵抗综合征 β（RTHβ）和垂体 TSH 瘤。甲状腺激素抵抗综合征（thyroid hormone resistance syndrome，RTHS）是由于甲状腺激素受体（TR）基因突变，导致

笔记

靶器官对甲状腺激素（TH）的敏感性降低，使得 TH 对全身组织器官作用障碍的一种罕见综合征。根据突变受体亚型不同，分为 *TRα* 基因突变致 *RTH*（*RTHα*）和 *TRβ* 基因突变致 *RTH*（*RTHβ*）。TSH 瘤目前被认为是垂体 TSH 细胞异常增生所致，表现为 TSH 不自主分泌，且不受甲状腺激素的负反馈调节，但 TSH 瘤发病的分子机制尚不明确。*TRβ* 突变鼠可自发 TSH 瘤，提示未与配体结合的 *TRβ* 可能导致垂体 TSH 瘤发生。另有临床研究报道 TSH 瘤可能与垂体组织 *TRβ* 体细胞突变有关，突变型 *TRβ* 的显性负效作用和 T3 介导的 *TSH* 基因负性调节功能受损被认为可能是 TSH 瘤的发病机制。迄今为止，国际上尚未有 RTHβ 合并垂体 TSH 瘤的病例报告。

血清糖蛋白激素 α 亚单位（α－GSU）升高和 TSH 对 TRH 兴奋实验无反应是鉴别 RTH 和垂体 TSH 瘤的有效指标，但是其敏感性较差，垂体 TSH 瘤患者中仅有 70% 的人血清 α－GSU 升高，80% 的人血清 α－GSU/TSH 比值大于 1。尽管理论上讲 TSH 瘤患者 TRH 兴奋实验 TSH 无反应，但仍有 10%～20% 的 TSH 瘤患者 TRH 兴奋实验 TSH 呈现正常反应。

随着高分辨率的 MRI 的应用，垂体 TSH 微腺瘤的报道也越来越多，TSH 微腺瘤显示出与 TSH 大腺瘤不同的生化特点，例如 TSH 微腺瘤经常不会伴随血清其他垂体激素升高，也不会出现肿瘤压迫症状。与 TSH 大腺瘤相比，TSH 微腺瘤往往血清糖蛋白激素 α 亚单位（α－GSU）正常或血清 α－GSU/TSH 比值小于 1，如对 15 名 TSH 微腺瘤患者的随访研究报道其中 10 人 α－GSU 正常，而仅有 4 人 α－GSU/TSH 比值大于 1。TSH 微腺瘤患者往往 TRH 兴奋实验 TSH 呈现正常反应，一项对 16 名 TSH 微腺瘤患者的随访研究报道，10 名 TSH 微腺瘤患者中 7 人 TRH 兴奋实验 TSH 呈现正常反应。因此根据生化指标无法鉴别 RTHβ 合并垂体 TSH 微腺瘤还是 RTHβ 合

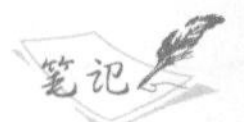

并垂体意外瘤。所幸的是对患者行经蝶窦腺瘤切除术后病理证实 80%~90% 垂体细胞 TSH－β 亚单位、HCG－α 亚单位染色阳性 TSH 瘤染色阳性，支持 TSH 瘤诊断。

病例点评

以甲状腺肿、心动过速为主要发病原因就诊的患者，其血清 FT_3、FT_4 和 TSH 均升高，基因测序发现 *TRβ* 第 10 外显子出现 P453T 突变，因此该患诊断 RTHβ 无疑。但该患者同时合并垂体微腺瘤，使诊断变得困难，到底是 RTHβ 合并垂体 TSH 微腺瘤还是 RTHβ 合并垂体意外瘤？

本病例支持 RTHβ 合并垂体 TSH 微腺瘤的证据之一：通过对有 P453T 突变的 8 个家系的甲状腺功能的分析，我们发现 P453T 突变患者的 TSH 水平均在正常范围。但本研究报道的患者术前 TSH 值显著高于正常范围，其垂体瘤术后血清 TSH 恢复到正常范围，这说明垂体腺瘤组织分泌的 TSH 可能是该患 TSH 水平显著升高的原因。

支持 RTHβ 合并垂体 TSH 微腺瘤的证据之二：14 个月的术后随访结果，患者垂体瘤术后甲状腺峡部明显缩小，血清 FT_3 和 TSH 水平逐步下降，血清 TSH 恢复至正常范围。但由于患者依然存在甲状腺激素抵抗，其血清 FT_4，FT_3 仍然高于正常范围。Refetoff 报道，RTHβ 患者的血清 T4 水平较高，T4/T3 比值明显高于 TSH 瘤患者。我们推断，RTHβ 主要升高 T4，而 TSH 瘤主要升高 T3，这与我们术后随访发现患者血清 FT_3 和 TSH 水平逐步下降，而血清 FT_4 未见明显变化的趋势相一致。因此，随访结果强烈支持该 RTHβ 患者合并有 TSH 瘤。

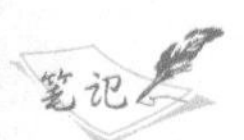

018 原发性甲状旁腺功能亢进症合并亚急性甲状腺炎

病历摘要

患者，女，46 岁。以“发热伴颈痛 40 天，发现血钙升高 1 周”为主诉入院。

患者 40 天前无明显诱因出现发热伴耳后疼痛，体温最高达 38℃，伴有头胀痛、心悸、浑身乏力、多汗等症状，于外院一诊断“上呼吸道感染”，应用红霉素静点 10 天，未见明显好转。1 个月前就诊于外院二，针对发热给予头孢静点，未见明显好转，治疗期间无明显诱因出现右颈部疼痛，后自行消失。1 周前出现甲状腺肿大伴左颈触痛，于外院三住院治疗，住院期间发现血钙升高，甲状腺彩超示甲状腺弥漫性病变，甲状腺摄碘率示甲状腺 24h 摄碘率低于正常，甲状旁腺 ECT 未见明显异常，骨密度提示腰椎骨量减少，未明确诊断，针对发热给予强的松 2 片日 3 次口服，2 日后停用该药，体温最低降至 36.9℃。今为查明血钙升高原因入我院。患者病来无视物模糊，偶有咳嗽，无咳痰，无心前区不适，双下肢无浮肿，饮食睡眠较差，二便如常，近 1 个月体重下降 5kg。

【体格检查】 身高 160cm，体重 64kg，BMI 25kg/m^2，腰围 84cm，臀围 92cm，WHR 0.91。发育正常，营养中等，步入病房，自主体位，神清语明，查体合作。颜面无潮红，全身皮肤黏膜无黄染及出

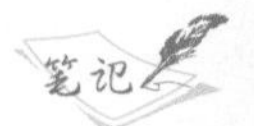

血点。颈软，甲状腺Ⅱ度大，左侧甲状腺下方可触及 1cm 大小肿物，中等硬度，有触痛，颈静脉无怒张。双肺呼吸音清，未闻及干湿啰音，心前区无异常隆起，心率 120 次/分，律齐，各瓣膜听诊区未闻及病理性杂音。腹软，无压痛、反跳痛及肌紧张，肝脾肋下未触及，双下肢无水肿，双足背动脉搏动可。

【实验室及影像学检查】

（1）甲旁素骨钙系列：血清甲状旁腺激素（iPTH）66.31pmol/L（0.66～12.00pmol/L），血清降钙素 1.36pmol/L（0.58～5.22pmol/L），血清骨钙素 25.41μg/L（3.00～46.00μg/L）。

（2）骨代谢标志物（女）：PTH：446.10pg/ml(15.0～65.0pg/ml)，β－Crosslaps：431.70pg/ml(绝经前＜573pg/ml)，T－P1NP：22.59ng/ml（绝经前 15.13～58.59ng/ml），维生素 D_3：11.34ng/ml（11.1～42.9ng/ml），E_2：19.81pmol/L；24 小时尿钙：2.25mmol/L×1.7L＝3.83mmol/24h 正常范围（2.5～7.5mmol/24h），TgAb：4.6700IU/ml（0.0000～4.1100），TPOAb：0.1000IU/ml（0.0000～5.6100），TSH：0.0015mIU/ml（0.35～4.94mIU/ml），FT_3 7.2100pmol/L（2.63～5.7pmol/L），FT_4 29.03pmol/L（9.0100～19.0500pmol/L），TRAb 1.10IU/L（0.00～1.75IU/L）；复查（1 周后）：TSH：0.0009mIU/ml（0.35～4.94mIU/ml），FT_3：4.4pmol/L（2.63～5.7pmol/L），FT_4：20.29pmol/L（9.01～19.05pmol/L）。

（3）TG 2.82mmol/L，HDL－C 0.84mmol/L；FSH 21.90mIU/ml，LH 11.60mIU/ml，UE_3 ＜0.24nmol/L，E_2 173.00pmol/L，GRH＜0.15mIU/L，PRL 286.00mIU/L。

（4）葡萄糖测定（空腹）6.21mmol/L，血浆糖化血红蛋白测定：5.70% 血常规、尿常规、血清胃泌素、风湿三项、传染病系列、血清肿瘤标志物等未见异常。

笔记

（5）OGTT（0～180 分）试验（表 18－1）。

表 18－1　OGTT（0～180 分）试验

	0 分	30 分	60 分	120 分	180 分
葡萄糖(mmol/L)	5.59	10.79	12.95	10.14	8.19
胰岛素(mIU/L)	10.79	39.28	69.09	58.40	33.69
C 肽(pmol/L)	900.42	2300.75	3681.38	3717.93	2857.76

（6）血离子测定：血钾、钠、氯未见明显异常，血钙、磷、镁见表 18－2。

表 18－2　血离子测定：血钙、磷、镁

	血钙(mmol/L) (2.17～2.57)	血磷(mmol/L) (0.81～1.52)	血镁(mmol/L) (0.78～1.28)
1 月 26 日	3.22	0.61	0.71
1 月 27 日	3.13	0.50	0.79
1 月 28 日	2.73	0.52	0.85
1 月 29 日	2.66	0.56	0.87
1 月 30 日	2.73	0.59	0.85
1 月 31 日	2.68	0.61	0.95
2 月 1 日	2.60	0.65	0.95
2 月 2 日	2.60	0.60	0.95
2 月 3 日	2.48	0.67	0.91
2 月 4 日	2.59	0.67	0.94

注：血钙正常参考值 2.17～2.57mmol/L；血磷正常参考值 0.81～1.52mmol/L；血镁正常参考值 0.78～1.28mmol/L。

（7）红细胞沉降率（表 18－3）。

表 18－3　红细胞沉降率

1h	2h	
22mm	30mm	18.5 <20mm

（8）ACTH 皮质醇节律（表 18 -4）。

表 18 -4　ACTH 皮质醇节律

项目	8:00	15:00	24:00
ACTH(pg/ml)	14.89	9.98	1.71
COR(nmol/L)	446.60	366.40	50.21

（9）甲状旁腺显像（ECT）(图 18 -1)：甲状腺左叶中上部显像剂分布增浓区，延迟显像未见异常，请结合临床。

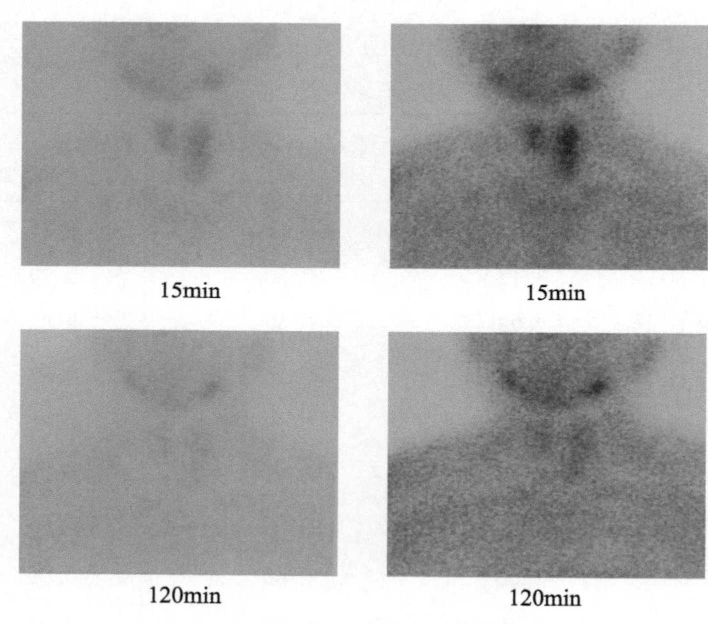

图 18 -1　甲状旁腺显像（ECT）

（10）甲状腺 ECT：甲状腺摄取功能减低（图 18 -2）。

甲状腺 CT 平扫（64 排）(图 18 -3)：双侧甲状腺改变，甲状腺左叶下方结节，结合临床。甲状腺（包括颈部淋巴结）彩超：甲状腺回声，注意 TSH 及抗体，甲状腺左叶结节液性变伴粗大钙化（2 级），甲状腺左叶下方低回声结节，淋巴结？或注意甲状旁腺来源，双颈部淋巴结肿大（超声结构正常）。

笔记

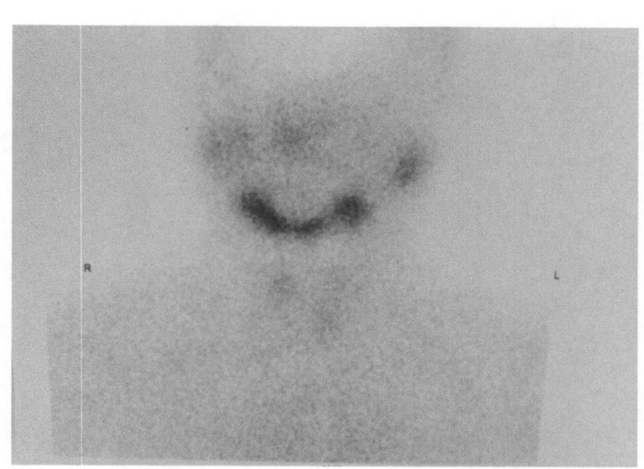

图 18－2　甲状腺 ECT：甲状腺摄取功能减低

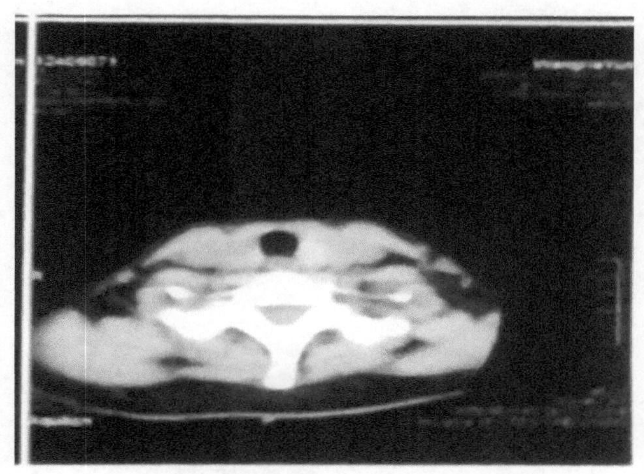

图 18－3　甲状腺 CT 平扫（64 排）

甲状旁腺 ECT（图 18－4）：甲状腺左叶下后方显像剂分布增浓区，甲状旁腺高功病变改变可能性大。

（11）肾上腺 CT 平扫（64 排）：左侧肾上腺结合部饱满，密度均匀，提示左肾小结石。

（12）心电图示窦性心动过速。胸部 CT 平扫（64 排）：双肺陈旧性病变。颅骨 DR 正侧位：头颅未见异常。骨盆 DR 正位：骨盆未见异常。双手 DR 正位：双手骨质未见异常。膝关节 DR 正位：膝关节退行性变。

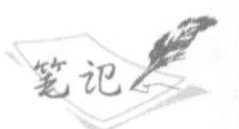

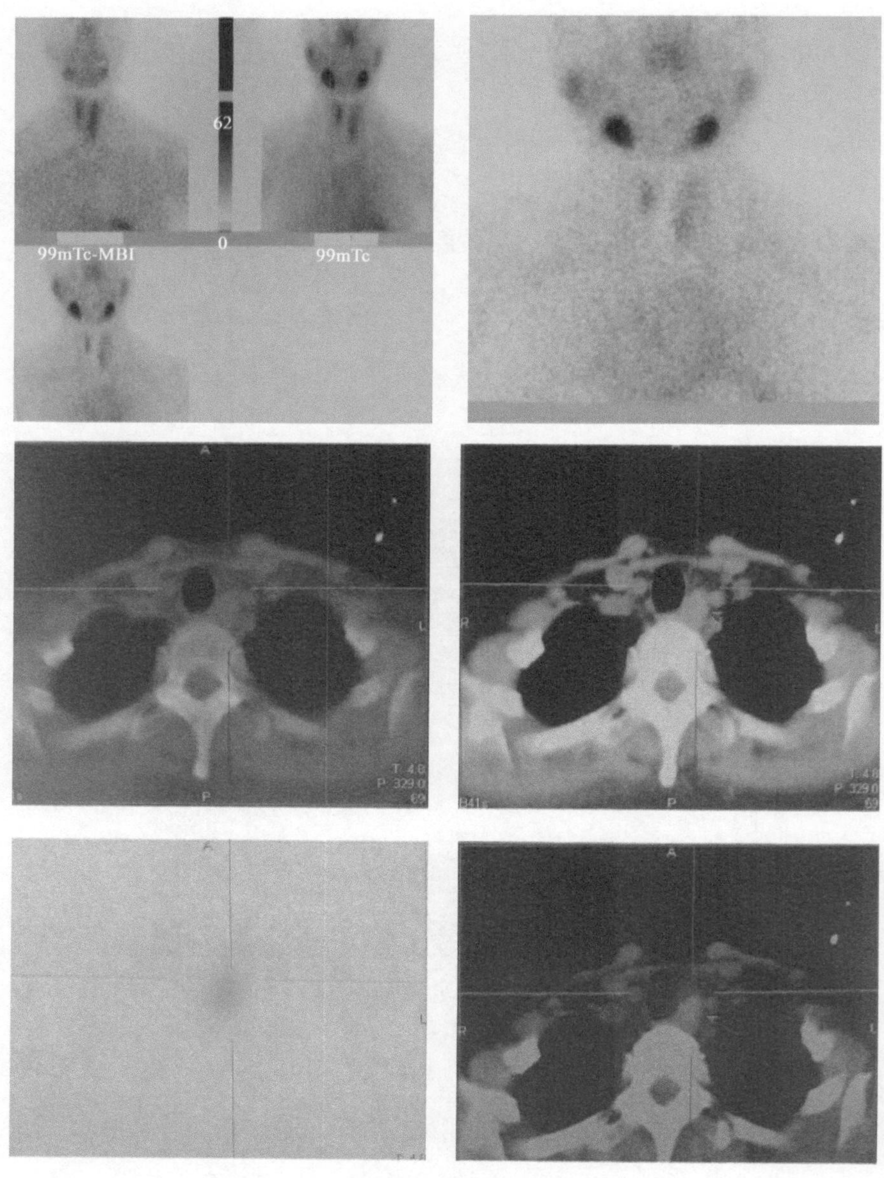

图 18－4　甲状旁腺 ECT

（13）术前甲状旁腺平扫＋增强：双侧甲状腺结节性病变，左侧伴钙化，左侧甲状旁腺增大并伴结节性改变。

【诊断】①原发性甲状旁腺功能亢进症；②亚急性甲状腺炎；③糖调节受损；④血脂异常症（高三酰甘油血症、低高密度脂蛋白

笔记

胆固醇血症）；⑤左肾小结石。

【治疗方法】①密钙息 50IU 日 2 次皮下注射。普利莫口服液 400mg 日 2 次口服。②手术治疗：解剖肿物：呈腺瘤样，包膜完整。

【术后病理】①甲状旁腺腺瘤；②甲状腺左叶：肉芽肿性甲状腺炎。

【诊断】甲状旁腺腺瘤，原发性甲状旁腺功能亢进症，亚急性甲状腺炎。

病例分析

原发性甲状旁腺功能亢进症系甲状旁腺组织原发病变致甲状旁腺激素分泌过多，导致的一组临床症候群，包括高钙血症、肾钙重吸收和尿磷排泄增加、肾结石、肾钙质沉着症和以皮质骨为主骨吸收增加等。病理以单个甲状旁腺腺瘤最常见，少数为甲状旁腺增生或甲状旁腺癌。原发性甲旁亢是一种相对常见的内分泌疾病，根据国外报道，其患病率高达 1/500～1000。该病女性多见，男女比约为 1∶3，大多数患者为绝经后女性，发病多在绝经后前 10 年，但也可发生于任何年龄。原发性甲旁亢的病理类型有腺瘤、增生和腺癌 3 种。其中腺瘤最为常见，国外文献报道占 80%～85%，国内文献报道占 78%～92%，大多为单个腺体受累，少数有 2 个或 2 个以上腺瘤。其次为增生，国外文献报道占 10%～15%，国内报道占 8%～18%，一般 4 个腺体都增生肥大，也有以 1 个增大为主的病例。腺癌较少见，西方国家多数报道不足 1.0%，国内文献报道占 3.0%～7.1%。

原发性甲旁亢可表现为乏力、易疲劳、体重减轻和食欲减退等非特异性症状，亦可造成骨骼系统、泌尿系统、消化系统、心血管

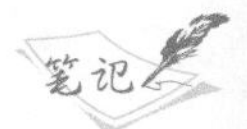

系统、神经肌肉系统、血液系统诸多损害。在骨骼系统，患者早期表现为骨痛，主要发生在腰背部、髋部、肋骨与四肢，可伴有局部压痛，后期可表现为典型的纤维囊性骨炎，可出现骨骼畸形、行走困难，甚至卧床不起。在泌尿系统，长期高血钙可影响肾小管的浓缩功能，出现多尿、夜尿多、口渴等症状，可出现肾实质钙化及反复发作的肾绞痛与血尿，结石可诱发尿路感染或引起尿路梗阻，或进一步发展成慢性肾盂肾炎，影响肾功能。在消化系统，患者有纳差、恶心、呕吐、消化不良及便秘等症状，部分患者可出现反复消化道溃疡，表现为上腹疼痛、黑便等症状，部分高钙血症患者可伴发急、慢性胰腺炎，出现上腹痛、恶心、呕吐、纳差、腹泻等临床表现，甚至以急性胰腺炎发作起病。在心血管系统，高钙血症可以促进血管平滑肌收缩，血管钙化，引起血压升高，少数患者可以出现心动过速或过缓、ST 段缩短或消失，Q－T 间期缩短，严重高钙血症者可出现明显心律失常。在神经肌肉系统，患者易出现四肢疲劳、肌无力，主要表现为四肢近端为主的肌力下降，部分患者还表现为肌肉疼痛、肌肉萎缩、腱反射减弱。在血液系统，部分患者可以合并贫血，尤其是病程较长的原发性甲状旁腺功能亢进症患者或甲状旁腺癌患者。

原发性甲旁亢特征性实验室检查是高钙血症、低磷血症、高钙尿症、高磷尿症和高 PTH 血症。如患者存在反复发作尿路结石、骨痛、多发性骨折等症状，实验室检查有高血钙、低血磷、血清碱性磷酸酶增高、尿钙增高，原发性甲旁亢的定性诊断节本可确立。定位诊断，可采用颈部彩超、颈部 CT 及放射性核素检查。^{99m}Tc－MIBI（^{99m}Tc－甲氧基异丁基异腈）是应用最广泛的甲状旁腺显像示踪剂。功能亢进的甲状旁腺肿瘤组织对^{99m}Tc－MIBI 的摄取明显高于正常甲状腺组织，而洗脱速度明显慢于周围的甲状腺组织，因此，采用延

笔记

迟显像并与早期影像进行比较能够诊断功能亢进的甲状旁腺病灶。

治疗上，对于有症状或有并发症的原发性甲旁亢患者，外科手术治疗效果确切。若高钙血症轻微，或患者年龄大、体弱不能耐受手术，可试用药物治疗。

本例患者原发性甲状旁腺功能亢进症的定性诊断成立，定位上，尽管彩超及 CT 均提示甲状旁腺占位可能，但 MIBI 显像呈现阴性改变，为本病例的特殊之处。有些情况可导致 MIBI 显像呈现假阴性改变，如甲状旁腺腺瘤囊性变、甲状旁腺病变过小、合并甲亢或甲状腺炎导致甲状腺毒症等。本例患者就是因为同时合并的亚急性甲状腺炎导致甲状腺毒症产生，引起示踪剂清除加速，致使 MIBI 显像呈现假阴性改变，通过剪影技术明确的病变部位，指导了进一步的治疗。

病例点评

原发性甲状旁腺功能亢进症的定位诊断主要依赖于颈部彩超、CT、MRI 及核素显像。甲状旁腺腺瘤囊性变、甲状旁腺病变过小、合并甲亢或甲状腺炎导致甲状腺毒症等情况可导致 MIBI 显像呈现假阴性改变，因此，临床中有时需要进行超声引导下抽吸囊液测定甲状旁腺激素水平或通过剪影技术进行显像，多种影像学手段的应用有助于提高诊断的准确性。

参考文献

1. 中华医学会内分泌分会代谢性骨病学组．原发性甲状旁腺功能亢进症诊疗指南．中华骨质疏松和骨矿盐疾病杂志，2014（3）：187－198.

2. Bilezikian J P，Bandeira L，Khan A，et al. Hyperparathyroidism. Lancet，2017，391（10116）：1558.

019 三发性甲状旁腺功能亢进症

病历摘要

患者，男，41 岁。主诉：双腿酸痛伴乏力 12 年余，乏力加重半月余。

患者 12 年余前出现双腿酸痛伴乏力、恶心症状，就诊于沈阳市第七人民医院，诊断为尿毒症，行透析治疗（1 周 3 次）。半月余前乏力加重，检查发现甲状旁腺素增加（自诉大于 1000pg/ml），血钙正常。2016 年 1 月 10 日于我院行甲状腺彩超检查，发现甲状腺双叶后方结节样低回声，不排除甲状旁腺来源。现为求系统诊治入我科。患者病来偶有头晕、无头痛，无发热、寒战，偶有咳嗽、无咳痰，无胸闷、气短及心前区疼痛，偶有恶心不伴呕吐，无腹痛、腹泻，无双下肢水肿。饮食可，睡眠欠佳，精神及体力可，无尿，大便正常，体重无明显变化。

【体格检查】 身高 180cm，体重 90kg，BMI 27.7kg/m^2，血压 115/80mmHg。神志清楚，发育正常，无贫血貌。胸廓对称，双肺呼吸运动度一致，未闻及干湿啰音。腹软，无压痛、反跳痛、肌紧张。四肢活动正常，四肢肌力Ⅴ级，右腕尺侧腕骨有触痛。颈软，甲状腺无肿大，无颈静脉怒张，无双下肢水肿，双足背动脉搏动可。

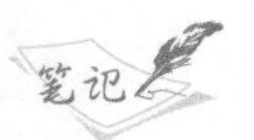

【辅助检查】

（1）血常规（表19－1）。

表19－1 血常规

项目名称	结果	参考范围
白细胞计数（$\times10^9$/L）	5.34	3.5～9.5
粒细胞计数（$\times10^9$/L）	3.44	1.8～6.3
淋巴细胞计数（$\times10^9$/L）	1.22	1.1～3.2
红细胞计数（$\times10^{12}$/L）	5.22	4.3～5.8
血红蛋白浓度（g/L）	145	130～175
血小板计数（$\times10^9$/L）	164	125～350

（2）肝肾功能（表19－2）。

表19－2 肝肾功能

项目名称	结果	参考范围
ALT（mmol/L）	11	9～50
AST（mmol/L）	5 L	15～40
GGT（mmol/L）	29	10～60
Cr（μmol/L）	1322 H	59～104
Urea（mmol/L）	25.34 H	2.85～7.14
Cys～C（mg/L）	>8 H	0.53～0.95
ALP（mmol/L）	207 H	45～125

（3）血离子（表19－3，表19－4）。

表19－3 血离子

项目名称	结果	参考范围
钾（mmol/L）	5.48 H	3.5～5.3
钠（mmol/L）	138.9	137～147
氯（mmol/L）	96.2 L	99～110
钙（mmol/L）	2.56	2.17～2.57
磷（mmol/L）	2.87 H	0.81～1.52
镁（mmol/L）	1.01	0.78～1.28
碳酸氢根（mmol/L）	19.6 L	22～29
阴离子间隙（mmol/L）	28.58 H	8～16

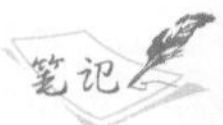

表 19-4 既往检查血钙值

日期	2014年1月12日	2014年6月13日	2014年9月7日	2015年1月14日	2015年4月9日	2015年11月14日
Ca^{2+}	1.97 L	1.63 L	2.09 L	1.76 L	1.93 L	2.25 L

（4）骨代谢标志物（表 19-5）。

表 19-5 骨代谢标志物

项目名称	结果	参考范围
维生素 D_3（ng/ml）	7.19 L	11.1～42.9
B-Crosslaps（ng/ml）	>6000 H	<584
骨钙素（μg/L）	235.8 H	14～46
PTH（pmol/L）	1739 H	15～65
T-P1NP（ng/ml）	>1200 H	20～80
血清睾酮（nmol/L）	10.24	7.58～31.4

（5）甲旁素骨钙系列（表 19-6）。

表 19-6 甲旁素骨钙系列

项目名称	结果	参考范围
IPT	233.41 H	0.66～12
血清降钙素（pmol/L）	2.36	0～5.22
血清骨钙素（ng/ml）	>300 H	5～42

（6）甲状腺超声诊断意见：甲状腺双叶结节，右叶大者液性变伴彗尾状钙化（TⅠ-RADS 3 级）；甲状腺双叶后方结节样低回声，不除外甲状旁腺来源；左颈部淋巴结肿大（超声结构正常）；右颈部淋巴结显示。

（7）甲状旁腺 ECT（图 19-1）。

诊断意见：甲状腺左叶下部显像剂分布增浓区，甲状旁腺高功病变改变待除外，请结合临床相关检查。

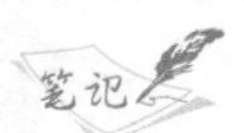

（8）甲状旁腺 3D-CT（图 19-2）。

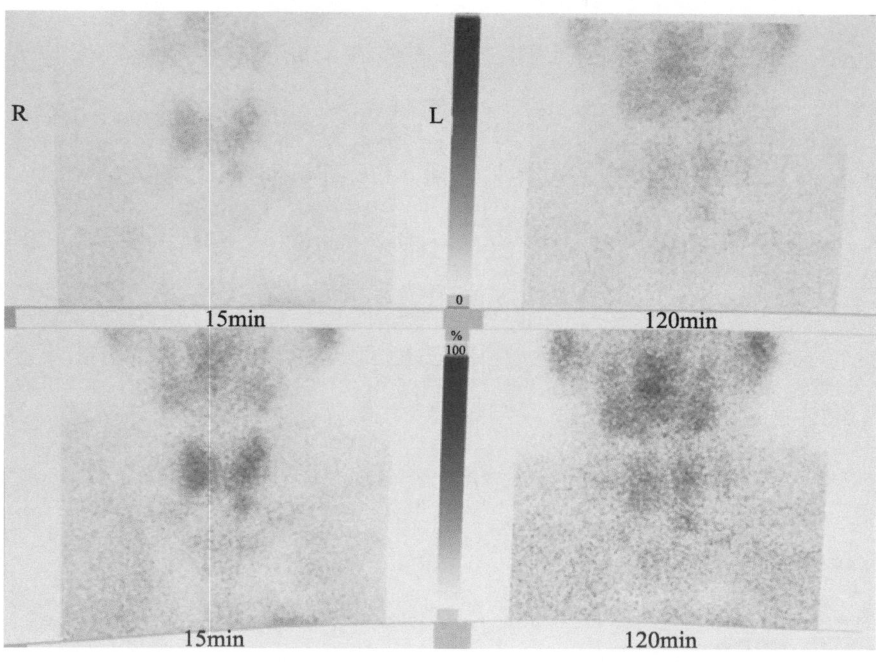

图 19－1　甲状旁腺 ECT

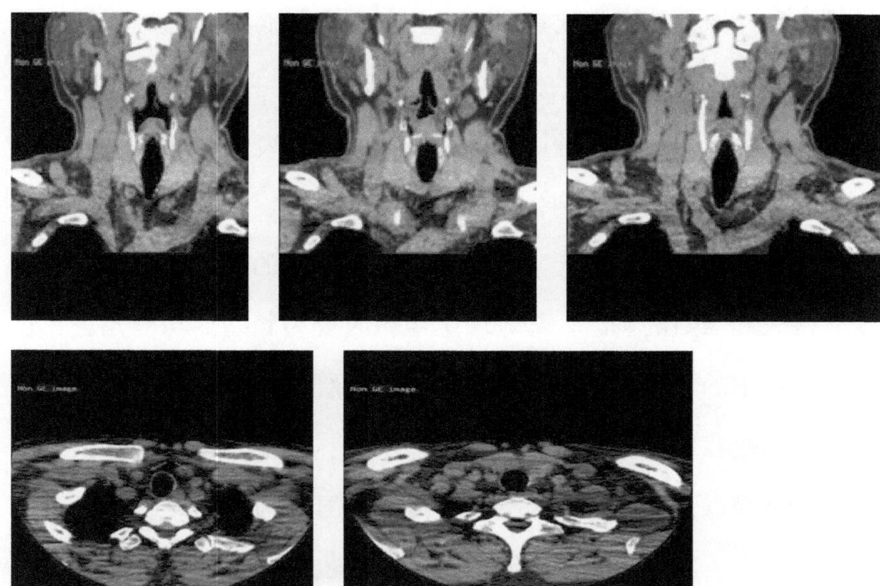

图 19－2　甲状旁腺 3D－CT

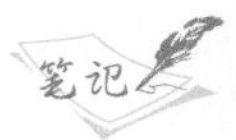

右侧甲状腺后方结节影，直径约 1.1cm×1.0cm×1.2cm（前后×左右×上下），CT 值约 65HU，形态饱满，局部与甲状腺后缘边界不清，左侧甲状腺后下方结节影，大小约 1.6cm×1.1cm×1.2cm（左右×前后×上下），边界欠光滑，CT 值 8～15HU。

诊断意见：双侧甲状腺后下方结节影、甲状旁腺可能性大、请结合临床。另：因患者个人原因拒绝完善骨骼相关检查。

【诊断】 ①三发性甲状旁腺功能亢进症；②慢性肾功能不全（尿毒症期）。

【治疗方案】 转入甲状腺外科手术治疗。

病例分析

甲状旁腺功能亢进症简称甲旁亢，可分为原发性、继发性和三发性 3 种。原发性甲旁亢是由于甲状旁腺本身病变引起的甲状旁腺素合成、分泌过多引起的钙、磷和骨代谢紊乱的一种全身性疾病。继发性甲旁亢是由于各种原因所致的低钙血症刺激甲状旁腺，使之增生肥大分泌过多的 PTH，常见于肾功能不全、骨质软化症和小肠吸收不良等。三发性甲旁亢是在继发性甲旁亢的基础上，由于腺体受到持久和强烈的刺激，部分增生组织改变为腺瘤伴功能亢进，自立分泌过多的 PTH，常见于慢性肾病和肾脏移植后。继发性甲状旁腺功能亢进症的临床表现有：①骨骼症状：骨骼疼痛、骨折和骨畸形；②神经毒性和神经肌肉症状：由于 PTH 的神经毒性作用，可引起精神失常、脑电图紊乱和周围神经病变也可出现近端肌力减退和肌萎缩。四肢近端肌力进行性下降影响上肢抬举和走路；③与 PTH 过高、血钙过高或转移性钙化有关的其他症状，如皮肤瘙痒、皮肤

笔记

内钙沉着、肌肉坏死等。

治疗有：①控制高血磷；②维持正常钙水平；③合理使用维生素 D；④拟钙剂的应用；⑤甲状旁腺切除术：手术治疗指征：A. CKD3 - 5D 期合并药物治疗无效的严重甲状旁腺功能亢进症；B. 出现以下情况：a. iPTH 持续大于 800pg/ml（正常值 16 ~ 62pg/ml）；b. 药物治疗无效的持续性高钙和（或）高磷血症；c. 具备至少一枚甲状旁腺增大的影像学证据，如高频彩超显示甲状旁腺增大，直径大于 1cm 并有丰富血流；d. 以往对活性维生素 D 及其类似物治疗抵抗。

病例点评

继发性甲状旁腺功能亢进症是慢性肾脏病（chronic kidney disease，CKD）患者常见的严重并发症之一。CKD 患者出现甲状旁腺激素分泌增加，可进一步引起：钙磷代谢紊乱；促进骨转运、骨纤维化和矿化，可形成纤维性骨炎；血管及软组织出现钙化；增加 CKD 患者的心血管死亡率和全因死亡率。三发性甲状旁腺功能亢进症是在继发性甲旁亢基础上发展而成的高钙血症，病因与继发性甲旁亢相同，而临床表现与原发性甲旁亢相似。该患者存在慢性肾衰竭，既往检查血钙降低、血磷升高、血 PTH 升高，后血钙逐渐升高，影像学检查证实甲状旁腺结节，明确三发性甲状旁腺功能亢进症诊断。

参考文献

中华医学会骨质疏松和骨矿盐疾病分会. 原发性甲状旁腺功能亢进症诊疗指南. 中华骨质疏松和骨矿盐疾病杂志，2014（3）：187 - 198.

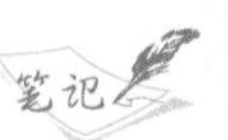

020 妊娠合并甲状旁腺功能减退症

病历摘要

患者，女，32 岁。主诉：间断手足抽搐 3 年余，停经 7 周。

【现病史】3 年前因双侧乳头状甲状腺癌（papillary thyroid carcinoma，PTC）伴腺外侵袭和左侧中央区淋巴结转移，于当地医院行甲状腺全切加双侧中央区淋巴结清扫术，术后间断出现手足抽搐，每次持续几分钟，不规律口服碳酸钙 1.2～1.8g/d 和骨化三醇 0.25～0.5μg/d，症状无明显变化。半年前曾就诊于我院，查血清钙 1.91mmol/L（2.17～2.57mmol/L）、磷 1.59mmol/L（0.81～1.52mmol/L）、白蛋白 41g/L（40～55g/L），24 小时尿钙 252mg/d，甲状旁腺素（PTH）11.89pg/ml（15～65pg/ml）。结合病史诊断为"术后甲状旁腺功能减退症（甲旁减）"，给予碳酸钙 D_3 0.6g 日 3 次、骨化三醇 0.25μg 日 3 次口服。患者按医嘱用药至今，偶有漏服，手足抽搐症状缓解，但未随诊监测。7 周前停经，已确诊早孕。为复查及咨询孕期治疗方案来诊。病来精神、睡眠可，日均摄入牛奶约 250ml，室内工作，接受日照的时间少，无惊厥、头迷、记忆力减退、视力下降、呼吸困难等症状，小便正常，偶有便秘，停经后无明显恶心、呕吐、食欲不振等症状，体重无明显变化。其他用药：左甲状腺素（LT4）片 112.5μg/d 空腹口服。否认其他疾病既往史和家族性疾病史。

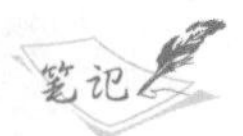

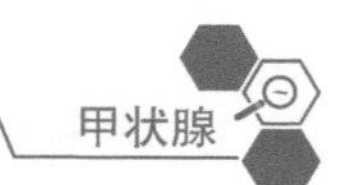

【体格检查】 脉搏 82 次/分，血压 126/78mmHg，神志清楚。皮肤弹性正常，未触及皮下硬结；颈部可见术后瘢痕，未触及肿大淋巴结；心肺腹部查体未见异常体征。面神经叩击征（Chvostek 征）阳性，束臂加压试验（Trousseau 征）阴性。

【实验室检查】 尿妊娠试验阳性。血清钙 2.06mmol/L、磷 1.47mmol/L、镁 0.90mmol/L（0.78m ~ 1.28mU/L）、白蛋白 38g/L，24 小时尿钙 286mg/d，PTH 10.03pg/ml。血清促甲状腺激素（TSH）0.44mU/L（0.27 ~ 4.20mU/L），游离甲状腺素（FT_4）19.83pmol/L（12 ~ 22pmol/L），游离三碘甲腺原氨酸（FT_3）4.64pmol/L（3.1 ~ 6.8pmol/L），甲状腺球蛋白抗体（TgAb）11U/L（0 ~ 115U/L），甲状腺球蛋白 0.21ng/ml（1.6 ~ 59.9ng/ml）。血常规、尿常规、肝功能、肾功能、凝血指标等未见明显异常。

【物理辅助检查】 双眼裂隙灯检查未见白内障。心电图无明显异常。甲状腺超声提示甲状腺术后改变，未见异常颈部淋巴结。

【诊断】 甲状腺癌术后（LT4 治疗中）、术后甲旁减合并妊娠

【治疗】

（1）患者教育，监测血清钙、磷及校正钙、尿钙磷水平，补充钙剂与骨化三醇。患者确定妊娠后来诊时，以含 1.8g/d 元素钙的碳酸钙制剂和 0.75μg/d 的骨化三醇作为长期治疗用药。首先对治疗的效果做出评估：患者血清校正钙为 2.10mmol/L，低于正常范围；尿钙水平未超过 300mg/d、钙磷乘积 3.0$mmol^2/L^2$，尚处于合理范围；无明显甲旁减所致的靶器官（如肾脏、脑、软组织、眼睛）损害的表现，因此将整个孕期维持血清校正钙于正常范围低值设定为治疗目标。进行患者教育，指导正确服药方法，保持充足液

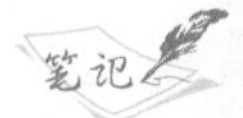

体摄入以避免尿钙过高。予以口服碳酸钙用量增加至0.8g每8小时一次，继续骨化三醇0.25μg每8小时一次，2周后复查血清校正钙升至2.18mmol/L。此后，每2～3周检测血清离子和白蛋白监测、每1～2个月检测24小时尿钙。患者血清校正钙波动于2.18～2.37mmol/L，血清磷波动于1.41～1.61mmol/L。孕29周时因血清校正钙达到2.37mmol/L、尿钙322mg/d，将碳酸钙减至0.6g每8小时一次，骨化三醇减至0.75μg/d和0.5μg/d交替口服。之后直至分娩，患者血清校正钙波动于2.19～2.30mmol/L，无低钙症状出现，孕38wk+3d顺产一健康女婴，且女婴的血钙水平处于新生儿正常范围，无惊厥、抽搐等症状。分娩后，将碳酸钙和骨化三醇的剂量调回至妊娠初期用量，哺乳期继续监测血清指标以调整治疗方案。

（2）调整LT4剂量。另外本例患者同时也是一名PTC术后的患者，对患者术后初始复发风险进行评估，设定TSH抑制治疗目标为正常低限附近，本患就诊时为孕早期，TSH 0.44mU/L为达标状态，故LT4剂量未做调整。原则上，LT4和钙剂口服时间应相隔至少4小时，但由于此患者全天需多次服用钙剂，坚持足够的药物间隔时间不利于保证其休息和睡眠时间，故指导患者固定每日LT4和钙剂的服用时间，此后每4～6周复查甲状腺功能，孕11周时患者TSH升至2.21mU/L，将LT4剂量增至150μg/d，调整后TSH波动于0.36m～0.82mU/L。分娩后LT4减量为125μg/d。

病例分析

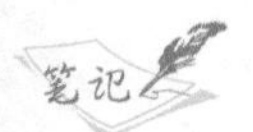

甲状旁腺是维持钙磷代谢平衡的重要内分泌器官。正常情况

下，当细胞外钙离子浓度下降时，甲状旁腺释放 PTH，释放入血的 PTH 作用于骨骼和肾脏，通过增加骨骼破骨细胞和对钙离子的释放、增加肾小管对钙离子的重吸收，使血清中的钙浓度增加。甲旁减是由于 PTH 分泌减少或功能障碍所致的一种临床综合征。由于缺乏 PTH 的作用，破骨细胞活性下降使钙从骨质中的流出减少、尿钙排泄增加、肾脏转化外源性维生素 D 为 1,25(OH)2D 活性维生素 D 的能力减弱、肠钙吸收能力减弱等，出现血清钙减低的表现。此外，PTH 缺乏也会增加肾小管对磷的重吸收，所以患者往往伴有高磷血症。

颈部手术导致甲状旁腺受损或被移除是最常见的甲旁减病因，甲状腺手术后甲旁减的发生率为 7.6%，其中 25% 为永久性甲旁减。术后甲旁减和其他病因所致甲旁减临床表现一致，主要表现为低血钙相关的神经肌肉应激性增加（如肌肉痉挛、喉痉挛、手足搐搦等），神经系统异常（如注意力不集中、记忆力减退等），外胚层组织营养变性、骨骼改变、胃肠道征象、心血管异常或转移性钙化（如泌尿系统结石、基底节钙化、白内障）等症状和体征。辅助检查可发现血钙降低、血磷升高、尿钙增加、骨转换减慢等。永久性甲旁减患者需要长期治疗。甲旁减长期治疗的常规推荐方案为口服钙剂和维生素 D（活性维生素 D 如骨化三醇为主），对于接受钙剂和维生素 D 治疗的甲旁减患者，其治疗的目标是控制低钙血症症状、避免出现手足搐搦发作、使血清钙正常低限或接近正常（2.0 ~2.5mmol/L）、尿钙 < 300 ~ 350mg/24h、减少甲旁减并发症的发生和避免维生素 D 中毒。甲旁减是最后几种无常规替代治疗药物的激素缺乏性疾病之一。虽然近年来在重组人 PTH 合成和应用方面取得了很大突破，但重组 PTH 问世时间短，疗效和安全性仍需更

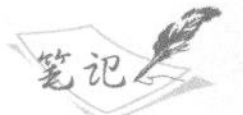

多大样本数据支持，且价格非常昂贵，因此其被广泛用于甲旁减治疗尚需时日。

正常女性在妊娠期间钙调节相关激素如甲状旁腺激素、降钙素、1,25（OH）2D 活性维生素 D 及胎盘分泌的 PTH 相关蛋白（PTHrP）发生一系列生理性变化，甲旁减患者合并妊娠后，妊娠期间母体的钙和维生素 D 的需求量明显增加，相比非妊娠状态，患者血清钙的目标更加严格。而患者之间存在个体差异，甲旁减合并妊娠者的血钙水平和用药剂量难以预测，同一治疗方案在不同孕期表现出的疗效也不恒定，因此甲旁减合并妊娠患者在确保母体充分补充钙和骨化三醇的同时，必须密切监测、及时调整用药，维持血清校正钙或离子钙于正常范围。此外，由于妊娠期间尿钙排出增加（特别在需要增加钙剂补充量的患者中），需警惕甲旁减的肾脏并发症（肾结石、肾功能损伤等）的发生，避免尿钙超过 300～350mg/d 和/或钙磷乘积超过 $55mg^2/dl^2$（$4.4mmol^2/L^2$）。

2015 年欧洲内分泌学会发布的《成人慢性甲状旁腺功能减退症临床治疗指南》及 2016 年美国内分泌学甲旁减管理声明和指南建议：①妊娠期甲旁减女性仍需补充钙剂和活性维生素 D，因血钙水平可能有较大波动，应用半衰期短的活性维生素 D 制剂较普通维生素 D 更为安全合理；②妊娠期间密切监测血清钙（校正钙或离子钙）水平（每 2～3 周监测 1 次），并根据离子水平调整用药剂量，维持血清钙于正常低至中值，避免低钙血症和高钙血症；③如口服钙剂或骨化三醇的剂量改变，1～2 周内复查血钙；④监测血清磷、血清镁、尿钙和肾小球滤过率，并控制其于正常范围内；⑤妊娠期避免使用氢氯噻嗪降低尿钙，禁用重组人 PTH；⑥产后立即对新生儿进行评估并监测其血清钙。

笔记

病例点评

甲旁减合并妊娠是一种少见的临床情形。但随着近年来育龄女性甲状腺癌发病率和甲状腺手术数量升高，遇到此类病例的概率增大。在甲旁减合并妊娠时，妊娠给母体带来了的一系列生理改变，也对母体的血钙平衡有更严格的要求。所以，此时的甲旁减患者面临着复杂的病理生理环境，需要及时和精细地调整治疗目标和处理方案。了解现有甲旁减治疗手段的原理和局限性，密切监测妊娠期钙磷代谢水平，有助于我们及时调整和优化治疗方案，帮助产妇和胎儿获得最佳健康结局。

参考文献

1. Powers J, Joy K, Ruscio A, et al. Prevalence and incidence of hypoparathyroidism in the United States using a large claims database. J Bone Miner Res, 2013, 28 (12): 2570 - 2576.
2. Bollerslev J, Rejnmark L, Marcocci C, et al. European Society of Endocrinology Clinical Guideline: Treatment of chronic hypoparathyroidism in adults. European Journal of Endocrinology, 2015, 173 (2): G1 - G20.
3. Brandi ML, Bilezikian JP, Shoback D, et al. Management of Hypoparathyroidism: Summary Statement and Guidelines. J ClinEndocrinolMetab, 2016, 101 (6): 2273 - 2283.

笔记

021 假性甲状旁腺功能减退症二例

病历摘要

患者一，女，16 岁（姐姐）。主诉：周身皮肤硬结生长 13 年，身高停止生长 1 年。

【现病史】患者于 1993 年 2 月正常顺产出生，3 岁时发现周身生长皮肤硬结，无疼痛，并且每年于受凉或情绪激动后出现周身抽搐，口吐白沫，无大小便失禁，发作时意识清醒，未进行治疗。今年 2 月于当地医院行左肘关节及左足跟底部硬结手术切除术，术后病理发现为磷酸钙沉积，并怀疑甲状腺功能低下。近 1 年家属发现患者身高无增长，为求系统诊治入我院。病来有时左颞侧头痛，无胸闷、气短，无心悸，无怕冷、怕热及多汗，无腹痛，无恶心、呕吐，无尿痛，无口渴，多饮，多尿，食欲睡眠可，大便每1 ~2 天一次，成形。近期体重无明显变化，体力一般。学习成绩差，1 年前月经来潮，今年 2 月末次月经。

【既往史及家族史】今年 2 月行左肘关节及足跟底部皮肤硬结手术切除术，否认肝炎、结核病史，否认外伤史，无特殊用药史，无粉尘及有害毒物接触史。家族史：其弟、其母皮肤均可见硬结生长。

患者二，男，8 岁（弟弟）。主诉：周身皮肤硬结生长 5 年，生长缓慢 2 年。

【现病史】患者 2000 年 8 月足月剖宫产出生，母乳加奶粉喂

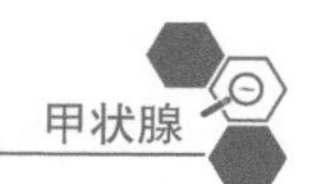

养，4 岁始周身皮肤出现硬结，于左足跟、左臀部、右肘处、右眉弓及前胸部可见硬结生长，小者呈米粒大小，大者约 4cm×4cm，无痛痒，逐年生长，近年来生长较快，未系统诊治。近 2 年发现生长缓慢，2 年间生长 5cm 左右。出生时体重 6 斤，8 个月长至 18kg，断奶后逐渐消瘦，近年来体重无明显变化。8 岁始换牙，自诉牙齿生长缓慢。病来无抽搐发作，无头痛，无视力减退，无周身疼痛，无胸闷、气短，无怕冷、怕热，无恶心、呕吐，无口渴、多饮，偏食（喜肉食），大便每 1～3 天一次，夜间有盗汗，睡梦中叫喊，智力正常。

【既往史及家族史】既往体健，家族史：其姐、其母皮肤均可见硬结生长。

【体格检查】

（1）（患者一，姐姐）T 36.6℃，P 76 次/分，BP 110/70mmHg，R 18 次/分。身高 136cm，体重 42kg，坐高 78cm，指间距 137cm，上部量 67cm，下部量 69cm，腰围 66cm，臀围 91cm，WHR 0.82，神情，言语流利，反应尚可，圆脸，短颈，无胡须或多血质貌，牙齿排列不齐，甲状腺不大，双肺呼吸音清，未闻及干湿啰音，心率 76 次/分，律齐，各瓣膜听诊区未闻及病理性杂音，双侧乳房未触及结节，腹软，无压痛，肝脾肋下未触及，双下肢轻度指压痕。未见短指（趾）畸形，未见颈蹼，周身（头部、腹部、下肢、后背部）可见多处硬结生长，最大约 1.5cm×1.5cm，最小约米粒大小，散在分布，无红肿压痛，腋毛及阴毛极少量生长，小阴唇肥大，阴蒂色素沉着，面神经叩击征（-），束臂加压试验（+）。

（2）（患者二，弟弟）T 36.3℃，P 84 次/分，R 18 次/分，BP 90/55mmHg，身高 118cm，体重 21kg，BMI 15.08kg/m^2，上部量 60cm，下部量 55cm，坐高 62cm，指尖距 108cm，神清语明，圆脸，右眉

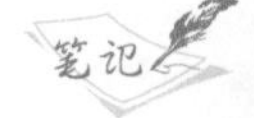

弓可见骨性突起，活动度差，未见胡须生长，牙釉质发育不良，甲状腺不大，心肺腹查体无异常，下肢不肿。胸腹部、右肘部、左足跟及左臀部可及硬结生长，大者 4cm×4cm，小者如米粒大小，无触痛及红肿。未见腋毛、阴毛生长，无乳房发育，阴茎长度 4cm，阴囊未见色素沉着，右侧睾丸 1.5cm×1.5cm，质偏韧，左侧阴囊内未触及睾丸。面神经叩击征及束臂加压试验均阴性。

【实验室及影像学检查】

患者一，姐姐：

（1）甲功甲炎：FT_3 为 3.62pmol/L，FT_4 为 8.72↓pmol/L，TSH 为 12.22↑mIU/L，TGAb 为 20.9↑IU/L，TPOAb 为 1.21IU/L。

（2）甲旁素骨钙系列（表 21－1）。

表 21－1 甲旁素骨钙系列

指标/日期	7 月 29 日	7 月 30 日
PTH(pmol/L)	76.20 列	78.10 列
降钙素(pmol/L)	0.85	0.73
骨钙素(μg/L)	5.49L	5.30L

（3）血清钙镁磷水平（表 21－2，图 21－1）。

表 21－2 血清钙镁磷水平

指标/日期	7 月 28 日	7 月 29 日	7 月 30 日	7 月 31 日	8 月 1 日	8 月 2 日	8 月 3 日	8 月 4 日	8 月 5 日	8 月 6 日
Ca(mmol/L)	1.17↓	1.26↓	1.27↓	1.23↓	1.34↓	1.33↓	1.37↓	1.45↓	1.46↓	1.44↓
P(mmol/L)	2.81↑	2.99↑	2.97↑	2.78↑	2.75↑	2.43↑	2.62↑	2.71↑	2.76↑	2.59↑
Mg(mmol/L)	0.62↓	0.83	0.91	0.85	1.21	0.71	0.93	0.89	0.88	0.79

（4）影像学检查：头部 CT：脑内多发高密度影，可疑代谢性疾病。双腕正侧位：未见异常双手正位，双手指骨轻度缩短。双肘

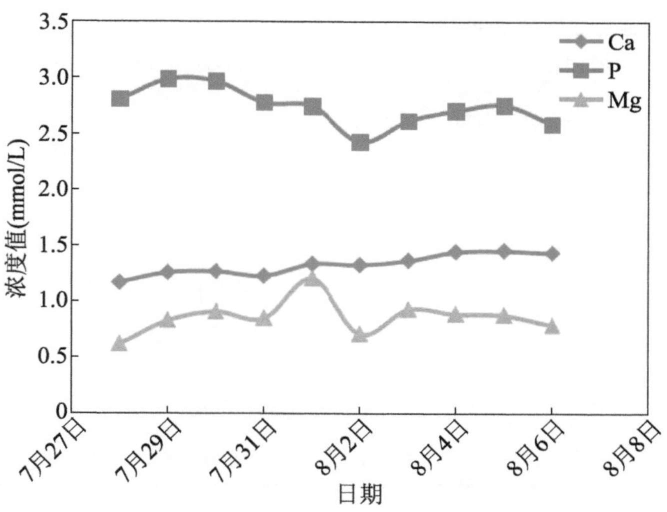

图 21－1　血清钙镁磷水平随时间的变化

关节正侧位：未见异常。眼底：先天性白内障。盆腔超声：子宫稍小。乳腺超声：双乳腺腺体发育不完全。

患者二，弟弟：

（1）激素系列（表 21－3）。

表 21－3　激素系列

LH(mIU/ml)	<0.1↓	GH(mIU/L)	1.24
FSH(mIU/ml)	0.26↓	TSH(mIU/L)	18.1872↑
睾酮(mmol/L)	<0.69↓	脱氢表雄酮(μmol/L)	<0.41↓
雄烯二酮(mmol/L)	<1.05↓	甲状腺抗体、FT_3、FT_4	正常

（2）甲旁素骨钙系列（表 21－4，图 21－2）。

表 21－4　甲旁素骨钙系列

日期｜离子	Ca mmol/L↓	P mmol/L↑	Mg mmol/L	PTH pmol/L	降钙素 pmol/L	骨钙素 μg/L
7 月 30 日	2.03	1.82	0.9			
7 月 31 日	2.13	1.94	1	28↑	7.81↑	4.52
8 月 1 日	2.09	2.04	1.04			

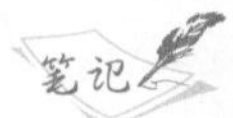

（续）

日期|离子	Ca mmol/L↓	P mmol/L↑	Mg mmol/L	PTH pmol/L	降钙素 pmol/L	骨钙素 μg/L
8月2日	2.04	1.81	0.8			
8月3日	2.03	2.08	1.01			
8月4日	1.99	2.03	0.93			
8月5日	1.97	2.14	0.98	43.2↑	4.24	6.68↑
8月6日	2.1	2	1.09			
指标	URCa	URP	URMg	URK	URNa	URCl
浓度	0.07	20.4	2.74	59.06	47	62.7

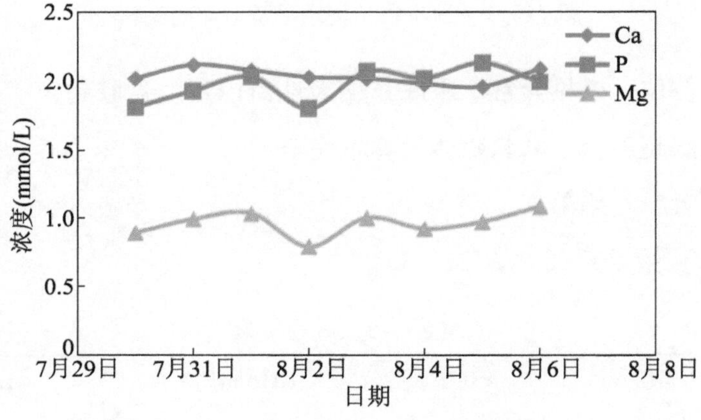

图21－2　血清钙、镁、磷水平随时间的变化

（3）影像学检查：头部CT：右顶叶高密度影。胸片：未见异常。双手、双腕正侧位：未见异常。臀部正位片：左侧坐骨下方软组织重叠区不规则片状高密度影。眼底：先天性白内障。超声：甲状腺体积偏小，右叶增生结节，双颈部淋巴结肿大。肝胆脾胰双肾膀胱未见占位性所见，双阴囊隐睾改变。

【诊断】

姐姐：①假性甲状旁腺功能减退症；②甲状腺功能减退症。

弟弟：①假性甲状旁腺功能减退症；②亚临床甲状腺功能减退

症；③隐睾症。

【治疗方法】

姐姐：①补钙：钙尔奇 D 0.6g qd；②活性维生素 D_3：罗盖全 0.25g bid；③甲状腺激素替代：优甲乐 25μg qd。

弟弟：①补钙：小儿钙尔奇 D 0.3g qd 嚼服；②活性维生素 D_3：罗盖全 0.25g qd；③甲状腺激素替代：优甲乐 25μg qd。

病例分析

本组患者一诊断假性甲状旁腺功能减退症明确。本组患者存在皮肤硬结，抽搐，但抽搐时意识清醒，且患者存在身材矮小智力降低等表现。且其母、其弟均见硬结，查体为圆脸、矮胖，考虑患者为 PHP－Ⅰa 型存在 AHO 体型（AHO 体型：身材矮粗、体型偏胖、脸圆、颈短、盾状胸），牙齿生长缓慢存在低钙。实验室检查本组患者存在高 PTH、低钙、高磷血症，患者一脑内多发高密度影，考虑钙沉积，双手指骨轻度缩短，考虑 AHO 指过短，为其特异性表现，眼底见白内障，有可能与其基因缺陷慢性低钙高磷导致。患者二同样可见右顶叶高密度影，同样考虑钙沉积，白内障考虑慢性低钙高磷导致。另外姐弟俩均存在性腺发育不全，姐姐乳腺发育不全，弟弟隐睾症。

病例点评

假性甲旁减是一种遗传性疾病，通常由于母亲或父亲编码的鸟嘌呤核苷酸结合蛋白 α 刺激激活多肽即 *GNAS* 基因突变导致，*GNAS* 主要与编码 GTP 结合蛋白的 α（Gsα）相关亚基。由于 Gsα 主要表

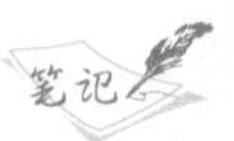

达于近端肾小管，脑垂体，性腺，甲状腺，所以本病可能会存在其他相关激素的抵抗。如其中一个亚型（PHP－Ⅰa）除了存在 PTH 抵抗外，还有其他诸如 TSH，促性腺激素，生长激素释放激素（GHRH）等激素的抵抗。

本病主要是由于 PTH 受体缺陷导致 PTH 对靶器官作用受阻，从而出现近似甲状旁腺功能减退的临床表现，如低钙，高磷，PTH 增高，伴或不伴有维生素 D 的缺乏。同时，患者常伴有先天发育异常。其病理机制主要是由于 G 蛋白功能失调从而改变了肾小管对于钙的重吸收，从而导致血钙降低，而血钙降低则刺激甲状旁腺增生，导致 PTH 分泌的增加。根据其特征性的表现，可将假性甲旁减分为以下 5 种亚型，即 PHP－Ⅰa，PHP－Ⅰb，PHP－Ⅰc，PHP－Ⅱ及 PPHP（表 21－5）。

表 21－5　假性甲旁减分以下 5 种亚型

指标 类型	AHO	尿 cAMP、Pi 对 PTH 的反应	血钙	激素抵抗部位	Gs（刺激性 G 蛋白亚基）α 活性	遗传	分子缺陷
Ⅰa 型 PHP	有	均无	低或正常	全程	下降	常显	*GNAS1* 突变
Ⅰb 型 PHP	无	cAMP 增加，Pi 不增加	低	PTH 靶器官	正常	常显	*GNAS* 低甲基化
Ⅰc 型	有	均无	低	全程	正常	未知	未知
Ⅱ型 PHP	无	cAMP 无，Pi 有	低	PTH 靶器官	正常	未知	未知
PPHP	有	均正常	正常	无	下降	常显	*GNAS1* 突变

其中，在Ⅰa 类型中，存在由于 *GNAS1* 突变导致的遗传性阿尔伯特骨营养不良（即 AHO），该症状主要表现为身材矮小，圆脸，

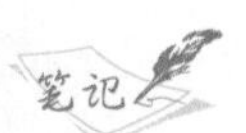

指过短，异位成骨，智力异常，皮下结节等，约半数患者的基底节中发现有无定形的钙和磷酸盐沉积。部分患者可有颅骨增厚，牙釉缺陷和牙不萌出，髋外翻或髋内翻，桡骨和肱骨弯曲，嗅觉和味觉减退及肤纹异常等。其中的指过短为假性甲旁减的一个特异性症状，通常发生在四、五指节，且为对称性分布，患者可于5岁之后表现出来，尽管其出现有利于本病的诊断及分型，但在幼儿早期不能及时表现出来，可能会影响疾病的早期诊断及治疗，因此，全面的血清学、影像学、精神及基因学检查显得尤为重要。Ⅰa的另一个特殊表现即为双向障碍，研究发现，纠正钙及维生素D能缓解其症状及精神病药物的使用剂量。患者存在情绪低落、认知障碍，如记忆力，注意力及专注力低下，慢性失眠及自杀倾向。

研究表明，高血浓度的PTH会导致神经退行性变化。研究发现，当患者的血钙及维生素D明显降低时，患者会有情绪低落、易怒、认知障碍及自杀倾向。而当补充了钙及维生素D后发现患者情绪好转，但究其原因是钙还是维生素D的作用目前尚不可知。众所周知，钙离子与神经元的传导，如兴奋传导及突触形成息息相关，因此，在PHP－Ⅰa存在精神障碍时，补充维生素D及血钙是极其必要的，可以帮助缓解精神症状。

Ⅰb主要由于*GNAS*低甲基化导致，且不伴随AHO的症状，且由于Ⅰb型缺少特殊的临床表现，因此其亚临床的症状如低钙高磷可能会被忽视，而慢性的高钙低磷会导致严重并发症如颅内钙化、帕金森病、白内障、心衰及Q－T间期延长等，因此诊断亚临床低钙十分重要。若患者存在持续性的PTH增高则应考虑检测GNAS，进一步明确诊断。如果患者诊断为PHP－Ⅰa而仅有AHO的症状，则考虑其为PPHP，此类亚型通常是由于父亲遗传所导致。除此以外，患者在新生时期存在体重过低的临床特点，且PPHP患者表现

笔记

的宫内生长迟缓相比于能观察到症状的PHP－Ⅰa患者要严重得多，研究表明*GNAS*突变及失活与宫内生长阻滞相关，且此种缺陷在父亲遗传导致的PPHP相比于母亲遗传导致的PHP－Ⅰa要严重的多。同时也解释为何PPHP患者会表现出新生体重偏低。对于PHP－Ⅰa及PPHP不是十分容易鉴别，因此，最好检测父母的基因，若无法获取时，患者血中的RNA分析同样可以帮助我们进行分子诊断。尽管从父亲遗传了*GNAS*的突变基因导致了活性的降低，患者表现出PTH水平的增高并有血磷正常或稍高同时伴有正常的血钙水平，增高的PTH水平与维生素D的水平不相关，这些发现与近曲小管存在轻微的PTH抵抗相一致。研究同时发现，在年轻PPHP患者中，缺少了父亲的Gsα表达可能会导致PTH抵抗，但PTH抵抗会随着年龄的增长而逐渐缓解。实验发现，父系等位基因*Gsα*的表达在小鼠的肾近曲小管中的作用早期为50%，而成年后则降为34%，提示了父亲此等位基因在青年时的重要作用。此外，尽管PPHP的患者不存在其他的激素抵抗，但是在一些病例中，患者可能存在生长激素缺乏的表现，既往研究中显示PPHP患者存在生长激素缺乏及GHRH刺激反应减缓的症状。因此提示，至少在一些病例中，父亲的*Gsα*突变同样也会导致GHRH抵抗。存在GHRH抵抗的患者可以有XLas的缺乏，此为父亲表达的*Gsα*的变异体，其在垂体中大量存在且可以模拟*Gsα*的功能。此外一些研究中表现PPHP的患者可能还会存在轻微的TSH抵抗，因此有时可能会把PPHP误诊为PHP－Ⅰa，同时也存在一些PHP－Ⅰa的患者后期变为PPHP，总之，PHP－Ⅰa与PPHP在临床上难以区分，因此及时评估父亲、母亲的*GNAS*对于诊断尤为重要。

患者的诊断主要是存在甲状旁腺激素抵抗，低钙高磷，或其他AHO典型表现及特异的影像学表现，基因检测能确定其发病。

笔记

治疗多使用钙剂及维生素 D_3，目标是维持正常血钙从而降低PTH，应用钙剂治疗后，可以明显降低 PTH 及血磷水平。所有亚型假性甲旁减的治疗目的均为保持正常的血钙浓度，从而维持 PTH 浓度在正常范围内。当患者存在癫痫发作时，我们甚至可以抗癫痫药物，如左乙拉西坦来维持患者镇定，避免受伤。抽搐及癫痫一般发生在老人与小孩身上，因此年轻人新发生抽搐或癫痫应该引起警惕，考虑是否存在继发原因，如假性甲旁减。

参考文献

1. Virágh K, Töke J, Sallai A, et al. Gradual development of brachydactyly in pseudohypoparathyroidism. J Clin Endocrinol Metab, 2014, 99 (6): 1945 – 1946.
2. Kadilli I, Colicchio S, Guglielmo R, et al. Clinical insights by the presence of bipolar disorder in pseudohypoparathyroidism type 1A. Gen Hosp Psychiatry, 2015, 37 (5): 497, e3, e5.
3. Elli FM, de Sanctis L, Peverelli E, et al. Autosomal dominant pseudohypoparathyroidism type Ib: a novel inherited deletion ablating STX16 causes loss of imprinting at the A/B DMR. J Clin Endocrinol Metab, 2014, 99 (4): E724 – E728.
4. Bakker B, Sonneveld L J, Woltering M C, et al. A Girl With Beckwith – Wiedemann Syndrome and Pseudohypoparathyroidism Type 1B Due to Multiple Imprinting Defects. J Clin Endocrinol Metab, 2015, 100 (11): 3963 – 3966.
5. Turan S, Thiele S, Tafaj O, et al. Evidence of hormone resistance in a pseudo – pseudohypoparathyroidism patient with a novel paternal mutation in GNAS. Bone, 2015, 71: 53 – 57.
6. Ritter C, Göbel C H, Liebig T, et al. An epigenetic cause of seizures and brain calcification: pseudohypoparathyroidism. Lancet, 2015, 385 (9979): 1802.

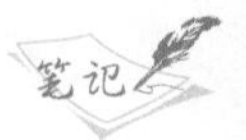

022 甲状腺癌伴骨转移一例

病历摘要

患者，女，59 岁。以“骨痛 2 年余，发现甲状腺癌骨转移 3 个月”为主诉。

患者 2 年余前左侧锁骨轻微骨裂未具体治疗，1 年前因锻炼再次骨折且颈前疼痛行锁骨 CT 检查，意外发现颈前肿物，甲状腺超声：左叶 2 个低回声结节大小分别为 16mm×11mm 及 10mm×5mm，形整界洁，大者伴环状钙化。甲功甲炎：TSH 较正常值略增高（5.047mIU/L）遂行左侧甲状腺切除术，病理结果示左结节性甲状腺肿伴腺瘤样增生，细胞生长活跃。3 个月前，左侧锁骨关节活动不便，于北京积水潭医院就诊，行左锁骨 CT 平扫 + 增强，结果所见：左锁骨中段骨质破坏，局部略膨胀、中断，并见不规则软组织肿块影，需除外转移性病变。MRI 平扫 + 增强：左锁骨病变伴病理骨折，全身骨扫描结果示左侧锁骨中断、T10 椎体放射性分布不均匀增高，骨骼其余部分放射性分布大致正常。为明确病变性质行左锁骨穿刺活检：初步诊断转移癌。将甲状腺肿物切除标本重新送检：未见明确的甲状腺滤泡状癌证据，可能是酷似腺瘤样结构的高分化滤泡性腺癌，HE 条件下染色部分细胞与左侧锁骨穿刺活检标本的腺瘤有相似之处。2 个月前于中国人民解放军火箭军总医院行 PET - CT：左锁骨、T9 及附件骨溶骨性破坏，摄取增高，考虑肿瘤性病变；C5 椎体、左侧第一肋、左侧肱骨上端摄取增高，不除外

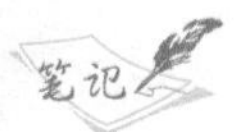

肿瘤性病变。后于北京肿瘤医院将甲状腺肿物切除标本及左锁骨穿刺标本再次送检，结果示甲状腺：结节性甲状腺肿伴局部钙化，左锁骨：可见分化较好的甲状腺滤泡组织，结合病史考虑为甲状腺滤泡癌转移。

患者目前为确定进一步诊疗计划入我科，病来患者无视物模糊，无头晕、头痛，无发热、寒战，无咳嗽、咳痰，无胸闷、气短，无心前区疼痛，无恶心、呕吐，无腹痛、腹泻，无尿频、尿急及尿痛，饮食及睡眠可，精神及体力可，二便正常，近期体重无明明显改变。

【既往史】 见图 22－1。

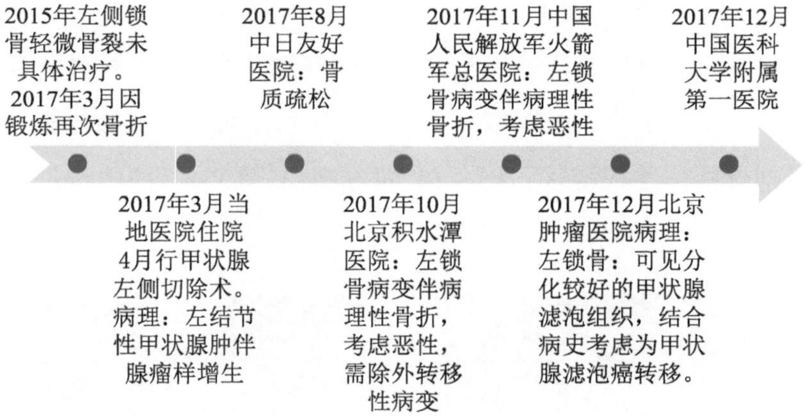

图 22－1 患者既往史

【体格检查】 身高 158cm，体重 55kg，BMI：22.03kg/m^2。神清语明，查体合作。无颜面潮红及深大呼吸，全身皮肤黏膜无黄染及出血点，颈软，甲状腺无肿大及触痛，无颈静脉怒张，心、肺、腹查体未见异常。全身淋巴结未触及肿大，双下肢无浮肿，双足背动脉搏动可。

【实验室及影像学检查】

（1）血常规、离子、甲旁素骨钙系列、血清肿瘤标志物、便常

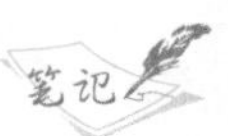

规、便隐血、凝血、尿酸、糖化等正常，血清甲状腺球蛋白测定：TG > 300.00ng/ml，稀释复查后：TG：6550.00ng/ml，甲状腺及淋巴结三维多普勒超声示甲状腺术后，左叶未显示，右叶见多个结节，大者位于中上部，大小约 1.3mm × 1.3mm，呈低回声，内回声均匀，未见明显彩色血流（TI - RADS 3 级），双颈部未见明显异常肿大淋巴结。肝胆脾胰彩色多普勒超声，结果示肝囊肿，膀胱前壁外凸性囊性回声。

（2）椎体 MRI（图 22 - 2，图 22 - 3）：C5、C6 椎体分别可见类圆形低信号、高信号影，边缘较清。C5 椎体低信号影，性质待定，结合其他检查或增强扫描，C6 椎体脂肪瘤或血管瘤，T10 椎体略变扁，骨质呈 T_1 等 T_2 稍低信号影，信号信号混杂，后缘皮质连续性中断，异常信号压迫椎管，硬膜囊间隙消失。T10 椎体骨质破坏并椎管受侵狭窄，椎体略压缩变扁，转移瘤可能大。腰椎退行性变，部分椎体终板变性，L3 - S1 间盘膨出，L3 - 5 椎间盘纤维环撕裂。

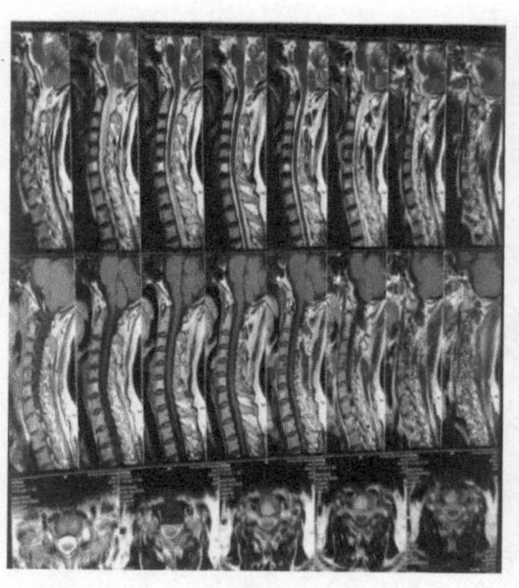
图 22 - 2　颈椎 MRI 平扫

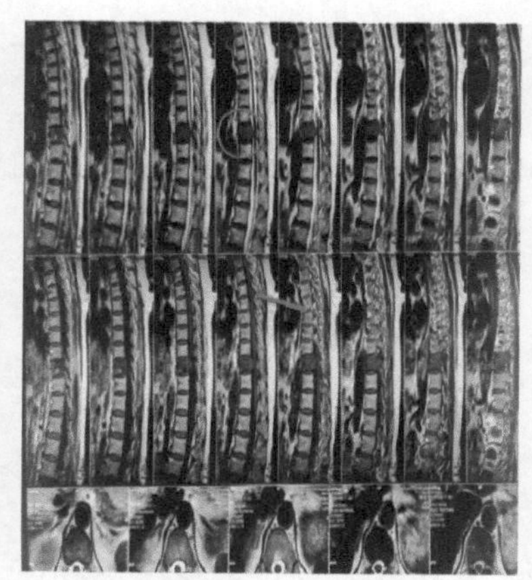
图 22 - 3　胸椎 MRI 平扫

（3）我院重新送检标本，左甲状腺：符合具有恶性潜能的滤泡性肿瘤，左锁骨穿刺活检：形态学符合甲状腺滤泡性肿瘤，结合病

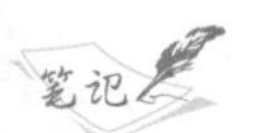

史考虑为滤泡癌转移。

【诊断】①滤泡状甲状腺癌，②泡状甲状腺癌骨转移，③左侧甲状腺切除术后，④骨质疏松症。

【治疗方法】①患者于甲状腺外科行甲状腺右叶切除术，病理报告为结节性甲状腺肿；②于外院骨科行左锁骨转移病灶的切除术（术后病理为：甲状腺癌转移）；③于核医学科行碘131治疗；④若^{131}I治疗后效果不好（表22－1），可考虑外放射姑息治疗。

表22－1　术后甲功情况

指标	甲状腺术后	^{131}I治疗前	^{131}I治疗后3个月	参考范围
TSH(mIU/L)	1.7339	58.4059	0.0534	0.35～4.94
FT_4(pmol/L)	16.04	5.68	15.74	9.01～19.05
FT_3(pmol/L)	3.63	2.87	4.93	2.63～5.7
Tg(ng/ml)	>300	>300	4.14	1.6～59.9

注：患者术后出现甲状腺功能减退，调整优甲乐100μg早餐前口服。

病例分析

（1）滤泡状甲状腺癌占甲状腺癌15%～20%，恶性程度较高，33%可经血运转移到肺、骨等。虽甲状腺乳头状癌发病率远高于滤泡状癌，但甲状腺滤泡状癌转移率高于甲状腺乳头状癌。对于滤泡状甲状腺癌骨转移的一些患者以骨科肿瘤或伴骨折为首发症状，术后病理证实为甲状腺癌，这时需行甲状腺和颈淋巴结超声、Tg、TgAb等相关检查。通常可发现甲状腺原发病灶（或过去有甲状腺“结节”手术史），Tg异常增高。该患者即是通过转移灶而确定原发灶，两次甲状腺手术病理均提示结节性甲状腺肿，未见明确的甲状腺滤泡状癌证据。

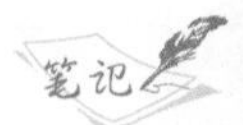

（2）对于滤泡癌与滤泡性腺瘤的鉴别：在大体上，滤泡癌与滤泡型腺瘤相似。显微镜下，肿瘤呈小滤泡型或小梁型等组织结构相同的细胞形态，两者均可见到出血、坏死、梗死、分裂象。滤泡性肿瘤缺乏乳头状癌的特征性结构，区分滤泡癌与腺瘤的唯一标准是滤泡癌具有血管和（或）包膜侵犯，两者必具其一，这意味着可靠区分两者需要在肿瘤与甲状腺交界处仔细检查。①包膜浸润：必须完全穿透纤维包膜即瘤巢必须超过包膜的外轮廓假想线。②血管浸润要具备两个条件：A. 包膜中或包膜外的血管；B. 血管中的肿瘤团块由血管内皮细胞包绕。图 22 – 4 能够直观看到可以诊断的滤泡性甲状腺癌：图中 C、D、E、H 可明确诊断为滤泡状甲状腺癌。

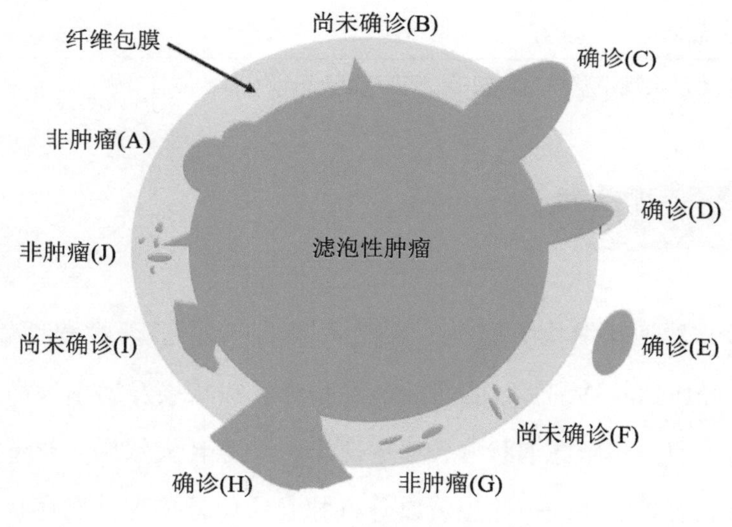

图 22 – 4　滤泡性甲状腺癌诊断区

（3）对于病理取材，建议小于 2cm，全取；大于 2cm 的，每厘米大小至少取 1 块，应取至少 0.5cm 厚的全部包膜环带，包括肿块、包膜及边缘未受累的甲状腺实质。重点取包膜较厚、厚薄不均处，色泽质地不同区域、可疑浸润区域。

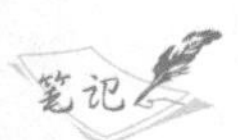

（4）甲状腺癌骨转移治疗方案。

①手术治疗：甲状腺：甲状腺癌伴骨转移时，需行甲状腺全切，乳头状癌需行常规中央区和治疗性颈侧区淋巴结清扫，滤泡状癌行治疗性淋巴结清扫。骨：孤立的有症状的转移灶应考虑完全性外科手术切除，特别是病情进展缓慢的患者。已形成较大体积、实质性肿块的转移灶或合并骨质破坏的骨转移灶，即使病灶明显摄取^{131}I，也应优先考虑手术，术后再根据病情辅以^{131}I 治疗。

②放射性碘治疗：^{131}I 对骨转移病灶治疗的疗效不如肺转移病灶，但大部分患者经过治疗后病情稳定，部分患者的转移病灶数量可减少或消失。虽然^{131}I 很难治愈骨转移灶，但可以改善患者生存质量、延长生存期，故对摄碘的骨转移病灶宜进行^{131}I 治疗。在甲状腺癌骨转移的患者中大约一半患者病灶摄取碘，而在病灶摄取碘的患者中，30%～50% 的患者完全反应。清灶治疗 6 个月后，可进行疗效评估。如治疗有效（血清 Tg 持续下降，影像学检查显示转移灶缩小、减少），可重复清灶治疗。若清灶治疗后血清 Tg 仍持续升高，或影像学检查显示转移灶增大、增多，或 PET－CT 发现新增的高代谢病灶，应重新评估患者病情后决定是否继续行^{131}I 治疗。

③外放射治疗：肉眼可见、不能切除的颈部残余肿瘤；骨转移并疼痛；肿瘤转移有可能引发骨折、神经压迫或手术难以缓解局部的压迫症状（如脊柱、骨盆等转移）；^{131}I 治疗无效或转移灶不摄取碘的病例。外放射治疗可在一定程度上缓解骨痛、延缓肿瘤进程及病理性骨折的发生，改善脊髓压迫症状，但对提高患者生存率无明显影响。

④立体定向放射治疗（stereotactic body radiation therapy，SBRT）：SBRT 可以高精度实现少部分目标肿瘤结节的高照射量，减少周围

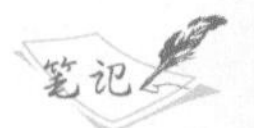

正常组织的照射。据报道，SBRT 对骨转移灶，尤其是事先外科切除的骨转移灶，局部肿瘤控制率从 88% 到 100% 不等，疼痛缓解率为 30%～83% 。

⑤皮下热消融：通过增加（射频消融）或减少（冷冻消融）足够的温度引起细胞不可逆的损伤从而达到破坏肿瘤病灶的目的。皮下热消融对骨病变的快速和长期镇痛方面效果明显，冷冻消融可以治愈或稳定骨病变，可与骨水泥形成联合应用，以巩固骨骼。

⑥双膦酸盐药物治疗：A. 预防骨并发症的发生，例如：骨折、脊柱压迫；B. 抑制破骨细胞介导的骨吸收，并且有抗肿瘤的作用。有研究表明分化型甲状腺癌患者使用双膦酸盐后骨痛有所缓解、一般状态和生存质量有所提高，但缺乏大样本研究。

⑦椎体成形术：A. 缓解疼痛；B. 稳定脊柱。可与冷冻消融联合应用。

⑧血管栓塞：A. 姑息治疗缓解疼痛；B. 术前减少出血。

病例点评

甲状腺癌骨转移任何单一治疗效果均有明显局限，需综合治疗才能达到理想效果。对甲状腺癌骨转移患者首先需行原发灶切除即行双侧甲状腺全切，必要时附加双侧颈部淋巴结清扫。此时应尽可能完整切除甲状腺及转移淋巴结以减少同位素治疗负担。对转移灶可切除的患者首选转移灶完整切除，可分期或一期联合手术。术后辅助 ^{131}I 治疗。对无法手术患者也可姑息切除或骨水泥辅助 ^{131}I 治疗，且对所有患者常规行 TSH 抑制治疗。

笔记

023 甲状腺淋巴瘤

病历摘要

患者，女，75 岁。因“发现颈部肿物 20 余天，呼吸困难逐渐加重 5 天”入院。

患者 20 余天前发现双侧颈部肿大，伴吞咽困难，饮水进食呛咳，咽部疼痛。肿物轻压痛。2018 年 8 月 10 日于我院门诊行甲功甲炎、甲状腺及颈部淋巴结超声检查，TgAb、TPOAb、TSH 指标均有升高，且超声提示：甲状腺右叶回声，考虑炎症可能性大，不除外既往有慢性淋巴细胞性甲状腺炎（桥本病）；甲状腺左叶腺体回声，考虑桥本病，血管扩张；结合甲功，显示左颈部淋巴结、右颈部淋巴结Ⅱ区淋巴结液性变，Ⅴ区淋巴结回声减低不均匀，血流丰富。2018 年 8 月 24 日复查超声示肿物较前增大（具体不详），伴呼吸困难加重，不能平卧。2018 年 8 月 29 日喉 CT 平扫示右颈部占位病变，合并右颈部淋巴结肿大，恶性可能大。患者病来偶有胸闷、气短。无视物模糊，无头晕、头痛，无发热、寒战，无心前区疼痛，无恶心、呕吐，无腹痛、腹泻，无尿频、尿急及尿痛，饮食可、睡眠差，二便正常，近期体重无明显改变。

【既往史】 既往慢性支气管炎病史 30 余年。

【体格检查】

T 36.4℃，P 80 次/分，R 15 次/分，BP 148/92mmHg。患者神清语明，查体合作。无颜面潮红及深大呼吸，全身皮肤黏膜无黄染

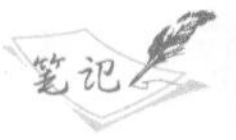

和出血点。可闻及喉鸣音。颈软，右叶甲状腺Ⅲ度肿大、左叶甲状腺Ⅱ度肿大，质韧，可触及结节，活动度差，轻压痛，无颈静脉怒张。心肺查体无异常。双下肢无水肿。

入院后因呼吸困难，闻及喉鸣音，急查喉镜提示：双侧杓区、杓会厌襞黏膜呈增生样改变，遮挡部分声门，右侧下咽侧壁呈膨隆样改变，黏膜尚光滑，双侧声带呈息肉样变，右侧声带内收外展受限，左侧声带运动迟缓，外展不充分，声门闭合不严，双侧室带，双侧咽会厌襞、双侧梨状窝及会厌谷黏膜光滑。考虑患者存在重度喉阻塞，急诊行气管切开术，切除气管前方部分肿物送病理。

【实验室及影像学检查】

（1）血细胞分析：WBC 5.86 × 10^9/L，LY 0.96 × 10^9/L [（1.10 ~ 3.20）× 10^9/L]，中间细胞绝对值（MONO）0.47 × 10^9/L，RBC 4.46 × 10^{12}/L，HGB 137g/L，PLT 217 × 10^9/L；尿常规：SG 1.027（1.015 ~ 1.025），JJEC 2.56/HPF（0.02 ~ 1.60/HPF），JJWBC 3.84/HPF（0.11 ~ 2.83/HPF），JJRBC 1.47/HPF；尿微量蛋白：α1 – MG 15.00mg/L（0.00 ~ 12.00）；粪便隐血：OB 阳性。

（2）血脂：LDL – C 5.37mmol/L（0.00 ~ 3.64mmol/L），TC 7.36mmol/L（0.00 ~ 5.72mmol/L），载脂蛋白 B（apoB）1.55g/L（0.60 ~ 1.17/L），LP(a) 231.58mmol/L（0.00 ~ 75.00mmol/L）；LDH 314U/L（135 ~ 225U/L），肌酸激酶（CK）正常。

（3）凝血四项：APTT 37.6s，PT 13.6s，INR 1.07，Fg 4.72g/L（2.00 ~ 4.00g/L），PTA 89%。

（4）血浆 D – 二聚体测定 0.68μg/ml(FEU) H [0.00 ~ 0.50ml (FEU) H]；动脉血气分析：pH 7.443，PO_2(a) 69.3mmHg（83.0 ~ 108.0mmHg），PCO_2（a）38.4mmHg，$CHCO_3$（aP，st）26.3mmol/L（21.8 ~ 26.2mmol/L），$ctCO_2$ 21.2mmol/L（24.0 ~ 32.0），cBase

笔记

(Ecf) 2.1mmol/L，SO_2(a) 94.0%；肝功、肾功、血糖、血离子、肝炎四项、HIV、梅毒、结明试验、风湿抗体系列、肿瘤标志物等未见异常。甲功和抗体：FT_4 13.67（9.01～19.05）pmol/L，FT_3 3.39（2.63～5.7）pmol/L，TSH 6.827（0.35～4.94）mIU/L，TPOAb 1000（0～5.61）IU/ml，TgAb 262.69（0～4.11）IU/ml。CRP 11.60（0～5.00）。降钙素正常。

【影像学检查】

（1）甲状腺超声（图 23－1）：甲状腺形态不规则；右叶增大 46.9mm×39.9mm×65.5mm，回声不均匀降低、片状、网格状、结节状、上极形态不规则、轮廓不清、与周围组织界限欠清晰、局部被膜显示不清；左叶 20.3mm×17.1mm×41.7mm，回声减低、网格状，彩色血流显示血管扩张；右颈部Ⅱ区淋巴结肿大 36.90mm×16.33mm，呈混合性回声、实质回声欠均匀、有较丰富血流，Ⅴ区淋巴结回声减低不均匀、血流较丰富。

（2）淋巴结超声：肝门、脾门、肾门、胰周、腹后壁大血管周围未见确切肿大淋巴结回声；右颈部可见数个淋巴结回声，大者约 3.39cm×1.01cm，位于Ⅰ区，形态不规则，皮质增厚回声减低；左颈部可见数个淋巴结回声，大者约 1.46cm×0.40cm，位于Ⅱ区以上淋巴结呈条形，可见门样结构；右锁骨上窝可见数个淋巴结回声，大者约 2.00cm×1.18cm，呈低回声，血流丰富；双锁骨下窝、左锁骨上窝未见明显肿大淋巴结。右侧腋窝可见多个淋巴结回声，大者约 1.94cm×0.63cm；左侧腋窝可见多个淋巴结回声，大者约 2.09cm×0.88cm；右侧腹股沟可见数个淋巴结回声，大者约 1.20cm×0.72cm；左侧腹股沟可见数个淋巴结回声，大者约 0.85cm×0.40cm。右颈部、右锁骨上窝淋巴结回声（4 级）；左颈部、双腋窝、双侧腹股沟淋巴结回声（2 级）。

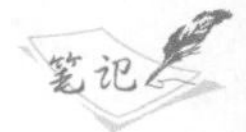

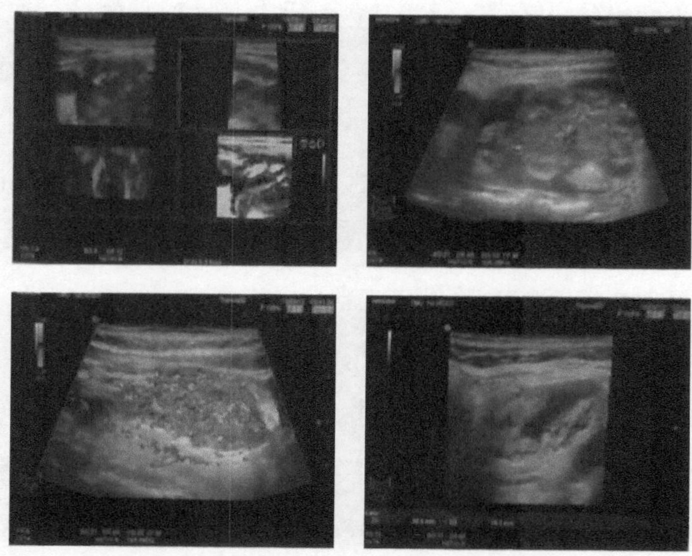

图 23－1　患者甲状腺超声

（3）胸部 CT（图 23－2）：右侧甲状腺明星肿大、其内密度不均、可见散在分布的点状低密度影。双肺可见索条影、双肺下野透光度减低，双侧肺门增大，纵隔居中、其内见肿大淋巴结，肺门及纵隔内淋巴结密度较高、部分伴钙化。

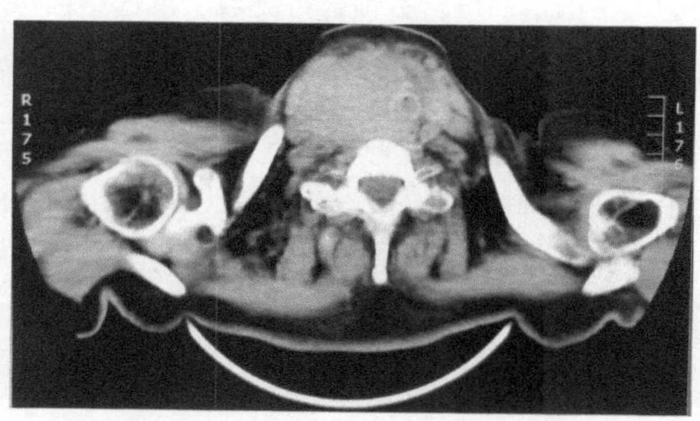

图 23－2　患者胸部 CT 中显示的甲状腺

（4）甲状腺病理（图 23－3）：①肉眼所见：A 甲状腺肿物，组织较细碎，大小共约 1.5cm×1.5cm×1.0cm，灰白，质稍韧，取 3 块，冻底全取 A1（A 的余组织）一变二全取；②镜下所见：AA1

笔记

瘤细胞呈弥散分布，细胞体积大，核大深染，异型性明显，核分裂象易见。免疫组化：ACK19（－）、Galectin－3（弱＋）、HBME－1（－）、Bcl－2（＋）、Bcl－6（＋）、CD10（－）、CD20（＋）、CD23（－）、CD3（散在＋）、CD45（LCA）（＋）、CD5（散在＋）、Calcitonin（－）、ChromograninA（－）、CyclinD1（个别细胞＋）、Ki－67（70%＋）、MUM1（－）、Pax－5（弱＋）、Synaptophysin（－）、TTF－1（－），结合免疫组化考虑弥漫大B细胞淋巴瘤（GCB型）。

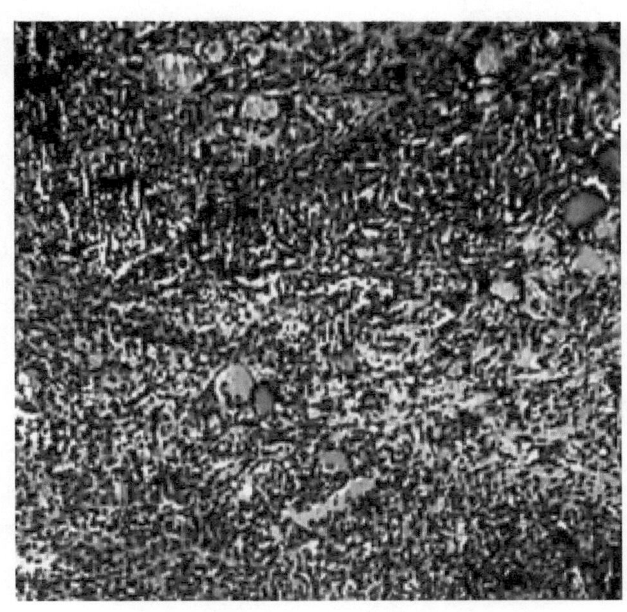

图 23－3　甲状腺病理

（5）骨髓穿刺（图23－4）：骨髓取材满意，涂片、染色佳，骨髓有核细胞增生活跃，无核红细胞/有核细胞＝40.0/1，G占61.6%，E占24.0%，G/E＝2.57/1。①粒细胞系统增生明显活跃，各阶段细胞比值及形态正常；②红细胞系统增生活跃，以中、晚幼红细胞为主，细胞形态正常。成熟红细胞形态正常；③淋巴细胞比值减低，细胞形态正常；④视片一张见巨核细胞16只，血小板散在可见。血片：成熟红细胞及血小板同髓象。免疫分型报告：原始

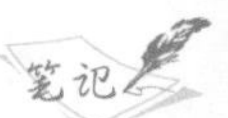

细胞比例不高，P_2 占 14.7%，以 CD3+细胞为主，其中 CD4+/CD8+=0.73；CD19+细胞占 1.6%，kappa/Lambda=2.05，P_4 占 63.6%，为各阶段粒细胞；单核细胞 P_6 占 3.1%，表型未见明显异常。

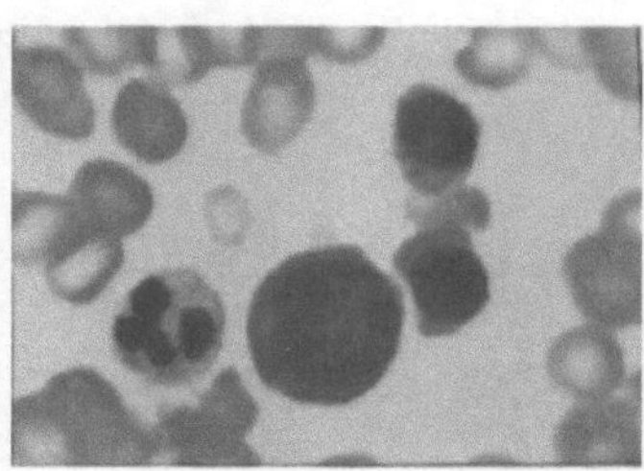
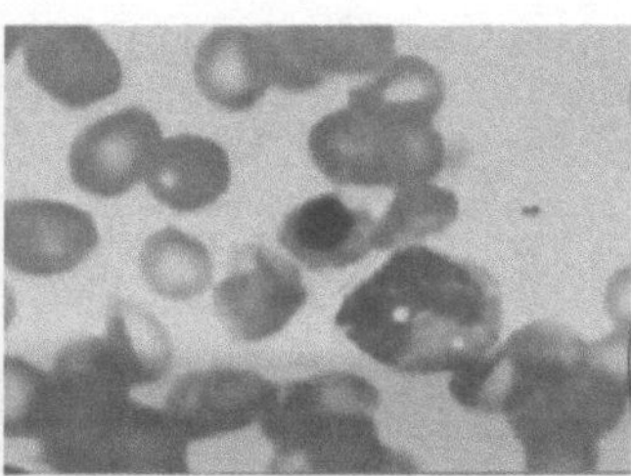

图 23-4 骨髓穿刺

【诊断】 甲状腺弥漫大 B 细胞淋巴瘤（GCB 型）、桥本甲状腺炎（亚临床甲状腺功能减退），Ⅲ度喉阻塞、Ⅲ度呼吸困难、低氧血症，气管切开术后、慢性支气管炎急性发作，离子紊乱（低钾血症、低钙血症）。

【治疗方案】

（1）因Ⅲ度喉阻塞Ⅲ度呼吸困难紧急行气管切开术，术后注意休息，洁净饮食，避免感染，持续气道湿化、雾化、止咳、化痰、吸痰、更换套管布等治疗，耳鼻喉科随诊。因慢性支气管炎病史及大量黄痰、CRP 增高、发热，术后给予抗生素抗感染治疗 2 周。监测血常规、LDH、血沉、肝肾功、离子等指标。

（2）针对甲状腺弥漫大 B 细胞淋巴瘤（GCB 型），转入血液科按 R-CHOP 方案行化疗。针对桥本甲状腺炎、亚临床甲状腺功能减退给予优甲乐 12.5μg 日 1 次口服起始，定期复查甲功甲炎等，内分泌门诊随诊。

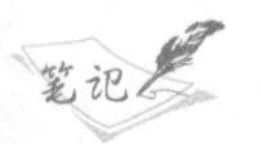

病例分析

原发性甲状腺淋巴瘤（primary thyroid lymphomas，PTL）占所有甲状腺恶性肿瘤的0.5%～5%，在结外淋巴瘤中所占比例不到2%，平均每一百万人口中有2例PTL。男女发病率之比约为1：3，但女性生存率高于男性，女：男约为3：1。发病年龄一般为60～70岁，男性发病年龄要比女性早5～10年。PTL主要的危险因素是桥本甲状腺炎（Hashimoto thyroiditis，HT）。HT患者发生甲状腺淋巴瘤的概率是非HT者的40～80倍，通常发生于诊断HT后20～30年。尽管PTL患者中80%有桥本甲状腺炎，但仅0.6%的HT患者会发展为PTL。遗憾的是目前能够预测HT发展为淋巴瘤的临床或生物学指标较少，其中血沉可作为HT进展的预测因素，增快提示HT逐渐进展为淋巴瘤。本例患者75岁老年女性，化验和超声均提示HT的诊断，符合PTLs的高危风险。因HT病情比较隐匿，患者可能患HT多年，只是未得到诊断。

PLT典型的临床表现是颈部出现迅速增大的无痛结节及相应的压迫症状，如呼吸困难、吞咽困难及声音嘶哑等，喘鸣或上腔静脉阻塞较少见，约不到20%的患者可有发热、盗汗、体重减轻等典型的B型症状。本例患者临床症状比较典型。超声可表现为结节性、弥漫性或混合性。确诊PTL必须依靠活检病理。

继发性甲状腺淋巴瘤是由非甲状腺肿瘤远处转移至甲状腺的病理过程。继发性甲状腺淋巴瘤相对普遍，死亡率更高，与PTL早期症状相反，由于二者的治疗和预后差异很大，因此区分究竟属于原发还是继发甲状腺淋巴瘤在临床上显得尤为重要。未分化甲状腺癌

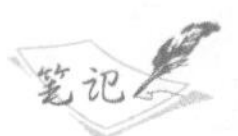

（ATC）也是进展迅速的甲状腺癌，病理特点为细胞聚集、核成型及无淋巴腺体，放疗、化疗均效果差。IgG4 型甲状腺炎是 HT 的一个特殊类型，甲状腺肿大明显，也会侵袭周围组织引起引起气道压迫和声音嘶哑，鉴别也靠病理及相应的免疫组化染色，该病对糖皮质激素治疗反应较好。根据 Ann Arbor 会议淋巴瘤分期标准，PTL 可分为 4 期。ⅠE 期指病灶局限于甲状腺以内；ⅡE 期指病灶局限于甲状腺及局部淋巴结；ⅢE 期指病灶侵及甲状腺、横膈膜两侧的淋巴结和（或）脾；ⅣE 期指疾病发生远处转移。本例患者未发展为ⅡE 期。ⅠE 期、ⅡE 期、ⅢE 期及ⅣE 期 PTL 患者各占比例约为 56%、32%、2% 和 11%。

PTL 的手术治疗不能提高总生存率，不能作为一线治疗方式，只有在通过侵袭性小的方式无法做出诊断、紧急情况下的气管切开或者治疗黏膜相关淋巴瘤（mucosal - associated lymphoid tissue，MALT）时才采用手术治疗。

放疗：与手术相同，单独放疗也只适用于局限性ⅠE 期 MALT 淋巴瘤，可使患者的局部控制率达到 70%～100%。

化疗：标准的化疗方案是 CHOP 方案。放疗联合化疗可改善侵袭性淋巴瘤的预后，但对于惰性淋巴瘤是否需要放疗联合化疗仍有争议。

靶向治疗：目前单克隆抗体治疗逐渐受到越来越多的关注，其与化疗联合有明显的协同效应，可明显提高疗效，且不良反应无明显增加，将是侵袭性淋巴瘤患者未来治疗的方向，而不再需要联合局部放疗。利妥昔单抗是化疗治疗淋巴瘤以来最有价值的发现，联合化疗可以提高患者的总生存率、降低复发率。

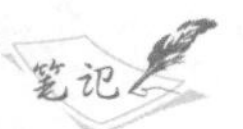

病例点评

PTL 是罕见的甲状腺恶性肿瘤，常发生于多年病史的 HT 患者，当 HT 患者突然出现甲状腺迅速肿大，甚至压迫气道，侵犯喉返神经，应想到本病。甲状腺活检或必要时的手术取病理是确诊本病的唯一标准。治疗方案以化疗与近年来的联合靶向治疗为主，手术不作为推荐。早期的 PTL 预后较好。

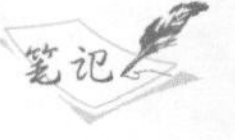

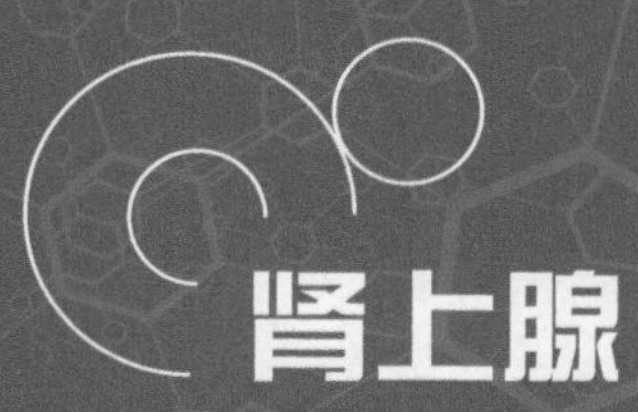

024 异位 ACTH/CRH 共分泌肿瘤致库欣综合征

病历摘要

患者，女，45 岁。2015 年 9 月 18 日以“乏力、脸部变圆及间断下肢水肿 7 年，瘀斑 3 年”为主诉入院。

【现病史】患者 7 年前无明显诱因出现双下肢乏力，自觉脸部变圆，间断下肢浮肿，于我院肾内科就诊未明确病因。6 年前发现血压升高，血压约 150/100mmHg，口服降压药效果不佳。4 年前发

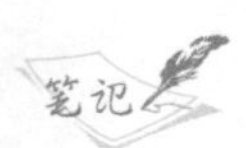

现血糖升高（具体不详），自行拜唐苹片口服，自诉血糖控制不佳。3 年前出现面部变红，上肢打针处出现瘀斑，同时出现毛发改变，表现为胡须增多，头顶部脱发，后发际线下移。半年前乏力加重，需轮椅出行，于鞍钢总医院就诊，诊为“皮质醇增多症，低钾血症，高血压”。4 个月前于我科就诊，诊为“ACTH 依赖性皮质醇增多症”，出院后仅口服钾水补钾治疗。乏力，精神可，夜尿多，大便正常，体重下降约 15kg。

【既往史】 抑郁症病史 3 年，曾口服右佐匹克隆、劳拉西泮、盐酸氟西汀，4 个月前停药；半年来偶有轻度体力劳动后出现胸痛，伴后背疼痛，休息后缓解。末次月经时间 2014 年。

【查体】 BP 165/100mmHg，身高 155cm，体重 48kg，BMI 19.9kg/m^2，腰围 82cm，臀围 90cm，WHR 0.91。头顶脱发，后发际线下移。脸呈满月型，多血质面容，皮下毛细血管清晰可见，唇上胡须明显。颈部、腋下和腹股沟无黑棘皮。腹部未见宽大紫纹，向心型肥胖，四肢相对消瘦，水牛背，双下肢可见瘀斑，双下肢无浮肿。

【辅助检查】

（1）OGTT 及胰岛功能（表 24－1）。

表 24－1　OGTT 及胰岛功能

项目	0 分	30 分	60 分	120 分	180 分
葡萄糖（mmol/L）	14.94	14.12	14.43	13.27	13.25
胰岛素测定（mIU/L）	12.2	17.25	17.66	14.91	18.1
C 肽（pmol/L）	1160.20	1295.35	1367.85	1325.30	1363.54

（2）糖化血红蛋白：9.4%（3.9%～6.1%）。

（3）皮质醇节律（2 套）(表 24 -2)。

表 24 -2　皮质醇节律

项目	8:00	15:00	24:00	8:00	15:00	24:00
ACTH(pg/ml)	280	174	98.07	192	136.3	120
COR(nmol/L)	>1750	1336	1158	1726	>1750	>1750

注：ACTH 参考值范围 7.2 ~63.3pg/ml；COR 参考值范围：下午 64 ~327nmol/L，上午 171 ~536nmol/L。

（4）午夜一次法小剂量地塞米松试验（表 24 -3）。

表 24 -3　午夜一次法小剂量地塞米松试验

项目	8:00（服药前）	08:00（服药后）
ACTH(pg/ml)	109.1	167.6
COR(nmol/L)	1120	1750

（5）联合 DDAVP 兴奋试验（表 24 -4）。

表 24 -4　联合 DDAVP 兴奋试验

项目	0 分	15 分	30 分	45 分	60 分	120 分
ACTH(pg/ml)	167.6	290.9	312.7	325	298.4	233.8
COR(nmol/L)	>1750	>1750	>1750	>1750	>1750	>1750

（6）午夜一次法大剂量地塞米松抑制试验（表 24 -5）。

表 24 -5　午夜一次法大剂量地塞米松抑制试验

	8:00	8:00（服药后）	8:15（服药后）
ACTH(pg/ml)	230.4	181.7	193.2
COR(nmol/L)	>1750	>1750	>1750

（7）标准法大剂量地塞米松抑制试验结果（表 24 -6）。

表 24 -6　标准法大剂量地塞米松抑制试验结果

项目	8:00（服药前）	8:00（服药后）	8:15（服药后）
ACTH(pg/ml)	223	125.8	172
COR(nmol/L)	>1750	1750	>1750

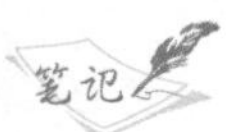

（8）于神经外科行岩下窦采血，结果如下（表24-7，表24-8）。

表 24-7 岩下窦采血测 ACTH 结果

	DDAVP 注射前		DDAVP 注射后
	-10	-5	5
岩下窦	249.6	249.4	517.4
外周	170	161.3	229
比值	1.46	1.55	2.25

表 24-8 PRL 校正结果

	-10 分		-5 分	
	ACTH(pg/ml)	PRL(mIU/L)	ACTH(pg/ml)	PRL(mIU/L)
岩下窦	249.6	149	249.4	166
外周	170	35.6	161.3	34.8
比值	1.46	4.19	1.55	4.77
PRL 校正后比值	0.348		0.3249	

（9）血脂：TG 2.12mmol/L（0.0～1.7mmol/L），TC 7.49mmol/L（0.0～5.72mmol/L），LDL-C 5.30mmol/L（0.00～3.64mmol/L）。肝功：GGT 107U/L（7～45U/L）。

（10）血清肿瘤标志物：甲胎蛋白（AFP）7.40ng/ml（0.00～7.00ng/ml），神经元特异性烯醇化酶 21.45ng/ml（0.00～16.30ng/ml）。余无异常。血沉：15mm/H（0～20mm/H）。

（11）骨代谢标志物：Osteoc 7.40ng/ml（参考值 11.00～46.00ng/ml），PTH 105.60pg/ml（15.00～65.00pg/ml），其余指标正常。

（12）甲功甲炎：FT_3 2.5200pmol/L（2.63～5.7pmol/L），FT_4 8.8000pmol/L（9.01～19.05pmol/L），TSH 及抗体正常。

（13）促性腺激素系列：FSH 2.04mIU/ml(3.8～11.32.04mIU/ml)，LH < 0.10mIU/ml（1.1～11.6mIU/ml）。E_2 < 73.40pmol/L（73.4～

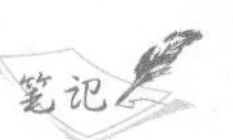

587pmol/L)。男性激素系列：AND 18.90nmol/L（2.09～10.82nmol/L）。IGF－Ⅰ：88.70ng/ml（94.00～284.00ng/ml）。血清同型半胱氨酸测定15.93μmol/L（4.44～13.56μmol/L）。

（14）血离子化验结果：血钾波动于2.36～3.41mmol/L；血钙2.11～2.39mmol/L。血钠、血镁、血磷正常范围。

（15）血常规：白细胞正常，粒细胞比率75.5%（40%～75%），单核细胞比率1.7%（3%～10%）。

（16）心脏彩超：左室心肌肥厚主动脉瓣退行性变。心电图未见异常。

（17）胸部DR、肺通气功能未见异常。

（18）骨密度检查示：骨量减少。

（19）垂体MRI增强：垂体异常信号，微腺瘤？血运异常所致？

（20）肾上腺CT增强（图24－1）：双侧肾上腺增生多发腺瘤不除外。胰尾部可见强化软组织密度影。

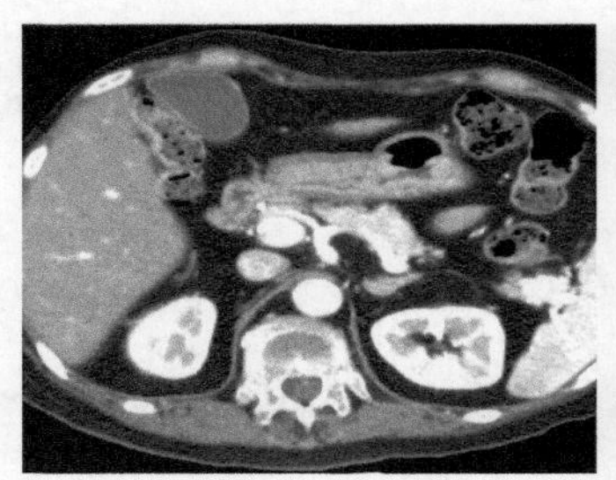
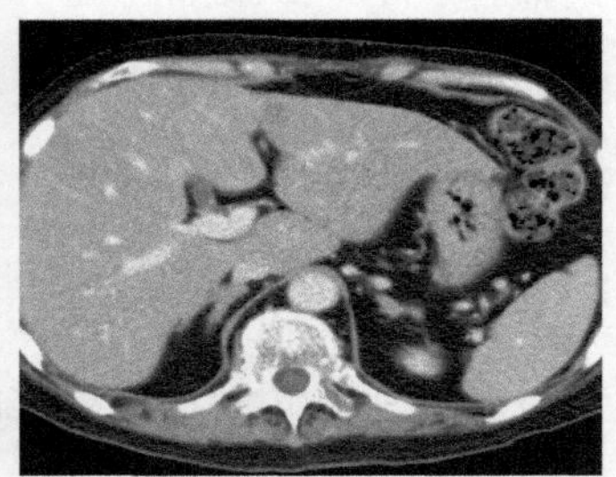

图24－1　肾上腺CT增强

（21）胸部CT：左肺局限性气肿。右肺微小结节，随诊观察。双侧胸膜局限性增厚。

（22）盆腔CT：右侧盆腔占位性病变。

（23）阴式盆腔彩超：右卵巢上极界限尚清实质性低回声，注意实体瘤。

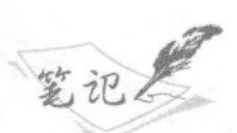

（24）PET－CT：①双侧肾上腺增粗，代谢增高，请结合临床

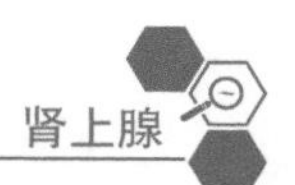

除外肾上腺增生性改变；②垂体密度减低影，无代谢增高，多考虑良性改变，请结合其他相关检查；③结肠代谢弥漫性增高影，考虑为炎性改变；心包内少量积液；④右侧附件区软组织密度影，无代谢增高，多考虑良性改变；⑤第 10 胸椎代谢增高影，建议定期复查；⑥右侧股骨头及髋臼失去常态，无代谢增高，考虑良性改变；⑦视野内余部未见异常。

（25）纵隔增强 CT：双肺轻度间质性改变。左肺局限性气肿。

【术前诊断】异位 ACTH 综合征，胰腺占位性病变，类固醇糖尿病可能性大，高血压，低钾血症，冠心病（不稳定性心绞痛），血脂异常症（高甘油三酯血症，高总胆固醇血症，高低密度脂蛋白血症），骨量减少，垂体微腺瘤不除外，右卵巢肿瘤（良性可能性大），肺内小结节。

【治疗方法】患者于 2015 年 10 月 18 日转入胰腺外科行腔镜胰体尾及全脾切除术。术后第二天 8:00 ACTH 下降到 10pg/ml，皮质醇下降到 256nmol/L，给予醋酸氢化可的松片晨起 15mg，下午（13 点）10mg 口服。术后第二天血压恢复正常，停用降血压药。术后 1 周血糖明显下降，未用降糖药时空腹血糖 7.7mmol/L，餐后血糖 11.9 ~ 12.8nmol/L。口服补钾 6g/日，血钾可维持正常。术后病理提示胰腺肿物为高分化神经内分泌肿瘤（G1），ACTH(3 +)，PRL(−)，GH(−)，insulin(−)，syn(3 +)，CgA(3 +)，ki67 < 1%，CEA(−)，P53(−)，CRH(3 +)。

【术后诊断】异位 ACTH/CRH 综合征，胰腺 ACTH/CRH 共分泌肿瘤，类固醇糖尿病，高血压，低钾血症，冠心病（不稳定性心绞痛），血脂异常症（高甘油三酯血症、高总胆固醇血症、高低密度脂蛋白血症），骨量减少，垂体微腺瘤不除外，右卵巢肿瘤（良性可能性大），肺内小结节。

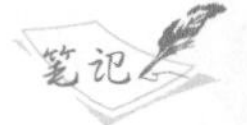

【随访】患者出院后于我科门诊随诊复查，术后2周后多血质面容逐渐改善，皮肤瘀斑消失，术后1个月左右开始逐渐可以走路（近端肌病得到缓解），食欲增加，抑郁症减轻，1个月内未发生水肿，术后4个月月经恢复正常，未用降糖药和补钾情况下血糖和血钾可维持正常。血压一直正常。

病例分析

（1）异位ACTH综合征是由垂体以外的肿瘤组织分泌过量有生物活性的ACTH所引起，是库欣综合征的一种特殊类型。国外文献报道占皮质醇症总数的10%～15%，而国内报道较少，1986年以前仅有个案报道。

（2）异位ACTH综合征的诊断主要依靠临床表现与实验室检查。患者的症状包括体重增加或减轻、月经紊乱、多毛、痤疮、乏力、认知及记忆力减退、高血压、皮肤感染及易破溃等。通常根据血电解质、血皮质醇浓度及昼夜节律、24小时尿皮质醇、血浆ACTH的浓度升高、大剂量（8mg）地塞米松抑制试验等可以明确诊断，也可根据促肾上腺皮质激素释放激素（corticotropin releasing hormone，CRH）兴奋试验和（或）岩下窦采血检测ACTH水平等协助诊断。以前有研究认为异位ACTH综合征患者的血浆ACTH肯定明显升高，但近期报道认为，临床易将库欣综合征与异位ACTH综合征混淆，主要是由于目前有部分异位ACTH综合征患者的血浆ACTH水平并不明显升高。同时由于对地塞米松或CRH的阳性反应或是垂体影像学检查的异常，也给鉴别诊断带来了很大的困难。文献报道对大剂量地塞米松和CRH兴奋试验有反应的患者比例分别可以达到14%与9%左右，前者甚至可以达到31%。如果有经蝶垂

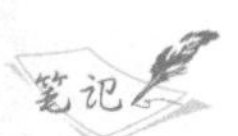

体瘤手术病史，也会给定性诊断带来困难。Illias 等随访的 90 例患者中有 14% 的患者由于有经蝶垂体瘤手术病史而给异位 ACTH 综合征与库欣综合征的鉴别带来了困难。

（3）异位 ACTH 综合征诊断的关键是肿瘤定位。显性肿瘤比较容易，隐性肿瘤很困难。异位 ACTH 分泌瘤无所不在，因此不能放过任何一个部位，很多恶性程度高的肿瘤患者还未出现库欣综合征临床表现时已死亡，直到尸检时才得以证实，因此临床发病率的统计可能较实际发生的少，主要原因是国内报道极少，临床医师对本病的认识不足。国外也有报道因误诊而施行了不该进行的手术或放疗。

（4）异位 ACTH 综合征最好的治疗方法是切除原发肿瘤。如果肿瘤已有转移，也应将原发肿瘤及转移灶尽可能切除干净，手术以后再行局部放疗，必要时用药物治疗。手术后局部放疗加药物治疗使患者的存活时间明显延长。早期诊断，手术切除的成功概率极大。但某些无法切除者，可选用化疗和（或）放疗。酮康唑已成功用于治疗肺小细胞癌引起的库欣综合征。如果怀疑是异位 ACTH 综合征，隐性肿瘤而无法定位，可考虑服用抑制类固醇合成的药物或用生长抑素类似物 octreotide 来治疗异位分泌 ACTH 的类癌。定期复查，寻找肿瘤。必要时重复寻找，2～3 年后假如仍未发现肿瘤可考虑双侧肾上腺切除。

（5）异位 CRH 综合征是非常罕见的疾病。1993 年 Saeger 等人研究了 13 个异位 ACTH 综合征的患者，异位肿瘤通过免疫组织化学检查，发现其中 4 例是 CRH 分泌瘤，2 例是 ACTH/CRH 共分泌肿瘤。没有 ACTH 分泌的 CRH 分泌性肿瘤患者，病灶分别是肺小细胞癌、支气管类癌、前列腺癌及绒毛口疮。ACTH/CRH 共分泌瘤存在于支气管类癌和胰岛细胞癌中。2015 年 JCEM 报道了 7 例由

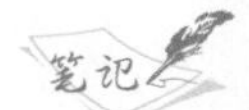

ACTH/CRH 共分泌瘤导致青少年库欣综合征，分别为 1 例肝脏神经内分泌肿瘤，2 例胰腺神经内分泌肿瘤，2 例胸腺类癌，1 例支气管类癌和 1 例胰母细胞瘤。

（6）异位 ACTH/CRH 共分泌瘤诊断困难，易与库欣病混淆。患者分泌 ACTH 和 CRH 的比例决定了对诊断试验的反应。经岩下窦取标本辅以促肾上腺皮质激素释放激素（CRH）刺激试验被认为是鉴别垂体与非垂体促肾上腺皮质激素（ACTH）依赖性 Cushing 综合征的金标准。如果合并异位 ACTH – CRH 分泌时此标准便不可靠。1998 年 JCEM 杂志报道一例胰后存在的神经内分泌恶性肿瘤既分泌 ACTH 又分泌 CRH 的患者，该患者垂体切除前 ACTH 来源于两个不同部位：垂体和肿瘤。因此患者对大剂量地塞米松抑制试验有反应。对 CRH 刺激的结果符合库欣综合征。岩下窦 ACTH/外周血 ACTH 大于 2，因此按原来标准诊断考虑为垂体性的皮质醇增多症。垂体切除术后血 ACTH 及皮质醇水平均下降。但 6 个月后，高皮质醇血症复发。用 CRH 再刺激后血皮质醇及 ACTH 均无反应。因此不得不考虑 ACTH 的其他来源。于是行胰后包块切除。切除肿瘤后，血 CRH 及 ACTH 均测不到。胰腺后肿瘤的免疫组化染色显示 ACTH 及 CRH 为阳性。按原来的标准岩下窦 ACTH/外周血 ACTH 大于 2，就可以诊断为垂体性的皮质醇增多症。但如果有异位 CRH 分泌时，此标准不可靠，容易漏诊异位 ACTH/CRH 综合征或 CRH 综合征。血 CRH 的测定和肿瘤组织 CRH 免疫组化染色有助于诊断。

病例点评

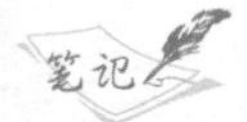

库欣综合征是一种临床表现多样的疾病，异位 ACTH 综合征并

不常见，而异位 CRH 综合征更为罕见，其中 2/3 为共同分泌 ACTH 和 CRH，单纯分泌 CRH 的异位 CRH 综合征仅占 1/3。临床常与库欣病存在重叠，岩下窦 ACTH/外周血 ACTH 比值可以大于 2 也可以小于 2，外周血 CRH 的测定有助于鉴别诊断。

025 酒精诱发的假性库欣综合征

病历摘要

患者，男，48 岁。以“发现血糖升高 1 个月”为主诉入院。1 个月来血糖波动于空腹血糖 5 ~ 6mmol/L，餐后血糖 9 ~ 10mmol/L，未予特殊处理。患者自述近 1 月余睡眠欠佳，常有夜间突发饥饿感，伴心慌大汗，进食后好转。近来饮食如常，大小便正常，精神体力较前稍差。近 2 个月体重减少约 10kg。

【既往史】 乙肝病毒携带，嗜酒史：啤酒 20 ~ 30 瓶/周（酒精 400 ~ 600g/周，或 60 ~ 90g/d）。戒酒 1 周。

【专科检查】 身高 183cm，体重 87kg，BMI 25.98kg/m^2，腰围 101cm，臀围 104cm，WHR 0.97。血压 192/157mmHg。无颜面潮红及深大呼吸。无多血质面容，无皮肤菲薄，下腹部、腰部、腋窝和大腿根部无紫色条纹。完善 24 小时动态血压：动态血压平均值为 195/136mmHg，白天平均血压为 192/133mmHg，夜间平均血压为 204/143mmHg，昼夜节律异常（反构型），昼夜血压符负荷增高。

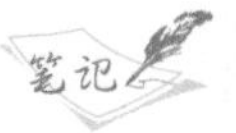

【辅助检查】 化验及辅助检查见表 25 - 1 和表 25 - 2。

表 25－1 患者的辅助检查结果

项目	入院时	出院时	6 个月后随访	正常参考范围
白细胞（10^9/L）	13.48	6.69	6.05	3.50～9.50
血红蛋白（g/L）	155	105	145	130～175
血清白蛋白（g/L）	37.3	—	45.9	40.0～55.0
肌酐（μmol/L）	164	139	114	59～104
尿酸（μmol/L）	468	—	380	208～428
血清镁（mmol/L）	1.17	0.99	0.94	0.78～1.28
血清钠（mmol/L）	132.8	135.5	141.3	137.0～147.0
血清钾（mmol/L）	2.72	2.98	4.28	3.50～5.30
血清氯（mmol/L）	89.2	94.3	106.3	99.0～110.0
糖化血红蛋白（%）	5.00	—	—	3.90～6.10
醛固酮（ng/ml）	0.30	—	—	0.06～0.17
肾素（ng/ml）	5.30	—	—	0.50～0.79
血管紧张素（ng/ml）	88.00	—	—	28.20～52.30
尿蛋白	3＋	—	阴性	阴性
24 小时尿钾（mmol/L）	81.89	—	—	
24 小时尿蛋白（g/24h）	1.594	—	—	0.028～0.141
尿液 β2 微球蛋白（mg/L）	69.90	—	17.50	0～0.23
尿 α1 微量球蛋白（mg/L）	147.00	—	67.20	0～12.00
尿微量白蛋白（mg/L）	816.00	—	38.50	0～30.00
尿转铁蛋白（mg/L）	43.40	—	3.64	0～2.41
尿液 IgG（mg/L）	44.70	—	2.55	0～9.60

表 25－2 皮质醇节律及小/大地塞米松抑制试验结果

	8:00	15:00	24:00	小剂量地塞米松抑制试验		大剂量地塞米松抑制试验		6 个月后复查
入院				8:00	8:15	8:00	8:15	
ACTH（pg/ml）	54.92	15.88	13.13	2.38	3.01	1.35	1.53	10.02
COR（nmol/L）	1366.00	999.40	674.30	213.80	214.70	211.40	192.80	332.7

注：ACTH，促肾上腺素；COR，皮质醇。

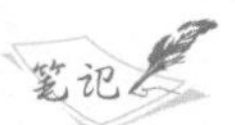

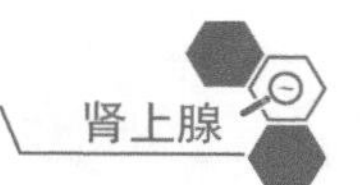

垂体 MRI：垂体大小正常，形态规则，信号均匀。垂体柄居中，视交叉未见明显受压上抬。肾上腺 CT 平扫 + 增强：肾上腺 CT 检查未见异常。腰椎 + 髋关节骨密度正常。

【诊断】 酒精诱发的假性皮质醇增多症。

【治疗方法】 戒酒、对症补钾、降压治疗。

病例分析

皮质醇增多症包括库欣综合征、异位 ACTH 分泌综合征、肾上腺皮质腺瘤或癌及肾上腺皮质增生，发病率为 0.2 ~ 5 例/百万人/年。其主要的临床表现包括精神症状、代谢综合征的特点、特异性的中心性肌肉萎缩和皮肤瘀斑等。虽然典型的库欣综合征的临床表现较易被发现，但是部分患者没有发现任何内源性皮质醇分泌增多的病灶，此种情况通常称之为非肿瘤性皮质醇增多症（non - neoplastic hypercortisolism，NNH），也叫假性库欣综合征，与真正的皮质醇增多症鉴别较为困难。

NNH 的病因包括生理性与非生理性，其中生理性 NNH 的病因包括手术应激、严重疾病状态、情感应激、剧烈有氧运动和热量限制摄入等。非生理性 NNH 的病因包括慢性酒精成瘾、重度抑郁症、血糖控制不佳的糖尿病、多囊卵巢综合征和肥胖征及肾功不全等，其中慢性酒精成瘾这种病因极为罕见，文献中的病例报道极少，尚无患病率方面的统计。酒精诱导的假性库欣综合征在戒酒后这些类似于皮质醇增多症的临床特征通常可以消失。其发病机理为：大量酒精摄入和急性酒精戒断激活中枢应激通路，即下丘脑促肾上腺皮质激素释放激素（CRH）和精氨酸加压素（AVP），并且与 ACTH 和皮质醇水平升高有关，使下丘脑 - 垂体 - 肾上腺轴兴奋所导致的

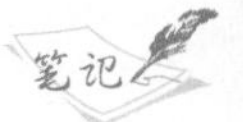

一系列临床症状及生化指标的异常。同时酒精会影响肠道菌群紊乱和肝功能减低，也会导致外周对皮质醇清除能力减弱，导致酗酒者的皮质醇增高。另外，肝脏合成的 1 型 11β－HSD 活性增加，同时 2 型 11β－HSD 缺陷也会使皮质醇水平增高。

文献中已报道的慢性酒精成瘾诱发的假性库欣综合征与库欣综合征临床症状和体征的差别可见表 25－3。

表 25－3　慢性酒精成瘾诱发的假性库欣综合征与库欣综合征临床症状和体征的差别

特点	酒精诱导的假性库欣综合征	库欣综合征
满月脸	87.5%	82% ～90%
高血压	69%	68% ～75%
肌肉萎缩及乏力	81%	60% ～64%
紫纹	12.5%	未提供
中心性肥胖	75%	95%

另有文献指出酒精诱导的假性库欣综合征中有 50% 患者有体重增加，30% 易形成瘀斑，30% 有嗜睡症状，30% 有头痛，有 1 名患者存在情绪抑郁。在库欣综合征中 65% 患者易形成瘀斑，无头痛及嗜睡的病例报道。

常规生化检查包括夜间唾液皮质醇、午夜皮质醇、1mg 地塞米松试验、尿游离皮质醇等。NNH 患者在上述检查中均有可能出现假阳性结果。

NNH 患者与健康对照者的血清皮质醇水平，部分研究中提示两组血清皮质醇水平无明显异常，也有研究提示 NNH 患者血清皮质醇水平高于健康对照组，且 NNH 组在戒酒 7 ~ 30 天后平均血清皮质醇水平有明显的下降。约 20% 的嗜酒者有皮质醇水平的提高，

笔记

患者戒酒后的结果提示该皮质醇增多很有可能与饮酒有关。Stalder 在其研究中发现，近期戒酒的患者头发中的皮质醇含量要高于戒酒时间较长的患者，酗酒组白天的唾液皮质醇浓度高于健康对照组及轻度酒精摄入者。

尿液游离皮质醇对肿瘤性库欣综合征诊断的敏感性较差。Stewart 和 Wand 的研究表明 28 名酗酒的患者 24 小时尿中游离皮质醇要高于 32 名健康对照组。Willenbring 在研究中发现戒酒 3 周以后，尿中游离皮质醇明显降低。有 3 篇病例报道指出实验组尿中的游离皮质醇较对照组偏高，有 2 篇报道得出结论为轻度升高，另 7 个病例报告指出二者的尿游离皮质醇无明显异常。

小剂量地塞米松抑制试验常被用来鉴别诊断皮质醇增多症，正常人皮质醇水平应被抑制到 50nmol/L 以下，其特异性高达 95%。酗酒患者在小剂量地塞米松试验中经常无法被抑制。有研究表明在戒酒 4 周后，59 名受试者中仍有 7 名（12%）小剂量地塞米松试验不被抑制。另一个研究中表明戒酒时间越长，其小剂量地塞米松试验结果越接近正常。

CRH 兴奋试验提示酗酒的实验组与对照组结果无明显差异，或实验组反应较正常人缓慢。地塞米松/CRH 试验中给予 CRH15 分钟后的皮质醇水平大于 38nmol/L 的患者可诊断库欣综合征，最初认为此试验具有 100% 的敏感性和特异性，后续研究发现其敏感性波动在 50% ~88%。如果将 87nmol/L 作为切点值，其敏感性为 94%，特异性为 100%。未戒酒患者地塞米松/CRH 试验有可能是异常的。

去氨加压素（DDAVP）是 V1b 加压素的受体激动剂，这些受体通常由促肾上腺皮质激素腺瘤细胞表达，可刺激库欣综合征患者的 ACTH 和皮质醇分泌。垂体 ACTH 瘤的患者对 DDAVP 的刺激有独

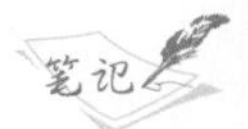

特的敏感性。库欣综合征患者通常表现出 ACTH 和皮质醇兴奋，而 NNH 患者没有或几乎没有被兴奋。ACTH 升高大于 6pmol/L（27pg/ml）时诊断 NNH 和库欣综合征的敏感性和特异性分别为 75% ~ 87% 和 90% ~ 91% 。另有研究表明，0 分皮质醇 > 331nmol/L 同时伴有 ACTH 升高大于 4pmol/L（18pg/ml）的敏感性为 90% ，特异性为 92% 。

由于难以购得 CRH，可将赖氨酸加压素和 DDAVP 作为替代品，行地塞米松/DDAVP 联合试验。注射 DDAVP 后 15 ~ 45 分钟内，如皮质醇高峰大于 6μg/ml，视为被 DDAVP 兴奋。库欣综合征和非垂体库欣综合征患者小剂量地塞米松抑制试验均不被抑制，库欣综合征患者可被兴奋，非垂体库欣综合征患者不被兴奋。此试验鉴别 NNH 的敏感性和特异性为 90% 。

垂体 MRI 或肾上腺 CT 等影像学检查无法区分 NNH 和库欣综合征。高达 40% 的库欣综合征患者垂体 MRI 未见异常或可疑阳性，10% 的非库欣综合征患者发现微腺瘤。同时，有病例报道酒精诱导的假性皮质醇增多症患者可合并肾上腺肿物。

双侧岩下窦采血（BIPSS）不能用来鉴别 NNH 与库欣综合征，NNH 和库欣综合征患者的 ACTH 的均来源于垂体，BIPSS 表现相似的垂体/外周 ACTH 改变。因此，对于 ACTH 依赖性皮质醇增生症的病因诊断，在进行 BIPSS 区分库欣综合征和异位 ACTH 分泌综合征之前必须排除 NNH。

目前尚无对于酒精诱导的假性库欣综合征的明确定义，到目前为止也尚无研究可以提供假性库欣综合征与皮质醇增多症鉴别诊断的金标准和治疗方法，戒酒后 1 个月左右患者的临床症状及生化指标可恢复正常。

本例患者无典型皮质醇增多症体征，然而皮质醇水平明显升

笔记

高，小剂量地塞米松抑制试验不被抑制，大剂量地塞米松实验被抑制，伴有低血钾、高血压，垂体和肾上腺影像学无阳性发现。入院期间予以戒酒、对症补钾降压治疗。出院前（戒酒 20 天）复查皮质醇水平明显下降，出院后半年复查皮质醇节律正常，小剂量地塞米松抑制试验被抑制，血钾恢复正常，血压水平较住院时明显下降。回顾患者的病情变化，最终诊断为酒精诱导假性皮质醇增多症。

病例点评

临床医师在某些情况下需要认识如酒精成瘾、慢性肾功能不全、神经精神疾病和血糖控制不佳的糖尿病等，患者的肠道菌群、肝脏功能及下丘脑 – 垂体轴功能异常有关会导致假性的皮质醇增多症改变。此外，具有显著生化型皮质醇增多症但没有库欣综合征的明显物理或代谢证据的患者应该进行怀疑评估。诊断皮质醇增多症的最佳筛选试验是深夜唾液皮质醇和过夜地塞米松抑制试验，这些试验有最佳的敏感性和阴性预测值，但特异性差，对于可疑的患者需进一步行标准法小剂量地塞米松抑制试验。一些诊断不确定的患者，应进行一段时间的随访。

参考文献

1. Olivier，Chabre. The difficulties of pseudo – Cushing's syndrome（or "non – neoplastic hypercortisolism"）. Annales d'endocrinologie，2018，79（3）：138 – 145.

2. Rees L H，Besser G M，Jeffcoate W J，et al. Alcohol – induced pseudo – Cushing's syndrome. Lancet，1977，1（8014）：726 – 728.

3. Araya AV，Romero C，Lemp M. Combined dexamethasone and desmopressin test in the differential diagnosis of ACTH – dependent Cushing's syndrome and pseudo –

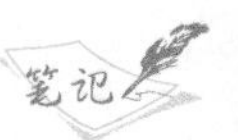

cushing'sstates. Pituitary, 2017, 20 (5): 602 - 603.

4. Findling J W, Raff H. DIAGNOSIS OF ENDOCRINE DISEASE: Differentiation of pathologic/neoplastic hypercortisolism (Cushing's syndrome) from physiologic/non - neoplastic hypercortisolism (formerly known as pseudo - Cushing's syndrome). European journal of endocrinology, 2017, 176 (5): R205 - R216.

026 亚临床库欣综合征

病历摘要

患者，女，47 岁。2015 月 10 月 19 日以“血压高 20 年，血糖高 10 年，血压控制不佳 1 个月”为主诉入院。

患者于 20 年前无明显诱因出现心率加快，于外院测血压偏高，期间先后服用络活喜（苯磺酸氨氯地平片）、硝苯地平、氨氯地平等药物，控制血压 140/90mmHg。10 年前于外院测空腹血糖 10mmol/L，诊断为“2 型糖尿病”，给予格华止（二甲双胍片）治疗，未系统监测血糖。1 年前无明显诱因出现左脚麻木、疼痛，未系统诊治。现自行服用二甲双胍格列本脲（复合）片早 3 片、晚 3 片控制血糖，空腹：9.2mmol/L，餐后：11.0mmol/L。4 个月前出现体重下降，4 个月下降约 4kg。1 个月前出现头晕、头疼，不伴心悸、大汗，测血压偏高，自行服用氨氯地平等药物，血压控制不佳，监测血压最高达 190/110mmHg。无多饮、多尿，无夜尿频，无乏力。

笔记

【查体】 身高 160cm，体重 85kg，BMI 33.2kg/m^2，腰围 103cm，

臀围 117cm，WHR 0.88。BP 130/100mmHg。抽血后抽血部位可见明显淤斑。可见颈部脂肪垫，下腹部白色条纹。无多血质面容、无皮肤菲薄。无毳毛增多。颈部、腋下和腹股沟未见黑棘皮。

【实验室检查】

（1）ACTH－COR 昼夜节律（2 套）（表 26－1）。

表 26－1

	8 点	15 点	24 点
ACTH(pg/ml)	4.11/3.85	2.13/7.27	1.00/1.00
COR(nmol/L)	375/357.60	349.3/689.00	111.60/134.80

注：ACTH 参考值范围 7.2～63.3pg/ml；COR 参考值范围：下午 64～327nmol/L，上午 171～536nmol/L。

（2）午夜 1 次法小剂量地塞米松抑制试验联合 DDAVP 试验（表 26－2）。

表 26－2　地塞米松抑制试验联合 DDAVP 试验

	8:00	15 分	30 分	45 分	60 分	120 分
ACTH(pg/ml)	1.00	1.00	1.00	1.00	1.00	1.00
COR(nmol/L)	100.40	81.95	83.16	87.97	88.92	92.78

注：抑制率 71.9%。

（3）标准小剂量地塞米松抑制试验见表 26－3（2015 年 10 月 28～30 日）。

表 26－3　标准小剂量地塞米松抑制试验

	8:00（基础值）	8:00（服药后）	8:15（服药后）
ACTH(pg/ml)	6.87	1.00	1.00
COR(nmol/L)	466.50	112.00	102.90

注：抑制率 76%。

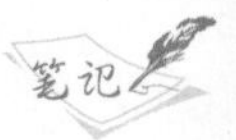

（4）肾素－血管紧张素－醛固酮卧立位（表26－4）。

表26－4　肾素－血管紧张素－醛固酮卧立位

	卧位	立位	卧位	立位	卧位	立位
ALD（ng/ml）	0. 09	0. 16	0. 17	0. 17	0. 14	0. 16
PRA（ng/ml）	0. 53	1. 80	0. 59	2. 30	0. 58	1. 3
ATII（ng/ml）	44. 00	78	48	77. 0	43	79
ARR	16. 98	8. 89	28. 8	7. 39	24. 14	12. 3
K（mmol/L）	3. 61		3. 94		3. 32	

（5）OGTT及胰岛功能试验见表26－5（2015年10月20日）。

表26－5　OGTT及胰岛功能试验

	0分	30分	60分	120分	180分
葡萄糖(mmol/L)	7. 18	13. 00	16. 51	18. 04	15. 10
C肽(99. 9～1242. 09pmol/L)	742. 62	973. 47	1012. 17	1127. 11	1100. 75
胰岛素测定(4. 03～23. 46mIu/L)	11. 31	4. 59	12. 50	12. 10	14. 14
HbA1C			9. 30%		

注：GLU参考值范围为3. 9～6. 1mmol/L；CPS参考值范围为99. 9～1242. 09pmol/L；IRI参考值范围为4. 03～23. 46mIu/L。

（6）尿微量白蛋白测试（表26－6）。

表26－6　尿微量白蛋白

	第一次	第二次
MA(mg/L)	32. 50	17. 8
URcr(μmol/L)	6090	2938
MA/URcr×8840（mg/μmol）	47. 17	53. 56

（7）尿常规、血离子、骨代谢标志物、肾功、凝血三项、尿酸、肿瘤系列、甲功甲炎和血儿茶酚胺均未见明显异常。

（8）血脂：TG 1. 74mmol/L，TC 4. 47mmol/L，HDL－C 0. 98mmol/L，LDL－C 2. 98mmol/L。

笔记

（9）眼底检查：未见异常。心电图和动态心电图：st－t 改变。肝胆脾胰腺彩超：脂肪肝。

（10）甲状腺彩超：甲状腺双叶可见结节，右叶大者位于中部偏后，大小约 8.5mm×7.5mm，混合性，见彗尾样强光点，左叶大者位于下极，大小约 12.0mm×7.1mm，混合性，以无回声为主，边缘见彗尾样强光点。诊断意见：甲状腺双叶结节液性变伴彗尾样钙化（2 级），双颈部淋巴结显示。

（11）肾上腺 CT 平扫＋增强（图 26－1）：左侧肾上腺外侧支可见类圆形肿块影，大小 1.6～1.7cm，CT 值为 47.80HU，肿块密度均匀，增强呈轻度强化，CT 值为 78.75HU，延迟后 CT 值为 65.55HU，对侧肾上腺大小、形态正常。诊断意见：左侧肾上腺占位性病变，腺瘤可能性大。

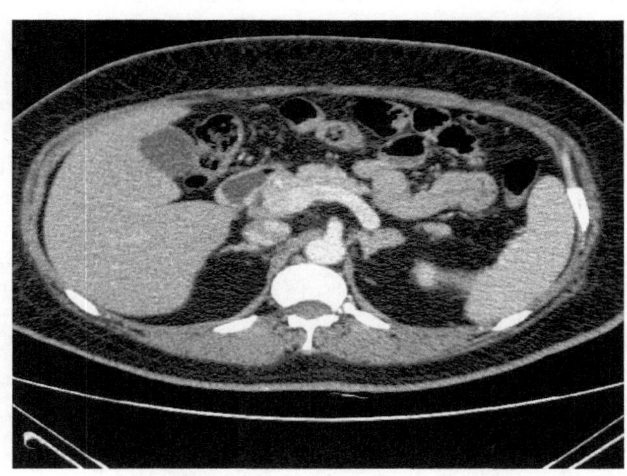

图 26－1　肾上腺 CT 平扫＋增强

（12）骨密度：正常。肌电图：周围神经损害。左侧下肢动脉彩超：左侧下肢动脉硬化样改变，左侧下肢动脉血流速度正常范围。右侧下肢动脉彩超诊断意见：右侧下肢动脉硬化样改变，右侧下肢动脉血流速度正常范围。

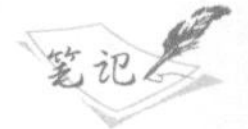

【术前诊断】①高血压（亚临床库欣综合征可能性大）；②左侧肾上腺占位（腺瘤可能性大）；③糖尿病（类固醇糖尿病不除外）；④糖尿病周围神经病变；⑤微量白蛋白尿；⑥双下肢动脉粥样硬化症；⑦冠心病不除外；⑧肥胖症（中心型）；⑨血脂异常症（高甘油三酯血症）；⑩脂肪肝；⑪甲状腺结节。

【治疗方法】患者于2015年11月10日于泌尿外科行腹腔镜左侧肾上腺及肿瘤切除术，并于2015年11月16日转回我科。术后1周时血压较术前下降，口服拜新同血压可控制在130/80mmHg。

【术后复查】

（1）术后复查ACTH－COR昼夜节律（表26－7）。

表26－7 术后复查ACTH－COR昼夜节律

	8点	15点	24点
ACTH(pg/ml)	9.20	1.93	1.50
COR(nmol/L)	398.80	85.80	89.11

（2）复查午夜1次法小剂量地塞米松抑制试验（表26－8）。

表26－8 地塞米松抑制试验

	8:00（服药后）	8:15（服药后）
ACTH(pg/ml)	1.00	1.00
COR(nmol/L)	41.42	37.74

【病理结果】肉眼所见（左肾上腺及肿瘤）A1－A2：肾上腺及肿物脂肪组织，约10cm×6cm×2cm，局部可见直径约1.5cm的灰黄肿物，取2块。镜下所见：瘤细胞呈条索状或腺泡状分布，细胞胞体较大，多角形，细胞核圆形，居中，异型性不明显，胞质丰富，淡染或嗜酸。诊断意见：（左肾上腺）皮质腺瘤。

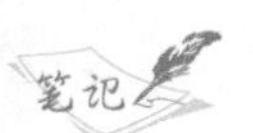

【术后诊断】①亚临床库欣综合征；②左侧肾上腺腺瘤（皮质

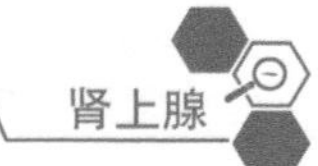

醇瘤）；③糖尿病（类固醇糖尿病不除外）④糖尿病周围神经病变；⑤微量白蛋白尿；⑥双下肢动脉粥样硬化症；⑦冠心病不除外；⑧肥胖症（中心型）；⑨血脂异常症（高甘油三酯血症）；⑩脂肪肝；⑪甲状腺结节。

病例分析

（1）1973 年 Beierwaltes 等首次提出了亚临床库欣综合征（Subclinical cushing syndrome，SCS）的概念，它是一种存在长期轻度内源性皮质醇分泌增多，而无典型的库欣综合征（Cushing's syndrome，CS）临床表现的综合征。

（2）多项研究表明，与肾上腺意外瘤相关的最常见的内分泌综合征是 SCS，但 SCS 的诊断目前尚无统一标准，主要根据临床表现、生化改变、影像学表现及激素水平综合评估。

（3）SCS 无显著的临床特点，缺乏临床诊断“金标准”，因此极易导致漏诊及误诊。但研究表明，与无功能腺瘤相比，SCS 的 BMI、空腹血糖、糖化血红蛋白及总胆固醇均显著增高，且其罹患 2 型糖尿病及高血压的概率也明显增高，通过详细的问诊和仔细的体检可以发现皮质醇增多症的有关证据，如近年体质量增加、肥胖、脸部不断增大、多饮、多食、多尿、高血压等。但患者没有紫纹、瘀斑、多血质面容和近端肌病。

（4）肾上腺意外瘤多是在患者因非肾上腺疾病行腹部彩超、CT 或 MRI 等影像学检查时发现的，而上述影像学检查无法明确肾上腺瘤的功能特征和性质。肾上腺皮质核素显像是一项无创的、可有效判断肾上腺瘤功能特征和性质的方法，是 CT、MRI 等影像学检查的一种有效补充。高分泌性肿瘤和非高分泌性肿瘤可摄取放射

性胆固醇，呈“热”结节或“温”结节；而原发性及继发性肾上腺恶性肿瘤则呈“冷”结节。

（5）由于SCS无典型的CS临床表现，所以其诊断方法除影像学检查外，主要依赖于激素评估。到目前为止已有多项临床指南提出可使用1mg DST后血浆皮质醇的浓度筛查皮质醇增多症，然而，如何界定一个确切浓度切点以诊断SCS仍存在争议。就CS而言，建议使用0.18nmol/L（50nmol/L）为切点，结合临床表现诊断，可以大大减少试验结果假阳性导致误诊的可能；相反的，SCS患者临床症状轻微，诊断假阳性率相对较高，故需要切点的特异性较高。此外，也有研究者建议使用0.3nmol/L（83nmol/L）作为切点，这样既保证了较低的假阳性结果又维持了较高的敏感性，且已初步应用于临床。同时，1mg DST还需除外其他导致假阳性结果的因素，如地塞米松吸收降低、药物导致的肝脏代谢地塞米松增强（巴比妥类、苯妥因、卡马西平、利福平及抗惊厥药物）、类固醇结合球蛋白浓度增加（妊娠）或抑郁及酗酒所致假性皮质醇增多。故有学者提出，诊断SCS需结合其他下丘脑－垂体－肾上腺（HPA）轴功能试验，主要有：皮质醇昼夜节律、24h尿游离皮质醇（UFC）水平、硫酸脱氢表雄酮（DHEAS）水平及促肾上腺皮质激素释放激素（CRH）兴奋试验后促肾上腺皮质激素（ACTH）水平。目前常见的用以反映皮质醇昼夜节律紊乱的指标主要有午夜血浆皮质醇（MSeC）及午夜唾液皮质醇（MSaC）。与UFC相似，升高的MSaC有助于SCS的诊断，但是正常的MSaC水平也并不能排除此疾病。与唾液皮质醇一样，尿皮质醇也可以反映血浆UFC的水平。有研究表明，肾上腺意外瘤患者中UFC的增高存在广泛差异，同时其敏感性较低，故24h UFC仅适用于SCS的筛查。典型的SCS由于肾上腺源性皮质醇分泌增多，理论上不被大剂量地塞米松所抑制，但

笔记

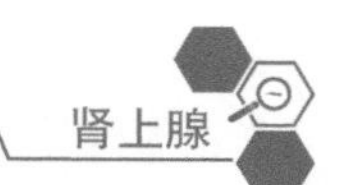

文献报道约半数 SCS 患者的皮质醇水平可以被大剂量地塞米松所抑制。

（6）目前针对 SCS 的治疗有两种方案：手术治疗及药物治疗。已经证明肾上腺切除术可以减少 SCS 患者的心血管风险。早期肾上腺切除术可以逆转这些潜在的并发症，但有发生肾上腺皮质功能减退的风险。对于哪些患者需行手术治疗，国内外学者看法大致相同。国内有学者提出，对于确诊 SCS 尤其是血浆 ACTH 水平较低和 UFC 水平升高者均应考虑手术治疗；对于具有正常血浆 ACTH 和 UFC 水平的 SCS 若符合下列条件之一者也应考虑手术：①年龄小于 60 岁；②患有可能与 CS 有关的代谢疾病（如高血压、肥胖、糖尿病）；③具有骨质疏松的表现。国外研究也建议，年轻的 SCS 患者，或存在糖脂代谢紊乱、骨质疏松和（或）心血管风险的 SCS 患者及近期发现的、难以控制的或逐渐恶化的 SCS 患者行手术治疗，并进行更高质量的前瞻性研究，了解手术治疗的利弊。抑制下丘脑 – 垂体的 ACTH 合成和分泌、阻断肾上腺的受体、抑制肾上腺的糖皮质激素的合成和分泌，以及阻断外周糖皮质激素的效应等都可作为控制高皮质醇血症的有效选择。根据治疗靶点不同主要分为 3 大类：作用于下丘脑 – 垂体药物、作用于肾上腺药物及糖皮质激素受体抑制剂。

（7）综上所述，SCS 并不少见。其无典型的 CS 临床表现，却存在轻度内源性皮质醇增多，其诊断主要依靠临床医师详细的问诊和仔细的体检，并结合影像学检查结果及激素水平评估，但目前诊断标准仍不统一。近年来研究发现 SCS 与糖脂代谢异常、骨质疏松症及心血管疾病的发生有关。SCS 主要治疗方法是手术治疗及药物治疗，但两种治疗方法的利弊及此疾病的长期预后尚有待进一步深入探讨。因其症状不典型，临床上也易忽视，需要大规模的临床及

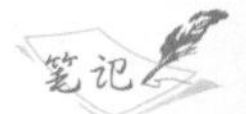

基础研究，为制定统一的诊断标准及个性化治疗方案提供依据。

病例点评

亚临床库欣综合征患者存在长期轻度内源性皮质醇分泌增多，而且无典型的库欣综合征临床表现，目前诊断标准仍不统一，故而诊断的假阳性率相对较高，特别需要注意除外其他导致假阳性结果的因素。

027 先天性肾上腺皮质增生症（17α－羟化酶缺陷症）

病历摘要

患者，女，16岁。以“月经至今未来潮”为主诉入院就诊。

患者至青春期时仍无月经来潮，乳房及外阴未发育，测血压最高为150/95mmHg并伴有低钾血症。患者学习成绩优秀，父母非近亲婚配。患者平素乏力、手脚麻木，休息数分钟后可自行缓解，病来无视物异常，无腹痛、腹泻，精神和睡眠可，饮食可，无口渴，无夜尿增多，每日排便一次。患儿5～6岁时曾间断出现手指及脚趾麻木，口周及舌尖麻木，未在意。10岁时患脑炎，伴有右侧肢体活动不灵及血钾较低，于中国医科大学附属盛京医院治疗好转后出院。

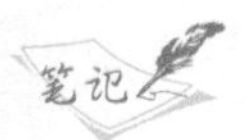

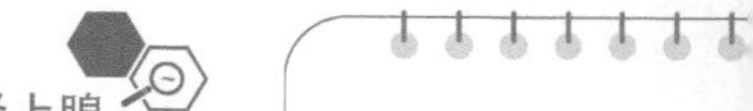

【**体格检查**】双上肢血压均为140/90mmHg，身高157cm，体重43kg，指间距155cm，上部量72cm，下部量85cm。无胡须生长，无毳毛增多，前额发际无退缩，无满月脸及多血质面容，齿龈有轻度色素沉着，未见喉结，颈部无假性黑棘皮，无腋毛生长，无颈蹼及肘外翻，双乳腺Tanner 1期（图27－1），无溢乳，心率85次/分、未闻及病理性杂音。掌纹未见色素沉着，下腹部及大腿内外侧未见紫纹，双下肢无浮肿，阴毛Tanner 1期（图27－2），外阴呈女性分布，无阴蒂肥大。手指脚趾无畸形。四肢肌力V级。

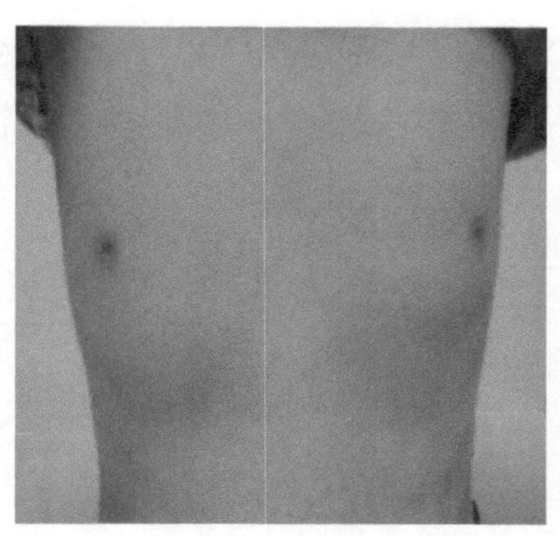

图27－1　患者的乳房发育不良

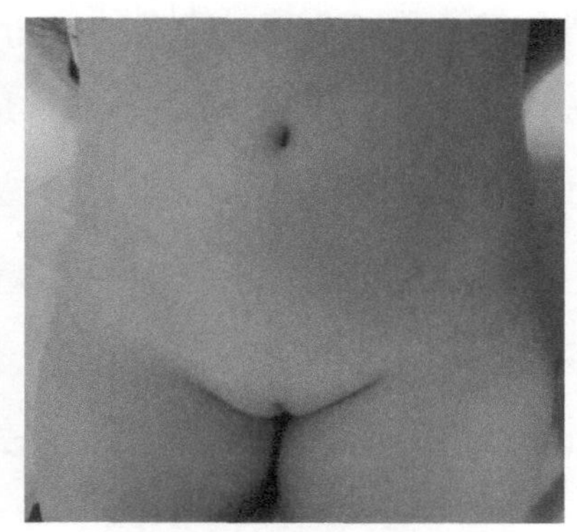

图27－2　患者外阴发育呈女性幼稚型

【**实验室及影像学检查**】血钾：3.28mmol/L（3.5～5.5mmol/L），空腹血糖：5.44mmol/L。雄烯二酮AND＜1.05nmol/L，脱氢表雄酮DHS＜0.41mmol/L，FSH：83.30mIU/ml（2.8～11.3mIU/ml），LH：34.80mIU/ml（1.1～11.6mIU/ml），PRL：267.00mIU/L（40～530mIU/L），PRG：44.20nmol/L（0.64～3.6nmol/L），E_2：75.60pmol/L（73.4～587pmol/L），TES＜0.69nmol/L。卧位：ALd：0.09ng/ml（0.06～0.17ng/ml），PRA：0.1ng/ml（0.5～0.79ng/ml），血管紧张素Ⅱ（AT－Ⅱ）：32ng/ml（28.2～52.3ng/ml）；立位：血ALd：0.13ng/ml（0.07～0.3ng/ml），PRA：

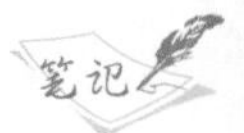

0.08ng/ml（0.93～6.56ng/ml），AT－Ⅱ：32ng/ml（55.3～115.3）。ACTH－COR 节律：ACTH 8 点：81.34pg/ml，15 点：39.82pg/ml，24 点：22.97pg/ml（7.2～63.3）；COR 8 点：231.9nmol/L，15 点：73.38nmol/L，24 点：14.61nmol/L（上午 64～327nmol/L，下午 171～536nmol/L）。甲状腺功能检测示 FT_3 略升高，血 FT_4、TSH 均正常，血气分析示 PH 和 BE 均正常。肾上腺 CT 显示左肾上腺略增粗。妇科超声检查显示子宫内膜显示不清，双侧卵巢内均未见卵泡，子宫发育不良。腕关节平片显示骨骼发育延迟，骨化中心 7 枚骨化核，骨龄 9 岁。染色体分析：46，XX，inv（9）(p11q13)。垂体增强 MRI 检查发现疑似垂体增生，右侧大脑中动脉狭窄。颅脑 MRA 检查，发现双侧大脑动脉改变，提示烟雾病。

【基因检测】 在 *CYP17A1* 基因编码区，检出 c.287G＞T 杂合突变（R96L）突变及 c.1117delC 杂合突变（表 27－1）。经 Mutation taster 软件预测为有害突变，但尚未发现有相关的文献报道。

表 27－1　患者先天性肾上腺皮质增生症基因检测报告

疾病	基因	遗传方式	NM 号	基因亚区	核苷酸改变	氨基酸改变	功能改变	纯合或杂合	突变类型
先天性肾上腺皮质增生	CYP17A1	AR	NM_000102	CDS1	c.287G＞T	p.Arg96Leu	Missense	Het（C161/94T）	临床意义未明突变
				CDS6	c.1117delC	—	Frameshift	Het（W336/V276）	临床意义未明突变

注：患者的基因经二代测序后分析结果并用一代测序进行了验证（华大基因公司检测），检测出 CYP17A1 基因突变。

【诊断】 先天性肾上腺皮质增生症（17α－羟化酶缺乏）；烟雾病可能性大。

笔记

【**治疗方案**】给予醋酸泼尼松早 2.5mg，晚 2.5mg 口服，钙尔奇 D 600mg 日 1 次口服。住院期间补钾后血钾升至正常，患儿血压高，给予硝苯地平片 10mg 日 2 次口服。

【**随访**】血钾水平正常，血压较前有所下降，波动于 105 ~ 125/60 ~ 90mmHg。因患者有烟雾病，脑出血及脑梗塞风险大，建议神经外科行手术治疗。

病例分析

先天性肾上腺皮质增生症（congenital adrenal hyperplasia，CAH）是由基因缺陷所致肾上腺皮质类固醇激素途径中合成酶（胆固醇20，22 裂链酶；17α－羟化酶；3β－HSD；21α－羟化酶；11β－羟化酶；图 27－3）中某种或数种酶先天性活性缺乏引起的一种罕见的内分泌疾病，呈常染色体隐性遗传性。由于肾上腺皮质激素合成有关酶缺陷，皮质醇合成部分或完全受阻，使下丘脑－垂体的 CRH－ACTH 代偿分泌增加，导致肾上腺皮质增生以及雄激素和一些中间代谢产物增多。

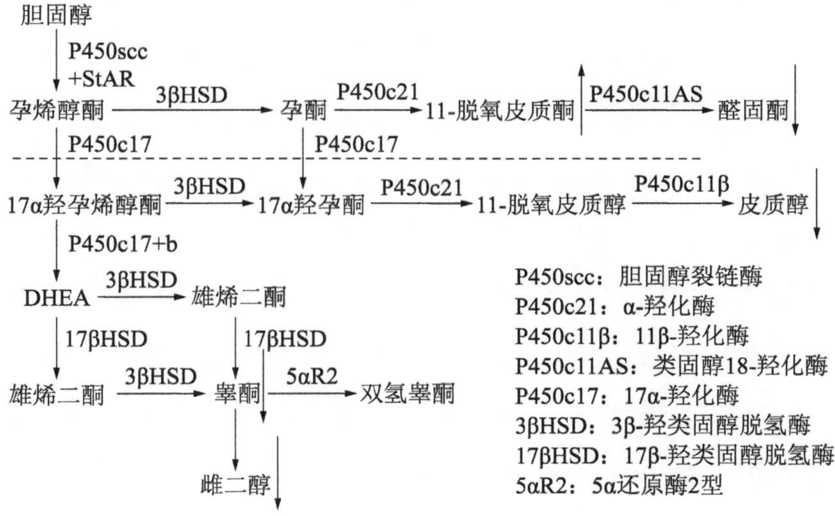

图 27－3　17－羟化酶基因缺陷对类固醇激素合成的影响

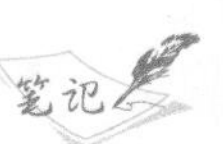

CAH 种类繁多，新生儿发病率为 1 : 10000 ~ 1 : 20000，种族间差异较大，且女性多于男性。根据基因突变的位点及缺陷酶的类型可分为 5 种，其中最常见的类型是 21 – 羟化酶缺陷症（21 – OHD），占 90% 以上，其次还有 11β – 羟化酶缺陷症（11β – OHD）、3β – 羟类固醇脱氢酶缺陷症（3β – HSD）、17α – 羟化酶缺陷症（17α – OHD）及类脂质增生（StAR）等多种类型，致病基因分别为 *CYP21A2*、*CYP11B1*、*HSD3B2*、*CYP17A1*、*STAR*。本病例属 17α – 羟化酶缺陷症类型，相对少见，约占 1% 。

编码 17α – 羟化酶的基因位于人类常染色体 10q24225，编码该酶的基因为 *CYP17*，对 *CYP17A1* 基因的突变分析有助于 17α – 羟化酶缺陷症的诊断。本病例报告中患者检测出 *CYP17A1* 基因的 c. 287G > T 杂合突变（R96L）及 c. 1117delC 杂合突变的临床意义未明突变。这种多基因位点杂合突变与单基因纯合突变的影响是一样的，均可导致 17α – 羟化酶合成缺乏和活性下降，17 – 羟孕烯醇酮及 17 – 羟孕酮合成受阻，脱氧皮质醇及雄烯二酮水平下降，继而导致糖皮质激素及性激素的缺乏；同时，17 – 羟孕烯醇酮及 17 – 羟孕酮的前体物质相应增多，具有盐皮质激素作用的去氧皮质酮产生增多，使肾素和醛固酮的生成也受抑制。因此，患者往往出现乏力、厌食、恶心、呕吐、皮肤黏膜色素沉着、低血钾和不同程度的高血压；男性患儿（46，XY）可出现女性化表现，外生殖器似女性或部分男性化，无子宫及输卵管，隐睾，睾丸可位于腹股沟或腹腔内，骨龄落后；女性患儿（46，XX）则表现为性幼稚，可见原发性闭经，至青春期乳房不发育，无腋毛及阴毛，外阴呈幼女型，体型瘦高，骨龄落后。少数患儿性发育正常。

笔记

实验室检查及辅助检查中普遍出现血钾低；血 ACTH 明显升

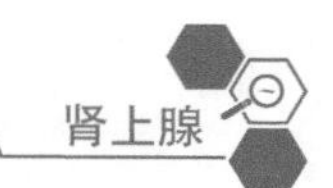

高，血皮质醇或24小时尿游离皮质醇明显降低；血DHEA、睾酮和双氢睾酮均明显降低，E_2低于正常或处于正常成年女性的参考范围低限水平，FSH、LH水平高于或接近正常成年女性的参考范围高限；血孕酮增高及皮质酮、DOC增高，血肾素活性降低（受DOC等抑制）或个别正常，血AT－Ⅱ正常或略高于正常，血ALD正常或个别低于正常；血17－OHP低于正常或处于正常参考范围低限。肾上腺CT：双肾或单侧上腺增粗。妇科彩超：女性可显示幼稚子宫，但无正常卵巢；男性行盆腔彩超检查不能探及子宫和卵巢，在盆腔、腹股沟和“大阴唇”中可发现隐睾；染色体检查：与性腺性别通常一致；基因检测：可发现突变，目前已有90多种突变形式报道。

对于有性发育不良伴有血ACTH升高、孕酮升高、低钾血症及高血压者，特别应注意筛查有无17α－羟化酶缺陷症，及时进行血17－OHP、DHEA、睾酮、孕酮、肾素、ALD测定及肾上腺增强CT检测有助于诊断。

糖皮质激素治疗对于绝大多数肾上腺先天性羟化酶缺陷症患者都是需要的，但应注意使用糖皮质激素的剂量，调整目的为维持患者正常生长发育、生存质量的同时又应避免医源性类库欣综合征的出现。对于未成年患者以氢化可的松为首选，也可选用醋酸泼尼松。成年患者首选地塞米松，抑制盐皮质激素及替代糖皮质激素，维持ACTH达到或接近正常水平，并避免医源性皮质醇过多。本病例为未成年，选择给予醋酸泼尼松早2.5mg、晚2.5mg口服。待患者的烟雾病得到有效治疗后，患者还应给予人工月经治疗。因为此类患者不能合成足够的性激素，所以其性发育并不能在单纯糖皮质激素治疗后恢复正常，绝大多数患者还可选择性激素及手术治疗。

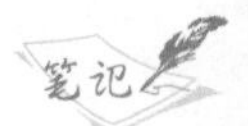

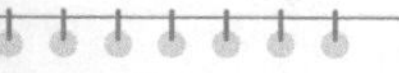

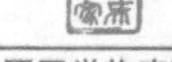

其应依染色体性别、性腺性别，评价外生殖器分化发育情况进行治疗。染色体为46，XX者，在16~18岁开始可给雌孕激素行人工周期治疗。染色体为46，XY者，预防性切除隐睾，按社会性别及个人选择，决定是否补充雌激素治疗。

病例点评

虽然17α-羟化酶缺陷症类型相对少见，却是引起性发育不良的重要原因，而且在临床上对于此型先天性肾上腺皮质增生症较易识别，其特点为男性女性化、女性原发性闭经，通常都伴有高血压、低血钾和血ACTH升高。一旦怀疑，可行相应的基因检测，可为单基因纯合突变或多基因杂合突变。治疗上，以糖皮质激素补充为主，高血压和低血钾多数可随之得到纠正，必要时还要给予性激素治疗。此病为终身疾病，目前尚无治愈的方法。

参考文献

1. Adina F, Turcu, Richard J, et al. Adrenal steroidogenesis and congenital adrenal hyperplasia. Endocrinology and metabolism clinics of North America, 2015, 44 (2): 275-296.
2. Hannah-Shmouni F, Chen W, Merke D P. Genetics of Congenital Adrenal Hyperplasia. Endocrinol Metab Clin North Am, 2017, 46 (2): 435-458.
3. Stoschitzky K, Stoschitzky G, Lercher P, et al. Propafenone shows class Ic and class Ⅱ antiarrhythmic effects. Europace, 2016, 18 (4).

笔记

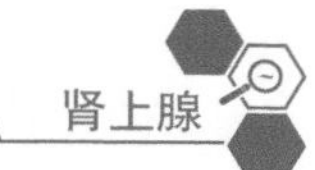

028 先天性肾上腺皮质增生症（21-羟化酶缺陷症）

病历摘要

患者，女，18岁。以“发现外生殖器发育异常、月经不调、多毛6年”为主诉。

6年前患者发现外生殖器发育异常，同年月经初潮，月经周期不规律，每月行经2~7天，月经周期15~60天，月经量少，伴有体毛增多，就诊于当地医院，行系列检查（具体诊治经过不详），未能确诊。8个月前因上述情况就诊于我院泌尿外科，查体发现阴蒂肥大，测F-TEST、雄烯二酮及DHS升高，进一步行染色体检查结果提示46，XX，就诊于内分泌门诊，诊断为“高雄激素血症”，进一步入院完善相关诊治。患者病来无闭经及溢乳，无厌食、恶心及呕吐，无咳嗽、咳痰，无腹痛、腹泻，无尿频、尿急及尿痛，饮食及睡眠可，精神及体力可，二便如常，近期体重无明显改变。

【查体】身高155cm，体重62kg，BMI 25.8kg/m^2，腰围90cm，臀围93cm，WHR 0.97。指距155cm，上部量78cm，下部量77cm。毛发增多，无满月脸及多血质面容，齿龈无色素沉着，未见喉结，颜面及后背未见皮肤痤疮及毛囊角化，未见明显胡须，无颈蹼、肘外翻，双乳腺未见明显发育（Tanner 1期），腹部未见紫纹，四肢

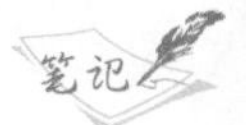

毳毛增多（图 28－1），阴毛浓密（图 28－2）、呈女性分布，可见阴蒂肥大呈阴茎状（Prader 3 级），外阴部仍可见尿道口（图 28－3）。

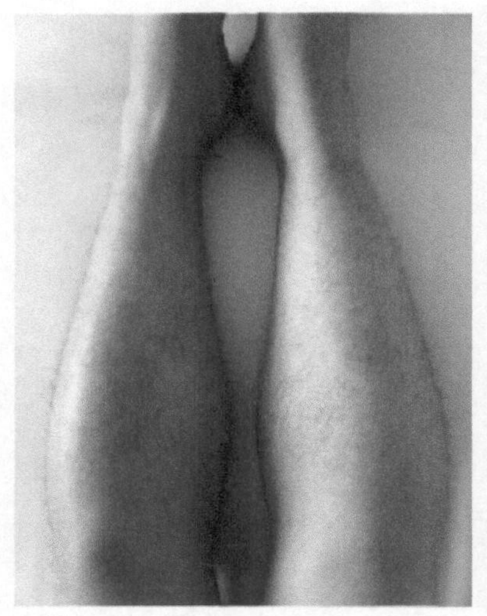

图 28－1　四肢毳毛增多

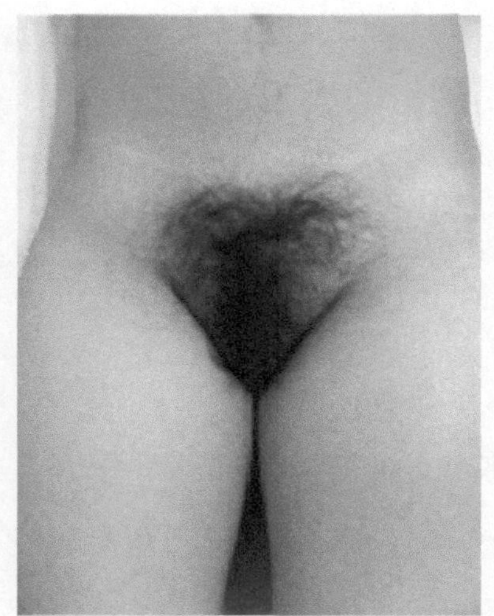

图 28－2　阴毛浓密

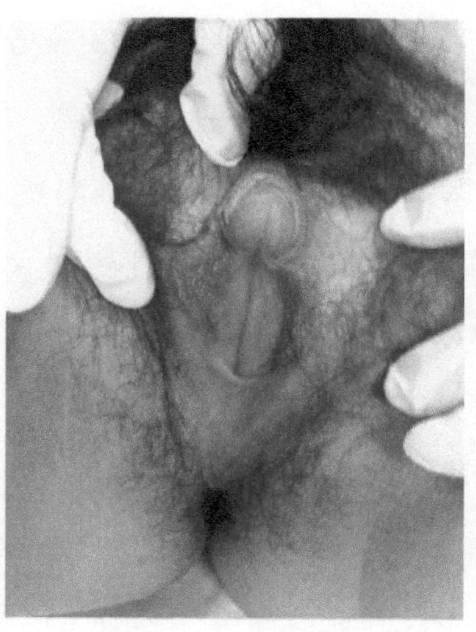

图 28－3　外阴部仍可见尿道口

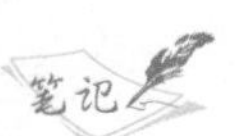

【实验室及影像学检查】

（1）雄激素系列检查结果（表 28 – 1）。

表 28 – 1　雄激素系列检查结果

雄激素系列	门诊	病房	参考范围
游离睾酮 FTEST(pmol/L)	206.32↑	130.23↑	0.77～33.03
性激素结合球蛋白 SHBG(nmol/L)	31.40	25.20	18.00～114.00
睾酮 TES(nmol/L)	13.30↑	6.90↑	0.69～2.77（排卵期） 0.69～2.15（绝经期）
雄烯二酮 AND(nmol/L)	>35.0↑	>35.0↑	2.09～10.82
脱氢表雄酮 DHS(μmol/L)	17.10↑	12.50↑	0.95～11.67

（2）垂体激素检查结果（表 28 – 2）。

表 28 – 2　垂体激素检查结果

垂体激素	门诊	病房	参考范围
泌乳素 PRL(mIU/L)	—	460	40～530
促黄体生成素 LH(mIU/ml)	1.47	1.18	1.1～11.6（卵泡期） 17～77（排卵期） 1～14.7（黄体期） 11.3～39.8（绝经后）
促卵泡雌激素 FSH(mIU/ml)	2.64	3.15	2.8～11.3（卵泡期） 5.8～21（排卵期） 1.2～9（黄体期） 21.7～153（绝经后）

（3）雌激素系列检查结果（表 28 – 3）。

表 28 – 3　雌激素系列检查结果

雌激素系列	门诊	病房	参考范围
雌二醇 E_2(pmol/L)	617	407	73.4～587（卵泡期） 124～1468（排卵期） 101～905（黄体期） 73.4～110（绝经后）
雌三醇 E_3(nmol/L)	<0.24	<0.24	8～24（孕 28 周） 10～1468（孕 33 周） 23～42（孕 38 周）
孕酮 PRG(nmol/L)	9.86	7.35	0.64～3.6（卵泡期） 1.5～5.5（排卵期） 3～68（黄体期） 0.64～3.2（绝经后）

（4）雌激素系列检查结果（表28－4）。

表28－4　雌激素系列检查结果

ACTH－COR节律		8:00	15:00	24:00	参考范围
ACTH(pg/ml)	第一次	696.40↑	44.75	10.43	7.2～63.30
	第二次	35.52	33.90	11.58	
CS(nmol/L)	第一次	601.00	605.90	119.90	上午：171～536
	第二次	391.70	393.80	62.09	下午：64～327

（5）小剂量地塞米松抑制试验（表28－5）。

表28－5　小剂量地塞米松抑制试验

	基础值	7:00	7:15	抑制值	抑制率
CS(nmol/L)	496.35	37.03	33.58	35.30	92.9%

（6）胰岛功能结果（表28－6）。

表28－6　胰岛功能

OGTT	0分	30分	60分	120分	180分
葡萄糖(mmol/L)	5.14	9.12	5.27	5.48	3.65
C肽(pmol/L)	580.4	1788.41	1917.81	1608.88	527.34
胰岛素测定(mIU/L)	6.55	117.80	54.85	39.86	6.25

（7）醛固酮卧立位实验（表28－7）。

表28－7　醛固酮卧立位实验

醛固酮卧立位实验	卧位	立位
醛固酮(ng/ml)	0.21	0.42
肾素(ng/ml)	1.70	6.10
血管紧张素Ⅱ(ng/ml)	53.0	96.0
ARR比值	12.3	6.8

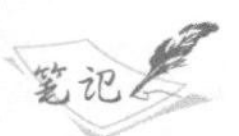

（8）肝肾功、血离子、血清肿瘤标志物未见明显异常。

（9）甲功甲炎：正常。

（10）血尿酸：410μmol/L。17－羟基孕酮：1318.5ng/dl（成年女性卵泡期10～80ng/dl，排卵期30～140ng/dl，黄体期60～230ng/dl）。

（11）肾上腺增强CT（图28－4）：左侧肾上腺可见类圆形肿块影，大小0.91cm，密度略低于肾实质。诊断结论：左侧肾上腺占位性病变不除外腺瘤。（经腹）子宫附件超声：子宫、双侧卵巢及附件未见异常。乳腺（含腋窝淋巴结）超声：双乳腺未见明显发育。

（12）染色体核型分析（图28－5）：46，XX。*CYP21A2* 基因检测结果：P30L杂合突变，I172N杂合突变。

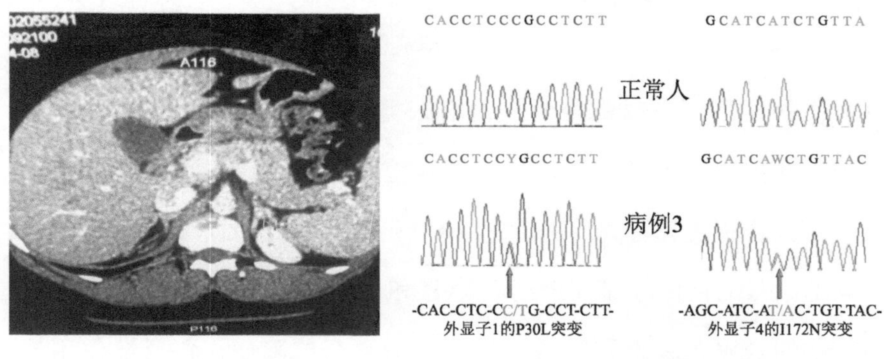

图28－4　肾上腺增强CT　　　　图28－5　染色体核型分析

【出院诊断】①先天性肾上腺皮质增生症（21－OHD，单纯男性化型）；②高尿酸血症。

【治疗方案】①强的松5mg分两次口服，1个月后内分泌门诊复诊；②低嘌呤饮食，适量饮水，维持日尿量2000～2500ml为宜，碳酸氢钠片1.0g日3次口服，2周后内分泌门诊复查尿常规及血尿酸。

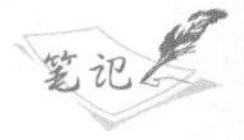

病例分析

先天性肾上腺皮质增生症（congenital adrenal hyperplasia，CAH）是内分泌科常见的遗传性疾病。其主要病理机制在于肾上腺皮质类固醇激素合成过程中21-羟化酶的先天性缺乏，使孕酮及17-OHP不能转化为11-去氧皮质酮及11-去氧皮质醇，致肾上腺皮质激素合成不足，经下丘脑-垂体-肾上腺轴反馈调节后，CRH及ACTH分泌增多，导致肾上腺皮质增生，同时引起代谢紊乱。

CAH中21-羟化酶缺陷症（21-hydroxylase deficiency，21-OHD）最为常见，占CAH的90%~95%，21-OHD因21-羟化酶活性损伤程度不同，通常分为3种临床类型（表28-8），即失盐型、单纯男性化型（两者的酶损伤程度较重，也称为经典型）和非经典型（酶损伤程度较轻）。在21-OHD患者中，由于CYP21活性降低，类固醇激素的合成停滞在该酶底物P和17-OHP水平，导致作为代谢产物的盐皮质激素和（或）糖皮质激素合成障碍，负反馈作用使垂体ACTH增加，导致肾上腺皮质增生，使P、17-OHP和雄激素进一步增高。因此，17-OHP对于21-OHD的诊断有特异性。按基础17-OHP测值划分为3个区段指导诊断和分型：（1）17-OHP > 300nmol/L（10000ng/dl）时考虑为典型的21-OHD；（2）6~300nmol/L（200~1000ng/dl）时考虑为非典型；（3）< 6nmol/L（200ng/dl）时不支持CAH或为非经典型。

表 28-8　三种临床型 21-OHD 的鉴别

临床型	盐代谢	临床表现	钠	钾	醛固酮	肾素	雄激素
失盐型	失盐	男性假性性早熟，女性假两性畸形	↓	↑	↓↓	↑↑	↑
单纯男性化型	正常	同上	N	N	N↓	N↑	↑
非经典型	正常	高雄激素血症表现，或仅表现为生长加速	N	N	N	N	↑

按照 21-OHD 不同型分别制定治疗目标（表 28-9）。治疗目标包括替代生理需要以防止危象发生，同时合理抑制高雄激素血症。抑制高雄激素血症目标是为保证未停止生长个体有正常的线性生长和青春发育，减少成年身高受损；在停止生长和青春发育完成后保护生育能力，预防骨质疏松和减少心血管的风险。治疗方案需个体化。针对本例患者的临床分型及年龄升高，选择糖皮质激素达到抑制高雄激素的目的。2016 年《先天性肾上腺皮质增生症 21-羟化酶缺陷诊治共识》推荐的糖皮质激素应用建议如下：

表 28-9　皮质醇代替剂量和方案的总体建议

皮质醇制剂	每日总剂量（mg/d）	每日分次
a. 未停止生长的 21-OHD 个体皮质醇代替制剂和方案的建议		
氢化可的松	10~15mg/(m^2·d)	3
氢化可的松	0.05~0.20	1~2
氯化钠补充	1~2g/d（婴儿）	分次于进食时
b. 达到成年身高后皮质醇代替制剂方案建议		
氢化可的松	15~25	2~3
泼尼松	5.0~7.5	2
甲泼尼龙	4~6	2
地塞米松	0.25~0.50	1
氟氢可的松	0.05~0.20	1

笔记

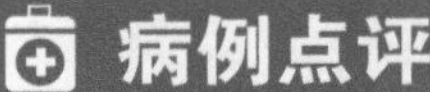

病例点评

目前随着国内外基因检测的普及，21－羟化酶靶基因 *CYP21A2* 的鉴定方法已比较成熟，推荐对所有的可疑 21－OHD 的患者进行 CYP21A2 基因型鉴定。接近 95% 的 *CYP21* 基因突变包括缺失、复制、假基因上有害的点突变异位至真基因，最终导致完全或部分性 21－羟化酶失活。这个病例中 21－OHD 患者中检测出的突变类型 P30L，I172N 是常见的导致 21－羟化酶功能减低的突变类型，对于大部分已知的突变类型，目前都可以在线查询并预测其导致 CAH 的表型。通过检索：P30L 杂合突变是非经典型，I172N 杂合突变是单纯男性化型，通过基因检测及表型预测结合患者的临床表现及生化指标更有助于确定患者的疾病诊断及临床表型。

参考文献

1. Milacic I，Barac M，Milenkovic T，et al. Molecular genetic study of congenital adrenal hyperplasia in Serbia：novel p. Leu129Pro and p. Ser165Pro CYP21A2 gene mutations. J Endocrinol Invest，2015，38（11）：1199－1210.

2. Haider S，Islam B，D'Atri V，et al. Structure－phenotype correlations of human CYP21A2 mutations in congenital adrenal hyperplasia. Proc Natl Acad Sci USA，2013，110（7）：2605－2610.

3. Skordis N，Shammas C，Efstathiou E，et al. Endocrine profile and phenotype－genotype correlation in unrelated patients with non－classical congenital adrenal hyperplasia. Clin Biochem，2011，44（12）：959－963.

4. 中华医学会儿科学分会内分泌遗传代谢病学组．先天性肾上腺皮质增生症 21－羟化酶缺陷诊治共识．中华儿科杂志，2016，54（8）：569－576.

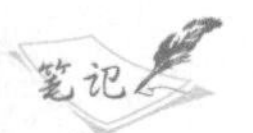

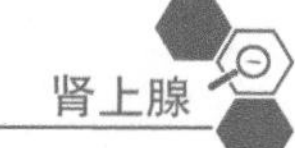

029 先天性肾上腺皮质增生症（POR 缺陷症）

病历摘要

患者，女，27 岁。因“闭经原因待查”至我院内分泌科门诊就诊，既往于出生时有阴道闭锁，后行手术整形治疗，进入青春期后曾因“卵巢囊肿”行手术治疗，在外院曾按多囊卵巢综合征（polycystic ovarian syndrome，PCOS）治疗，应用克龄蒙等药物行人工周期，后因 17 – 羟基孕酮增高怀疑为 21 – 羟化酶缺陷症，进一步来我院行 *CYP21A2* 基因检测。平素无乏力、食欲减退等表现。患者为家中独女，父母外貌同常人，母亲顺产，未描述围产期有异常，无生殖系统疾病史，父母无亲缘关系。

【体格检查】身高 165cm，体重 55kg，无多毛痤疮等高雄激素表现，无紫纹，自述自幼手掌掌指关节弯曲握拳费力，外生殖器未见明显异常。

【实验室及影像学检查】彩超提示患者左侧卵巢存在 1.2cm × 1.4cm 液性暗区，右侧卵巢至子宫后方存在 9.5cm × 6.3cm × 4.3cm 囊肿。双手 DR 提示未见骨骼异常。肾上腺 CT 提示未见明显增生改变。患者及父母的各项化验指标见表 29 – 1，结果提示患者孕酮及 17 – 羟基孕酮明显增高，而雄激素无明显增高，清晨 ACTH 明显增高，皮质醇为正常值下限，其余项及父母结果未见明显异常。第

二天复查一次清晨 ACTH 提示为正常（48.75pg/ml），皮质醇仍为正常下限（268.8nmol/L）。

表 29－1 患者及家系的化验结果

年龄(y)	患者	父亲	母亲
	27	55	54
FT(pmol/L)	6.10(0.77～33.03)	116.00(55.05～183.50)	6.42(0.77～33.03)
SHBG(nmol/L)	80(18.00～114.00)	9.00(13.00～71.00)	48.50(18.00～114.00)
T(nmol/L)	<0.69(0.69～2.77)	27.70(9.08～55.23)	<0.69(0.69～2.15)
AND(nmol/L)	<1.05(2.09～10.82)	4.76(1.05～11.52)	1.53(2.09～10.82)
DHEA(μmol/L)	0.76(0.95～11.67)	1.70(2.17～15.20)	1.95(0.95～11.67)
E_2(pmol/L)	244.0(73.4～587.0)	117.0(73.4～206.0)	106.0(73.4～110.0)
P(nmol/L)	8.68(0.64～3.60)	1.17(0.86～2.90)	<0.64(0.64～3.20)
17～OHP(ng/ml)	9.60(0.10～0.80)	0.80(0.50～2.10)	1.20(0.13～0.51)
LH(mIU/ml)	4.78(1.10～11.60)	7.76(0.80～7.60)	50.60(11.3～398.00)
FSH(mIU/ml)	7.14(2.80～11.30)	12.30(0.70～11.10)	92.90(21.70～153.00)
PRL(mIU/ml)	443.0(40.0～530.0)	119.0(40.0～530.0)	111.0(40.0～530.0)

注：结果后括号中为参考范围，缩写：血清睾酮（testosterone，T）、游离睾酮（free testosterone，FT）、雄烯二酮（androstendione，AND）、性激素结合球蛋白（sex～hormone binding globulin，SHBG）、脱氢表雄酮（dehydroepiandrosterone，DHEA）、雌二醇（estradiol，E_2）、促黄体生成素（luteinizing hormone，LH）、促卵泡刺激素（follicle～stimulating hormone，FSH）、催乳素（prolactin，PRL）、17－羟基孕酮（17－hydroxy progesterone，17－OHP）和孕酮（progesterone，P）。

【基因检测结果】患者 *CYP21A2* 基因检测未见异常，*POR* 基因检测提示存在位于外显子 11 的一处纯合突变 c.1370G＞A，导致第 457 位精氨酸变为组氨酸（R457H），其父母分别为该位点杂合突变携带者，见图 29－1。

笔记

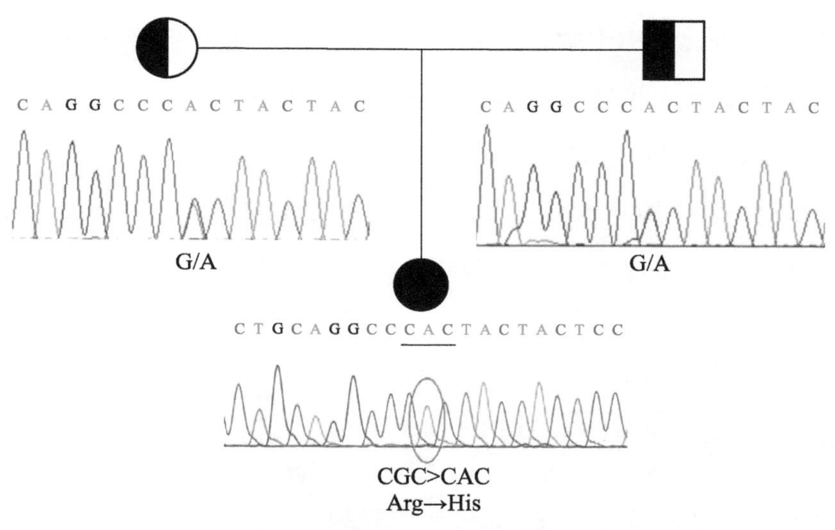

图 29－1　患者及家系的 POR 基因测序结果

病例分析

（1）PORD 是一种罕见的 CAH，CAH 中最常见的类型为 21－OHD，其次为 17－OHD，早在 1985 年就有医师注意到了 1 例 CAH 同时具备 21－OHD 和 17－OHD 的特点，但奇怪的是，这两种疾病的致病基因 *CYP21A2* 和 *CYP17A1* 都是正常的。直到 2004 年 Fluck 等人报道了这种特殊的新型 CAH 系 *POR* 基因突变所导致，并证实 *POR* 基因突变可导致所有微粒体 2 型 P450 酶的活性减低，包括 *CYP21A2*，*CYP17A1* 和 *CYP19A1*。*POR* 可为所有的 P450 酶提供电子使其发挥作用，同时它也可为一些蛋白和小分子提供电子来源（图 29－2），从而在生物合成、胆固醇代谢、性激素代谢、药物毒物代谢等重要的生命活动中发挥作用。另外，*POR* 基因突变类型的不同使 POR 酶活丧失程度各异。因此，PORD 的临床表现多种多样，从仅仅表现为月经紊乱，到严重的两性畸形和骨骼畸形，甚至胎死宫内。目前国外文献中报道 PORD 病例男女比例大致相当

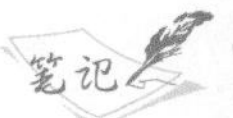

(51/45)，主要为日裔和欧裔（38/62），多数为新生儿或胎儿(76/100)，成人较少（24/100），其临床表现主要有：出生时激素水平异常（87/98），两性畸形（74/100），Antley - Bixler 综合征样骨骼畸形（84/100），和成人后的青春期发育延迟，不孕不育、潜在的肾上腺皮质功能减退（47/78）。

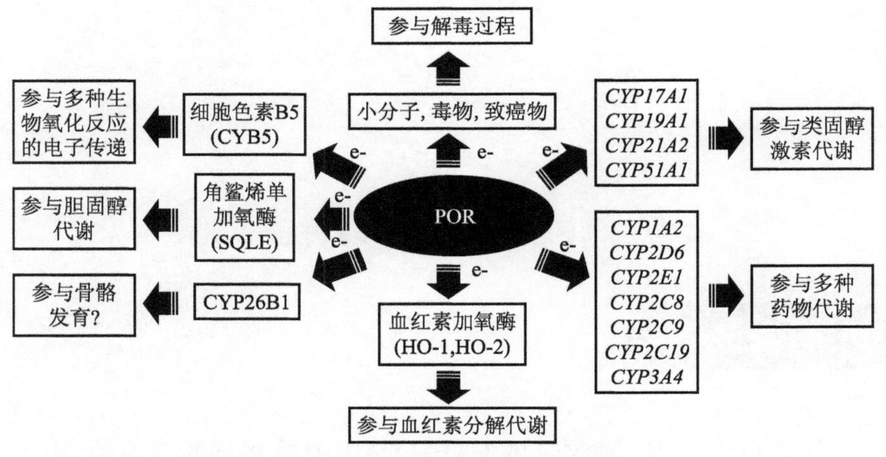

图 29－2　POR 参与多种生物学途径示意

（2）由于 *CYP17A1* 活性减低，女性胎儿肾上腺会产生堆积大量 17 - OHP，通过一系列反应最终产生双氢睾酮，这种活性很强的雄激素使母亲会在孕期出现明显的男性化和胎儿出现阴蒂肥大等性畸形。回顾本例患者在出生时曾有阴道闭锁，但未询问出母亲孕期男性化的病史。由于 17 - OHP 明显升高，新生儿筛查时会发现 PORD 患者，并可能被误诊为 21 - OHD。当患者成年后，*CYP17A1* 活性减低主要表现为性激素合成障碍，女性的男性化不再作为主要临床表现，而会出现不同程度的青春期发育延迟。本例患者主要表现为闭经。另外，在已报道的成年女性患者和本例患者都发现了巨大的卵巢囊肿，加上无排卵、闭经的病史，易被误诊为多囊卵巢综合征。这是由于雌激素的降低造成高促性腺性性功能减退，促性腺

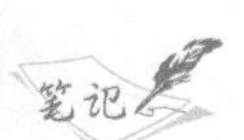

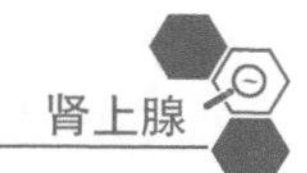

激素（主要为 LH）增高会刺激卵巢增长，另外，*POR* 突变使 *CYP51A1* 活性减低，造成促减数分裂甾醇（MAS）合成减低，进而使卵母细胞的减数分裂和成熟障碍。在上述“双重打击”下，PORD 的卵巢囊肿比其他激素合成障碍所致的卵巢囊肿更难控制，往往需要手术治疗配合长期糖皮质激素和性激素替代治疗，以避免复发。本例患者曾手术切除一次卵巢巨大囊肿，但因诊断不明，未给予规律的激素替代治疗，很快卵巢囊肿复发，在本院给予小剂量糖皮质激素治疗和雌孕激素序贯治疗后，其卵巢囊肿逐渐减轻。

（3）与 21 – OHD 相似，PORD 患者虽然基础 ACTH 和皮质醇水平大致正常，但给予 ACTH 兴奋后大部分患者（47/78）存在肾上腺皮质储备功能不足。因此，在疾病、炎症、应激、手术时，尤其需要对 PORD 患者做出肾上腺危象的风险评估，部分患者还需要长期给予糖皮质激素替代治疗。PORD – 患者的盐皮质激素功能缺陷不明显，但在携带纯合型突变 A287P 突变的 PORD 患者中，发现与 17 – OHD 类似的血压增高表现（去氧皮质酮增加所致），因此也需要定期对 PORD 患者进行血压监测。

（4）PORD 的另一个重要临床特点就是存在不同程度的 Antley – Bixler 综合征样骨骼畸形（84/100），在 *POR* 基因被确认之前，很多病例曾被认为是 Antley – Bixler 综合征的一个亚型。骨骼畸形主要有：面中部发育不全、颅缝早闭、手足畸形、大关节骨性愈合和股骨弯曲。有学者试图对 PORD 患者量化上述骨骼畸形，根据评分判断严重程度，发现 *POR* 基因的复合杂合型突变和纯合型突变的骨骼畸形更为严重，同时也与突变影响酶学活性的差异相关。本例患者为纯合型 *R457H* 突变，存在掌指关节挛缩，但不属于典型的骨骼畸形，甚至在以前从未因此症状而就医。PORD – 骨骼畸形的发病机制尚不明确，可能与 POR 参与电子传递的两种胆固醇合成

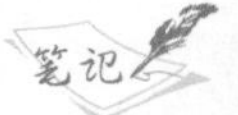

酶——角鲨烯环氧化酶（SQLE）和14α-去甲基酶（CYP51A1）有关，另外也极有可能与 *CYP21B1* 活性减低导致的维甲酸降解障碍相关。

（5）目前文献中已报道近200种 *POR* 基因突变和SNP，其中包括60多种变义突变。其中，根据目前文献报道的病例，日本人中最常见的突变类型为 *R457H*（51/78，65.4%），欧裔中最常见的类型为 *A287P*（42/124，33.9%），具有明显的种族差异性。*R457H* 突变曾被认为仅存在于日本裔当中，但陆续有文献报道该突变也存在于欧裔人群及一名中国女性杂合携带者中。关于PORD北京协和医院及上海交通大学医学院附属瑞金医院已有报道，均为 *R457H* 的杂合携带者。本例 *PORD* 患者，为国内报道的第一例纯合型 *R457H*，其父母分别为该位点的杂合突变携带者且并无亲缘关系，这提示 *R457H* 携带者在中国人中并非罕见。

（6）另外，肝脏中参与药物代谢的所有P450酶及血红素氧化酶都由POR提供电子，因此 *POR* 基因突变或SNP也会影响到人体的药物代谢及影响人体疟疾和败血症等疾病的进展。本例患者携带的 *R457H* 突变可以使参与药物代谢重要的P450酶 *CYP1A2*、*CYP2C19*、*CYP2D6* 和 *CYP3A4* 活性完全丧失。因此，在PORD患者应用各种药物时，一定要注意药物不良反应增加的潜在风险。

病例点评

PORD是一种罕见的先天性肾上腺皮质增生症，临床表现异质性强，包括出生时激素水平异常，两性畸形，Antley-Bixler综合征样骨骼畸形和成人后的青春期发育延迟，不孕不育、潜在的肾上腺

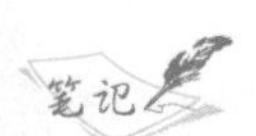

皮质功能减退等。治疗上需要给予补充小剂量的糖皮质激素，并注意监测卵巢超声、血压、使用其他药物时的不良反应等情况。

参考文献

1. Flück C E, Nicolo C, Pandey A V. Clinical, structural and functional implications of mutations and polymorphisms in human NADPH P450 oxidoreductase. Fundam Clin Pharmacol, 2007, 21 (4): 399 – 410.
2. Adachi M, Tachibana K, Asakura Y, et al. Compound heterozygous mutations of cytochrome P450 oxidoreductase gene (POR) in two patients with Antley – Bixler syndrome. Am J Med Genet A, 2004, 128A (4): 333 – 339.
3. Arlt W, Walker E A, Draper N, et al. Congenital adrenal hyperplasia caused by mutant P450 oxidoreductase and human androgen synthesis: analytical study. Lancet, 2004, 363 (9427): 2128 – 2135.
4. Bai Y, Li J, Wang X. Cytochrome P450 oxidoreductase deficiency caused by R457H mutation in POR gene in Chinese: case report and literature review. J Ovarian Res, 2017, 10 (1): 16.

030 孤立性促肾上腺皮质激素缺乏

病历摘要

患者，男，68 岁。以“周身乏力 10 个月，加重伴恶心、呕吐 2 个月”为主诉入院。

【现病史】 患者于 10 个月前无明显诱因出现周身乏力伴发热、咳嗽、咳痰，咳白色泡沫样痰，就诊于当地医院行胸部 CT 提示

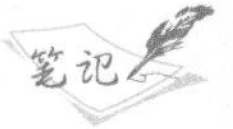

"肺炎"，对症给予抗感染治疗，体温恢复正常，周身乏力未见好转。2个月前患者自觉周身乏力较前加重，伴有一过性意识不清、双目凝视，双手不自主抖动，言语含糊，恶心、呕吐，呕吐物为胃内容物，无二便失禁，遂就诊于我院门诊，查钠离子：105.9mmol/L，钾离子：4.54mmol/L，氯离子：79.4mmol/L。患者回当地医院进行补钠治疗7天后，测得钠离子：133.1mmol/L，上述症状较前稍好转。2天前患者于我院门诊复查钠离子：125mmol/L，今为求进一步查低钠血症原因收入我科。患者病来无头晕头迷、无视物模糊，无发热盗汗、有咳嗽，咳痰，咳白色泡沫痰，无咯血，偶有胸闷、气短，偶有恶心呕吐，无腹痛腹泻，排尿费力，无尿频尿急尿痛，无间歇性跛行，精神、体力差，饮食差、睡眠一般，近1年体重下降6kg。

【既往史】否认高血压，冠心病，糖尿病病史；否认结核、梅毒、艾滋等疾病；无颅脑手术史。

【体格检查】T 36.7℃，P 90次/分，R 16次/分，BP 100/65mmHg。身高163cm，体重47kg，BMI：17.7kg/m^2。神志清楚，营养状态差，无贫血貌，浅表淋巴结未触及。头顶可见皮肤脱屑，周身皮肤色素未见加深，睑结膜无苍白，双肺呼吸音粗，未闻及干湿啰音，心率90次/分，心律齐，各瓣膜听诊区未闻及病理性杂音，腹软，无压痛，肝脾肋下未触及，移动性浊音阴性，双下肢无浮肿。

【实验室检查】

（1）离子：钠测定132.1mmol/L，钾测定4.29mmol/L，氯化物测定99.3mmol/L，钙测定2.13mmol/L，镁测定0.75mmol/L，P 1.37mmol/L。

血清尿酸（UA）：196μmol/L。肾功：肌酐：45μmol/L。肝功：血清总蛋白（TP）：58.6g/L，血清白蛋白（ALB）：34.5g/L。血脂

笔记

分析：血清高密度脂蛋白胆固醇（HDL－C）0.82mmol/L。其他尿常规、凝血三项、肿瘤系列、血常规、糖化血红蛋白未见明显异常（表30－1）。

表30－1　患者入院后血钠、尿钠和尿量变化

入院天数	1	2	3	4	5	7
血钠（mmol/L）	127	132.1	132.2	125	129	138
尿钠（mmol/L）			120.3		56.7	
尿量（L）			0.9		1	

（2）甲功甲炎：血清 FT_3：4.9800pmol/L；FT_4：14.4800pmol/L；血清促甲状腺激素（TSH）：4.0119mIU/L；甲状腺抗体正常。血清GRH：0.87mIU/L。

（3）性激素六项：血清 E_2 213.00pmol/L↑↑↑↑↑；血清 LH 10.20mIU/ml↑；血清 FSH 14.60mIU/ml↑；血清 PRL 384.00mIU/L↑；血清 PRG <0.64nmol/L；血清 TES 23.60nmol/L。

（4）肾上腺皮质节律（2套）（表30－2）。

表30－2　肾上腺皮质节律（2套）

	8:00	15:00	24:00
COR(nmol/L)	23.88/56.95	26.1/61.66	17.5/31.12
ACTH(pg/ml)	11.29/10.38	7.69/7.93	7.85/1.61

【影像学检查】腹部超声：左肾囊肿伴分隔形成。胸部CT：双肺陈旧性病变。双肺局限性气肿。

骨密度（腰椎及骨盆）测定：骨质疏松。肾上腺CT＋增强

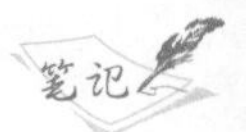

（图 30 – 1）：肾上腺平扫 + 增强未见异常。垂体 MRI 平扫及增强（图 30 – 2）：未见确切异常，副鼻窦炎，蝶窦黏膜下囊肿，双侧鼻甲肥大扫描。

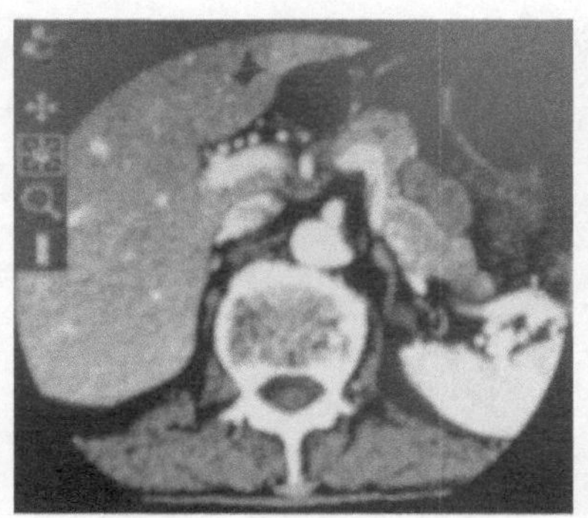
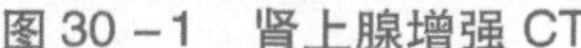
图 30 – 1　肾上腺增强 CT

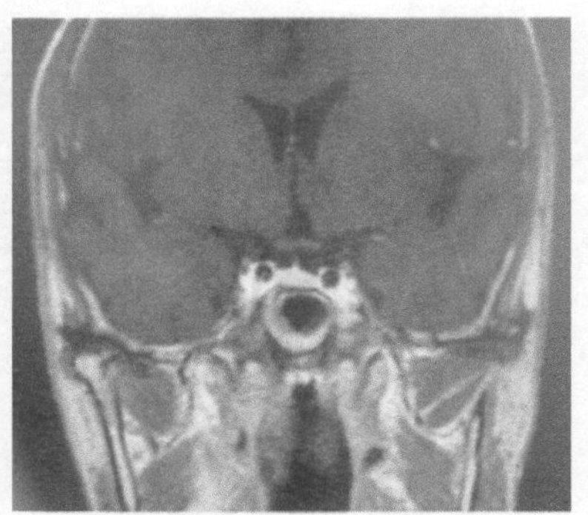
图 30 – 2　垂体增强 MRI

病例分析

该患者低钠血症明确，尿钠增加，尿比重略高，激素测定显示皮质醇水平低平，ACTH 正常（未见明显降低及明显升高），垂体 MRI + C 未见异常，垂体其他激素大致正常，肾上腺 CT + 增强未见异常。根据低钠血症的诊治思路，如图 30 – 3 所示，患者无利尿剂应用及肾脏病，则主要见于以下病因：

①细胞外液量减少：呕吐；原发性肾上腺功能不全（醛固酮↓）；肾失盐综合征（颅内疾患）；脑性耗盐综合征；隐性利尿。

②细胞外液量正常：抗利尿激素分泌异常综合征（syndrome of inappropriate secretion of antidiuretic hormone，SIADH）（肿瘤，肺/中枢系统，药物，特发性 etc）；继发性肾上腺功能不全；甲状腺功能减低（少见）；隐性利尿。

结合该患者情况，考虑继发性肾上腺功能不全所致，但未见到

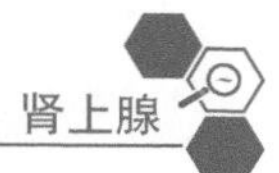

垂体及肾上腺的明确病变，因此考虑为成人特发性孤立性 ACTH 缺乏症可能性大。

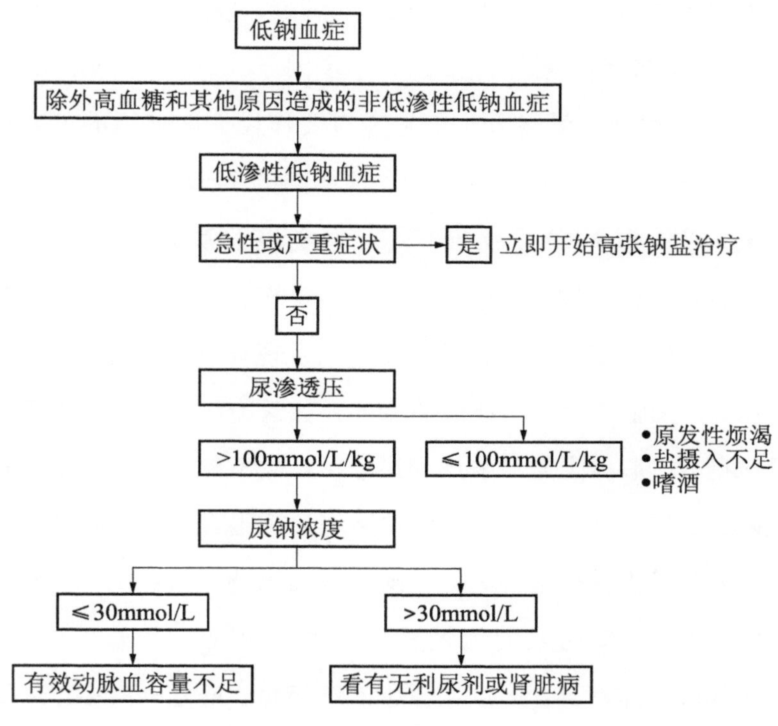

图 30－3　低钠血症诊治思路

针对治疗低钠血症行醋酸泼尼松 5mg 早 8:00，2.5mg 下午 15:00 口服；法莫替丁 20mg 日 2 次保护胃黏膜；碳酸钙 D_3 片 600mg 日 1 次口服补钙治疗；骨化三醇 0.25μg 日 1 次口服。随着激素治疗后，血钠水平逐渐升至正常范围，精神体力及食欲也好转。

病例点评

特发性孤立性 ACTH 缺乏症（IIAD）由 Steinberg 等于 1954 年首次报道。其临床特征为继发性肾上腺皮质功能减退，垂体除了 ACTH 分泌减低以外，其他激素分泌正常，垂体结构没有异常。不

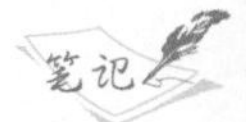

能以糖皮质激素使用史及 ACTH 瘤剔除术等常见单纯垂体 ACTH 缺乏的原因解释，是继发性肾上腺皮质功能减退症的特殊类型。临床表现为先天性 IIAD 和 AIIAD。IIAD 的病因、发病机制不十分清楚。*TPIT* 是一种细胞限制性 T_ box 转录因子，在垂体阿黑皮素原（POMC）表达细胞最终分化中发挥重要作用，该基因的突变可导致新生儿发病的 IIAD，已发现 12 种不同的 *TPIT* 基因失功能性突变。成人晚发型 IIAD 发病推测与自身免疫关系最为密切。另外，有研究者认为孤立性 ACTH 缺乏与空泡蝶鞍、头颅外伤有关。到目前为止，基因突变在 AIIAD 的发病中未发现有致病作用。

AIIAD 的临床表现多样而非特异，如乏力、恶心、体重下降及易低血糖等，临床上常易漏诊和误诊。虽然不像原发性肾上腺皮质功能减退那样严重，但没有及时诊断和治疗很容易出现危及生命的危象。成人特发性孤立性 ACTH 缺乏症临床特征为：①发病年龄多数 40 岁以上，发病之前无糖皮质激素使用史，生长发育正常；②起病隐匿且非特异，多以乏力、消瘦起病。反复多次多年就诊和治疗，病情没有缓解，有些甚至在某些促发因素下病情急剧加重，常急诊就医；③皮肤无色素沉着，有别于原发性肾上腺皮质功能减退；④临床上男性可出现性功能减退，女性可出现月经紊乱，但性激素检查均正常，属于功能性紊乱，推测与全身状态、精神和情绪等有关；⑤血生化可表现为低钠血症、轻度低血糖、血钾正常或正常高值，高钾血症少见；⑥血淋巴细胞和嗜酸性粒细胞容易增高；⑦血浆 ACTH、皮质醇明显降低，但垂体其他激素轴系包括促甲状腺激素、促性激素和生长激素等均正常；⑧常伴有甲状腺疾病或自身抗体阳性，特发性继发性肾上腺功能减退中甲状腺自身抗体 60% 呈现阳性，一半 AIIAD 患者血浆 TSH 水平增高；⑨常伴有其他全身性自身免疫性疾病；⑩这些临床表现与 AIIAD 紧密相联，因为随

笔记

着糖皮质激素的替代治疗这些疾病或临床表现也随之缓解：⑪垂体MRI 未见异常或呈空泡蝶鞍；⑫无器质性病变所致垂体 ACTH 分泌异常，无鞍区手术、浸润、放疗等。

AIIAD 的治疗与继发性肾上腺皮质功能减退症的糖皮质激素替代治疗原则一致，但不需要像合并有其他垂体前叶激素缺乏的继发性肾上腺功能减退症那样要考虑其他激素的替代治疗问题。但当合并原发性甲状腺功能减退时，甲状腺激素的补充需要迟于糖皮质激素的替代。也不同于原发性肾上腺皮质功能减退，继发性不需要盐皮质激素辅助治疗。

031 结核致 Addison 病

病历摘要

患者，女，33 岁。以“皮肤、黏膜变黑 18 年，加重伴乏力 2 年”为主诉入院。

【现病史】患者 18 年前无明显诱因出现齿龈、嘴唇、颊黏膜变黑，未在意。2 年前开始出现全身皮肤变黑、乏力，乏力主要表现为活动后加重，休息后部分缓解，偶有头痛、恶心，月经失调，表现为经期延长，为 8～9 天，经量减少。现为进一步诊治入我科。病来患者无双眼视物模糊，无体位性低血压表现，无胸闷、胸痛，无腹胀、腹痛、腹泻，无双下肢水肿。精神体力可，饮食睡眠可，二便正常，近 2 年体重减轻约 20kg。

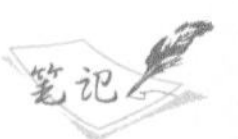

【既往史】否认高血压，冠心病，糖尿病病史。

【体格检查】 身高 160cm，体重 43kg，BMI 16.79kg/m^2。T 36.7℃，P 102 次/分，R 17 次/分，BP 106/80mmHg。神志清楚，精神萎靡，慢性病容，周身皮肤色素沉着，齿龈、掌纹、乳晕和肘部瘢痕处更为明显。头发、腋毛和阴毛稀疏正常，颈软，甲状腺无肿大。颈静脉无怒张，心率 101 次/分，律齐，各瓣膜听诊区未闻及病理性杂音，腹软，无压痛、反跳痛及肌紧张，肝脾肋下未触及，双下肢无水肿，双足背动脉波动正常。

【辅助检查】 血细胞分析：WBC 3.61 × 10^9/L，NE 1.56 × 10^9/L。骨代谢标志物（女）：维生素 D_3 3.81ng/ml（11 ~ 42ng/ml），B - Crosslaps 1125.00pg/ml（ < 573pg/ml），T - P1NP 154.10ng/ml（15.13 ~ 58.59ng/ml）。甲功：FT_3 和 FT_4 正常，TSH 6.7584mIU/L（0.35 ~ 4.94mIU/L）。GH 3.02μg/L（0.05 ~ 8μg/L）。PRL 1037（40 ~ 530mIU/L）。感染结核 T 细胞检测（免疫斑点法）：ESAT - 6 孔（A 孔）斑点数 8，CFP - 10 孔（B 孔）斑点数 48，结果判定阳性。PPD 试验：硬结大小 14mm × 20mm。血沉：3mm/h(0 ~ 20mm/h)。

（1）肾上腺皮质激素系列见表 31 - 1。

表 31 - 1　肾上腺皮质激素系列

	8:00	15:00	24:00
COR(nmol/L)	37.54	33.78	34.41
ACTH(pg/ml)	789.2	504.80	456.70

（2）胃复安兴奋试验见表 31 - 2。

表 31 - 2　胃复安兴奋试验

	0	30	60	120	180
PRL(mIU/L)	566.00	530.00	9158.00	4143.00	>3180.00

笔记

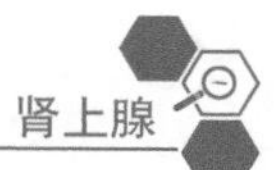

（3）溴隐亭抑制试验见表 31 －3。

表 31 －3　溴隐亭抑制试验

	0	60	120	180	240
PRL(mIU/L)	670.00	388.00	220.00	144.00	108.00

（4）肝肾功、血离子、免疫球蛋白、风湿抗体系列、肿瘤标志物、艾滋、梅毒、肝炎等未见异常。

（5）双肾输尿管膀胱彩色多普勒超声常规检查见：肝内钙化灶或囊肿早期改变不除外，脾内钙化灶或囊肿早期改变不除外。

（6）肾上腺 CT 平扫 + 增强（64 排）：双侧肾上腺散在钙化点，结合部可见结节影，右侧病灶内可见斑点状钙化影，直径约 0.9cm，增强后强化不明显。肝脏及脾脏内可见多发点状钙化影。右肾内见点状高密度影。结论：双侧肾上腺改变。肝脾多发钙化点。右肾小结石可能大。

（7）垂体 MRI 平扫 + 增强：垂体右下缘改变，微腺瘤待除外。

（8）肺部 CT 平扫（64 排）：左肺小结节影。左肺及胸膜陈旧病变。

【诊断】 Addison 病，肾上腺结核可能性大，高泌乳素血症，垂体微腺瘤不除外，亚临床甲减待除外。

【治疗方法】 醋酸氢化可的松片晨起 10mg，下午 13 点 5mg 替代治疗。结核病院抗结核治疗。定期复查甲功、催乳素水平、垂体增强 MRI 和胸部 CT。

病例分析

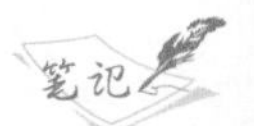

（1）1855 年，Addison 首次报道了原发性慢性肾上腺皮质功能

减退症，并以此命名为 Addison 病。此病起病隐袭，从出现症状到确诊间隔半个月到 15 年不等，原因可能是由于早期症状不典型，易被忽略或误诊，且见患者部分性肾上腺皮质功能减退，病程进展缓慢。主要临床表现和病理生理见表 31－4。当出现皮肤色素加深时往往临床医师才考虑肾上腺皮质功能减退，完善肾上腺相关检查，其他症状缺乏特异性。体格检查可能表现为皮肤或黏膜色素沉着过度、消瘦和直立性低血压。常规实验室发现包括低钠血症、低血糖、轻度的正常红细胞的贫血，淋巴细胞和嗜酸性粒细胞增多。疑似 Addison 病的患者行特异性的实验室检测包括皮质醇水平、血浆 ACTH 水平和快速 ACTH 兴奋实验。

表 31－4　临床表现和病理生理

临床表现	病理生理
易疲劳、乏力、倦怠	糖皮质激素缺乏
厌食、体重减轻	糖皮质激素缺乏
胃痛、恶心、呕吐	糖皮质激素缺乏
肌痛、关节疼痛	糖皮质激素缺乏
嗜盐	盐皮质激素缺乏
皮肤干燥、瘙痒（女性）	雄激素缺乏
性欲减退（女性）	雄激素缺乏

（2）在 Addison 病的常见原因中，虽然自身免疫性肾上腺炎已超越结核病，但在发展中国家肾上腺结核仍然是导致 Addison 病的主要原因。在我国，肾上腺结核并非罕见，也是引起原发性肾上腺皮质机能低下的主要原因。文献报道 Addison 病的临床表现在 12% 的肾上腺结核患者中发生。当肾上腺被结核杆菌感染后，90% 的肾上腺组织被破坏后才出现临床表现。

笔记

（3）特异性的影像特征，包括位置、轮廓和钙化，可用于综合

临床症状和体征来帮助区分结核与肾上腺的其他疾病。文献报导双侧肾上腺结核占肾上腺结核病例的 80%～91%。而原发性肾上腺肿瘤通常发生在单侧。嗜铬细胞瘤是最常见的原发性肾上腺肿瘤，双侧的发生率仅为 10%。肾上腺转移瘤可发生在双侧，但往往出现在已知原发肿瘤的患者中。结核对肾上腺的破坏逐渐改变了腺体的轮廓。在疾病过程的早期，当干酪样坏死和肉芽肿形成时肾上腺开始出现类似肿块样的增大（59% 的病例）或弥漫性肿大（41%）。晚期出现不同程度的纤维化及钙化，有时腺体萎缩。59% 肾上腺结核病例出现钙化，但只有 8% 的钙化出现在肾上腺肿瘤中。肾上腺结核的诊断通常缺乏病原学资料，一些肾上腺结核患者术前考虑肾上腺肿瘤，故行腹腔镜下肾上腺肿物切除术，术后病理检查提示肾上腺干酪样坏死，伴肉芽肿性病变形成。当可疑肾上腺结核患者发现肾上腺外的结核病灶时，这更支持了肾上腺结核的诊断。

（4）激素替代补充治疗包括糖皮质激素及盐皮质激素，一般仅给予氢化可的松等糖皮质激素，但如给予糖皮质激素替代治疗后患者仍有明显的低血压，则需加用盐皮质激素。针对病因治疗，由结核所致者应积极进行有效正规的抗结核治疗，疗程至少 18 个月。避免应激，预防危象发生，对症治疗，纠正本病中代谢紊乱，改善色素沉着等。

（5）综上所述，当患者出现皮肤色素加深、乏力、消瘦等肾上腺皮质功能减退症状，CT 发现双侧肾上腺病变，同时出现多发钙化，钙化 + 肿块样改变或钙化 + 结节样改变时，我们更应当考虑肾上腺结核的可能，从而避免因误诊行肾上腺切除导致肾上腺皮质机能低下或肾上腺危象的发生。CT 对肾上腺结构显示更为清楚，且对钙化更为敏感，因此在诊断肾上腺结核上应用更为广泛。

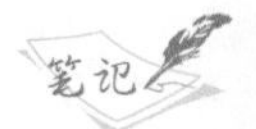

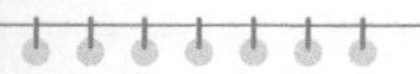

病例点评

结核病作为我国 Addison 病的首发原因，我们应该早期发现、早期诊断、早期治疗各种结核。对于肾上腺结核所致的 Addison 病患者，糖皮质激素的替代治疗必须建立在充分正规的抗结核治疗基础之上。

032 原发性醛固酮增多症

病历摘要

患者，男，43 岁。主诉：发现血压升高 6 年，低血钾 5 年。

患者于入院前 6 年曾因右半身麻木，就诊于当地医院，发现血压升高，BP 200/140mmHg，并发现存在脑血栓，应用硝苯地平缓释片 20mg 日 1 次、马来酸依那普利（具体剂量不详）口服，血压控制在 160 ~ 170/130mmHg。入院前 5 年因双下肢于晨起出现乏力，无酸痛，就诊于当地医院，查血钾低至 1. 7mmol/L，给予静脉及口服补钾治疗，约 7 天后症状缓解，血钾恢复正常，入院前 1 个月停止补钾。停止补钾后再次出现晨起劳累后乏力，伴双下肢酸痛，自行口服氯化钾缓释片 2. 0g 日 1 次，3 天后症状无明显好转，遂就诊于当地医院，行相关检查提示甲功：FT_4 1. 43ng/dl，TSH 1. 809mIU/ml；离子：钾 2. 73mmol/L，钠 144. 3mmol/L，氯 94. 1mmol/L；肝功：谷丙转氨酶 90U/L，谷草转氨酶 115U/L；肾功：肌酐 12. 4μmol/L，尿酸

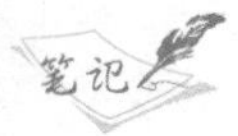

272.0μmol/L；葡萄糖5.88mmol/L，并给予静脉补钾及每天口服氯化钾片2.0g治疗11天，血钾升至2.7mmol/L，症状略有好转，住院期间口服替米沙坦1片日1次降压治疗，血压控制在186～213/94～110mmHg，现为求进一步诊治收入我科继续治疗。患者病来偶有头晕，卧位休息数分钟后可缓解，无头痛、大汗或心悸，无视物模糊、视力下降、复视、视野缺损，无听力下降，无胸闷、胸痛、气短，夜间能够平卧，偶有双下肢麻木，无软瘫发作，无腹痛、腹胀，无恶心或呕吐，无间歇性跛行，尿量与饮水量相当，夜尿最多为6～7次，睡眠饮食可，无尿急、尿痛，大便正常，体重近期无明显变化。

【体格检查】 T 36.3℃，P 83次/分，R 20次/分，BP 163/89mmHg，身高168cm，体重63kg，BMI 22.32kg/m^2，腰围73cm，臀围90cm，腰臀比0.811，发育正常，营养中等，步入病房，自主体位，神清语明，查体合作。无颜面潮红及深大呼吸，口唇略发绀，齿龈无色素沉着，扁桃体不大，咽不赤，全身皮肤黏膜无黄染及出血点，全身浅表淋巴结未触及，巩膜无黄染，结膜无苍白，耳鼻无异常，无满月脸或多血质貌。颈软，甲状腺未触及，无红肿、触痛，可见颈动脉搏动，颈静脉轻度充盈，无血管杂音，颈后无脂肪垫，颈部无假性黑棘皮。心界不大，心率83次/分，律齐，心尖区可闻及3/6级收缩期吹风样杂音，心前区无异常隆起。双肺呼吸音清，未闻及干湿啰音。腹软，无压痛、反跳痛及肌紧张，未见紫纹，脐周未闻及血管杂音，肝脾肋下未触及，双下肢无水肿，双足背动脉搏动尚可，皮温正常，四肢肌力可。

【辅助检查】

（1）2015年5月9日检查结果：血常规：WBC 10.34×10^9/L，粒细胞 6.88×10^9/L，RBC 4.31×10^{12}/L，HGB 143g/L，HCT

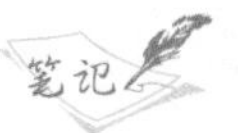

0.389L/L，MCHC 368.0g/L。肝功：TP 62.9g/L，AST 13U/L。肾功能：UREA 8.1mmol/L。血离子：钾 2.49mmol/L，钠 147.6mmol/L。血脂：TG 0.75mmol/L，TC 4.64mmol/L，HDL－C 1.44mmol/L，LDL－C 3.04mmol/L。心肌酶谱：LDH 706U/L。即时尿钾/尿肌酐＝9.649＞1.5mmol/mmol。心电图：显示多导联 T 波低平。

（2）入院后血钾水平变化（表 32－1）。

表 32－1 入院后血钾水平变化

时间	血钾（mmol/L）	钠（mmol/L）	血压（mmHg）	24h 尿钾（mmol）
2015 年 5 月 9 日	2.49	147.6	163/89	—
2015 年 5 月 10 日	2.96	145.7	165/89	53.3
2015 年 5 月 11 日	3.05	144.9	158/89	—
2015 年 5 月 12 日	3.05	144.2	183/99	48.1
2015 年 5 月 13 日	3.05	143.6	147/87	60.2

注：2015 年 5 月 9 日—5 月 13 日期间：氯化钾溶液 20ml 日 3 次口服，拜新同 30mg 日 2 次口服。

（3）OGTT 试验、胰岛素功能测定、同步血钾水平（表 32－2）。

表 32－2 OGTT 试验、胰岛素功能测定、同步血钾水平

项目	0 分	120 分
葡萄糖（mmol/L）	4.67	4.79
C 肽（pmol/L）	366.89	1792.50
胰岛素测定（mIU/L）	7.13	20.72
同步血钾（mml/L）	2.96	3.05

笔记

（4）儿茶酚胺：DA 0.2nmol/L，E 0.33nmol/L，NE 2.04nmol/L。

（5）肾上腺皮质醇激素节律（表32－3，表32－4）。

表32－3 第一次肾上腺皮质醇激素节律

	08:00	15:00	24:00
血浆皮质醇(nmol/L)	488.70	220.70	74.69
ACTH(pg/ml)	22.50	14.94	3.59

表32－4 第二次肾上腺皮质醇激素节律

项目	08:00	15:00	24:00
血浆皮质醇(nmol/L)	672.10	201.60	106.40
ACTH(pg/ml)	27.97	10.40	5.07

（6）改良季氏法（表32－5）。

表32－5 改良季氏法

时间	6～9点	9～12点	12～15点	15～18点	18～21点	21点～次日6点
尿量(ml)	100	200	1100	1100	700	2200
尿比重	1.018	1.011	1.006	1.008	1.005	1.013
渗透压	695	432	244	319	207	507
比重	1.018	1.011	1.006	1.008	1.005	1.013
折射率	1.3389	1.3365	1.3348	1.3355	1.3344	1.3372

（7）肾素血管紧张素卧立位试验（表32－6，表32－7）。

表32－6 第一次肾素血管紧张素卧立位试验

项目	卧位	立位
醛固酮(ng/ml)	0.25	0.34
血管紧张素Ⅰ(ng/ml)	0.06	0.03
血管紧张素Ⅱ(ng/ml)	27.00	33.00
ARR	416.67	1133.33

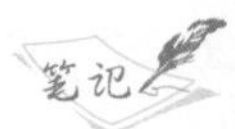

表 32－7　第二次肾素血管紧张素卧立位试验

项目	卧位	立位
醛固酮(ng/ml)	0.32	0.32
血管紧张素 Ⅰ(ng/ml)	0.02	0.08
血管紧张素 Ⅱ(ng/ml)	27.00	36.00
ARR	1600	400

（8）卡托普利试验（表 32－8）。

表 32－8　卡托普利试验

项目	立位	第 1 小时	第 2 小时
血管紧张素 Ⅰ(ng/ml)	0.81	0.04	0.17
血管紧张素 Ⅱ(ng/ml)	56.00	40.00	36.00
醛固酮(ng/ml)	0.26	0.24	0.28

（9）肾上腺增强 3D－CT（图 32－1）：左侧肾上腺结合部可见类圆形肿块影，大小 2.4cm×1.9cm，密度略低于肾实质，CT 值为 9HU，肿块密度均匀，增强呈轻度强化，CT 值为 23HU，延迟后 CT 值为 16HU，对侧肾上腺大小、形态正常。扫描所及肝内可见小圆形无强化低密度影。提示左侧肾上腺占位性病变，腺瘤可能性大，肝内小囊肿。

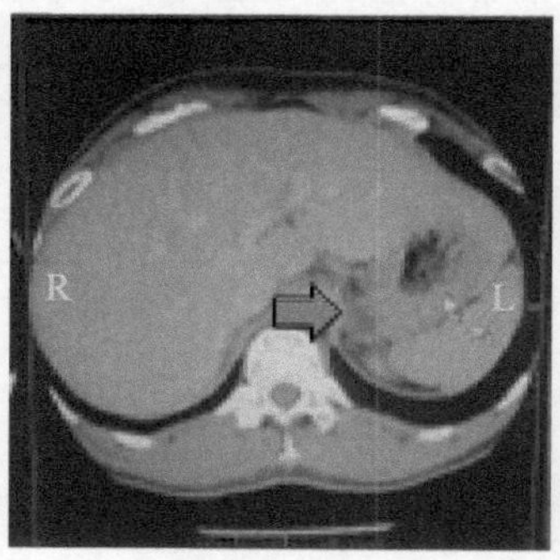

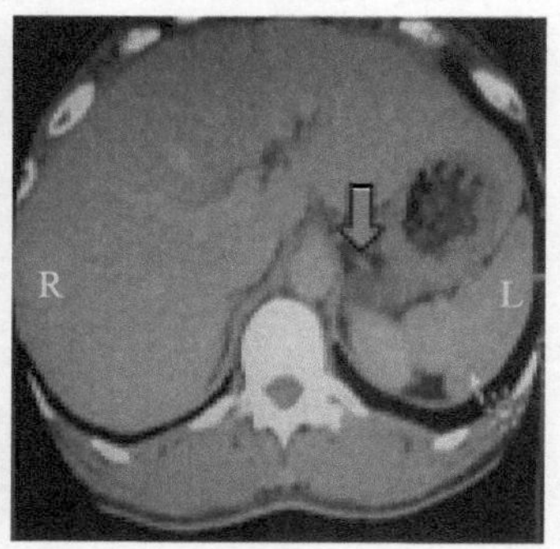

图 32－1　肾上腺增强 3D－CT

笔记

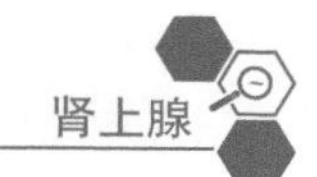

（10）血清生长激素：GRH 1.25mIU/L；胰岛素生长样因子-1：IGF-1163.00ng/ml；泌乳素240mIU/L。

【诊断】①原发性醛固酮增多症；②左肾上腺占位性病变。

【治疗方法】左肾上腺肿瘤切除术。

【随访】术后病理——（左侧）肾上腺皮质腺瘤，局部细胞增生活跃。

病例分析

原发性醛固酮增多症是指肾上腺皮质分泌过量醛固酮，导致体内潴钠排钾，血容量增多，肾素-血管紧张素系统（RAS）活性受抑。临床主要表现为高血压伴低血钾。原醛症主要分为5型，即醛固酮瘤（aldosterone producing adenoma）、特发性醛固酮增多症（idiopathic hyper aldosteronism，IHA）、原发性肾上腺皮质增生（primary adrenal hyperplasia）、家族性醛固酮增多症（familial hyperaldosteronism）、分泌醛固酮的肾上腺皮质癌（aldosterone-producing adrenocortical carcinoma）及异位醛固酮分泌瘤或癌（ectopic ldosterone-producing adenoma or carcinoma）。

推荐对以下人群进行原醛症筛查：①持续性血压>160/100mmHg（1mmHg=0.133kPa）、难治性高血压（联合使用3种降压药物，其中包括利尿剂，血压>140/90mmHg；联合使用4种及以上降压药物，血压<140/90mmHg）。②高血压合并自发性或利尿剂所致的低钾血症。③高血压合并肾上腺意外瘤。④早发性高血压家族史或早发（<40岁）脑血管意外家族史的高血压患者。⑤原醛症患者中存在高血压的一级亲属。⑥高血压合并阻塞性呼吸睡眠暂停。原醛症的筛查指标：ARR（醛固酮/肾素活性比值），最常用

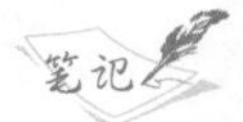

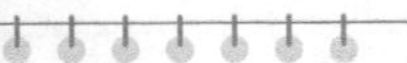
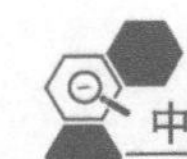

切点值为 30ng/dl。原发性醛固酮增多症的诊断包括定性诊断及定位诊断。

定性诊断：①筛查实验：测定激素水平（血清 RAAS，尿 ALD 浓度）；②口服高钠饮食、氟氢可的松试验、生理盐水输注试验及卡托普利试验。

定位诊断：①影像学检查：B 超、CT、MRI，在诊断上存在一定局限性，往往不能发现微小腺瘤，或者不能区分无功能瘤和醛固酮瘤；②双侧 AVS：敏感性和特异性均可达到 90% 以上，要明显优于肾上腺 CT（78% 和 75%），因此 AVS 被公认为原醛症分型诊断的“金标准”。但由于 AVS 属有创检查而且价格昂贵，应在确诊原醛症且有手术意愿的患者中进行。2014 年《双侧肾上腺静脉采血专家共识》建议以下人群可不行 AVS 检查：A. 年龄小于 40 岁，肾上腺 CT 显示单侧腺瘤且对侧肾上腺正常的患者；B. 肾上腺手术高风险患者；C. 怀疑肾上腺皮质癌的患者；D. 已经证实患者为 GRA 或家族性醛固酮增多症Ⅲ型（familial hyperaldosteronism typeⅢ，FH－Ⅲ）。

病例点评

该患者有典型的高血压伴低血钾临床表现，实验室检查提示存在肾性失钾；儿茶酚胺检验结果不支持嗜铬细胞瘤所致的继发性高血压；皮质醇节律及昼夜分泌量基本正常，且无库欣综合征特殊表现，暂不考虑库欣综合征所致的高血压；改良季氏法结果提示肾小管功能浓缩功能障碍，原发性醛固酮增多症可能性大，故以醛固酮轴为重点检查。完善醛固酮卧立位试验，结果：醛固酮值升高、肾素值降低，ARR 比值均 >40。继续完善卡托普利试验及肾上腺增强 CT 进一步明确诊断：卡托普利实验不被抑制，肾上腺增强 3D－CT

笔记

示左侧肾上腺占位性病变，支持原发性醛固酮增多症。加测血清生长激素及胰岛素生长样因子、催乳素等值均在正常范围内，暂不支持典型的多发性内分泌肿瘤综合征。故明确诊断原发性醛固酮增多症，转入泌尿外科手术治疗。

参考文献

1. 中华医学会内分泌学分会肾上腺学组．原发性醛固酮增多症诊断治疗的专家共识．中华内分泌代谢杂志，2016（3）：188－195.
2. Rossi G P，Auchus R J，Brown M，et al. An expert consensus statement on use of adrenal vein sampling for the subtyping of primary aldosteronism. Hypertension，2014，63（1）：151－160.

033 甘草诱发的假性醛固酮增多症伴横纹肌溶解

病历摘要

患者，男，73 岁。以“间断乏力 1 年，加重 10 天”入院。

【现病史】患者自诉于 1 年前无明显诱因下出现全身乏力，于当地医院就诊诊断为“低钾血症”，给予补钾治疗后症状好转，出院后仍间断乏力，未给予治疗，10 天前无明显诱因出现全身乏力加重，伴有肌肉酸痛。血钾 1.90mmol/L，给予补钾治疗，症状未见好转，复查血钾 1.72mmol/L，于急诊给予口服及静脉补钾，血钾最高升至 2.13mmol/L。

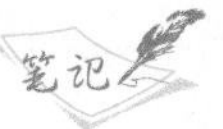

【既往史】患者因间断咳嗽，长期含服“甘草片”，最大量为5～6片/次，4～5次/d。既往有高血压病史20余年，口服“盐酸贝那普利片”1片，口服1次/d，“苯磺酸氨氯地平片”，1片口服，1次/d，血压控制在140～150/80～90mmHg。

【查体】血压：160/90mmHg。腱反射减弱，四肢肌力下降，均为Ⅲ级。心、肺及腹部查体未见明显异常。生化检查结果：葡萄糖测定（空腹）：6.16mmol/L。血浆糖化血红蛋白（HbA_1C）：6.70%。其余结果见表33－1，表33－2，表33－3。

表33－1　血清生化指标动态监测结果

检测项目	急诊		病房					参考范围
	第1天	第2天	第1天	第3天	第5天	第7天	第9天	
K^+(mmol/L)	1.72	1.85	2.13	3.05	3.56	3.73	4.5	3.50～5.30
Ca^{2+}(mmol/L)	1.86	1.52	1.6	1.72	1.78		2.34	2.17～2.25
Mg^{2+}(mmol/L)	0.53	0.47	0.56	0.58	0.69		0.75	0.78～1.28
P^{3+}(mmol/L)	0.92	0.77	0.92	0.98	0.99		1.15	0.81～1.52
Na^+(mmol/L)	137.4	138.8	140.5	143.5	141.6	142.5	139.9	137～147
Cl^-(mmol/L)	90.1	92.7	93.8	102.7	102.4	102.6	102.1	99～110
CK(U/L)			9171	7899	1722		155	39～308
LDH(U/L)			504	502	303		203	135～225
ALT(U/L)			113	117		44	35	9～50
AST(U/L)			209	165	53	19	19	15～40
ALP(U/L)				84		85	80	45～125
尿蛋白			1+		微量	微量	阴性	阴性
尿潜血			3+		2+	1+	阴性	阴性
尿pH			7.5		7.5	7.0	7.0	5.0～7.0
血pH				7.486				7.35～7.45

笔记

（续）

检测项目	急诊		病房					参考范围
	第 1 天	第 2 天	第 1 天	第 3 天	第 5 天	第 7 天	第 9 天	
HCO_3^-	38.7	40	40	30.9		27.4	24.1	22～29
Scr(mmol/L)			48	48		56		58～110
Bun(mmol/L)	5.7		2.67	2.37		4.97		3.2～7.1
尿酸(μmol/L)			174					208～428
CK－MB(ng/ml)			9.1					0～7.2
PTH(pg/ml)				117.9				15～65
24h 尿钾		108.6	99.6					
血清肌红蛋白(ng/ml)				1120				0～116

表 33－2　促肾上腺皮质激素与皮质醇节律

时间	项目	8:00	15:00	24:00
病房第 1 天	COR(nmol/L)	406.9	333.4	302.8
	ACTH(pg/ml)	33.01	19.9	19.03
病房第 2 天	COR(nmol/L)	426.6	311.5	299.6
	ACTH(pg/ml)	27.61	17.19	35.76

注：COR＝血浆皮质醇，参考范围上午 171～536nmol/L，下午 64～327nmol/L；ACTH＝血清促肾上腺皮质激素，参考范围上午 7.20～63.30pg/ml。

表 33－3　肾素－血管紧张素Ⅱ－醛固酮卧位实验

时间	肾素(ng/ml)	血管紧张素Ⅱ(ng/ml)	醛固酮测定(ng/ml)
病房第 1 天	0.05	29	—
病房第 7 天	0.05	28	0.11
病房第 8 天	0.06	34	0.16
病房第 10 天	0.02	27	0.12

注：肾素参考范围 0.50～0.79ng/ml；血管紧张素Ⅱ参考范围 28.20～52.30ng/ml；醛固酮参考范围 0.06～0.17ng/ml。

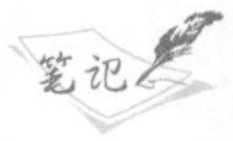

【诊断】 甘草诱发的假性醛固酮增多症伴横纹肌溶解。

【治疗方法】 患者入院后给予静脉和口服补钾（急诊和病房的前5天，静脉点滴日6g氯化钾，口服氯化钾溶液20ml，日4次口服；第5天血钾正常后，补钾改为氯化钾溶液10ml，日3次口服）；降压（硝苯地平控释片30mg，日1次口服，替米沙坦片80mg，日1次口服），5天后血钾、心肌酶逐渐恢复至参考范围，病情好转出院。出院后继续口服氯化钾溶液10ml/次，日3次，1周后于当地医院复查离子及心肌酶谱均在参考范围。出院后半年随访，患者血钾和肌酸激酶亦在参考范围。

病例分析

本病例为老年男患者，以周身乏力入院，入院检查发现患者存在严重低血钾、同步24h尿钾升高、血和尿的pH增高，排除甲状腺功能亢进等转移性低钾后，考虑肾性失钾及代谢性碱中毒。3次肾素－血管紧张素－醛固酮卧位实验，结果均提示血浆肾素活性降低、肾素－血管紧张素－醛固酮系统被抑制（表33－3）。追问病史，患者存在长期大剂量口服复方甘草片病史。故考虑低钾血症可能是甘草所致假性醛固酮增多症。停用复方甘草片并予以小剂量补钾治疗（3g/d），4d后血钾恢复至参考范围（图33－1）。

甘草中含有甘草酸（GL），GL经肠道细菌的作用转化为甘草次酸（GA），GA吸收入血，血液循环中的GA不能排泄于尿液，而是经肝脏中的葡萄糖醛酸转移酶代谢为3－单葡萄糖醛酸基甘草皂苷酸（3MGA），之后经MRP2蛋白作用分泌入胆汁。3MGA经肠道细菌的作用逆转成GA重新吸收入血，形成肠肝循环。醛固酮结合肾小管上皮细胞胞浆中的盐皮质激素受体激活Na^+/K^+泵，促进

笔记

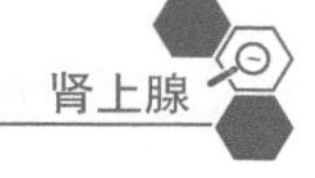

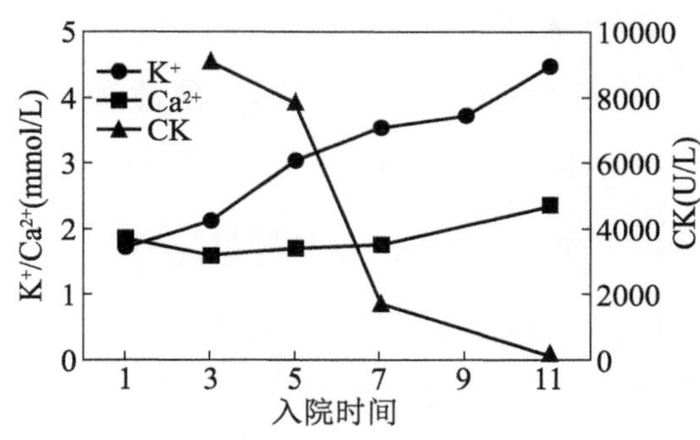

图 33－1　Ca^{2+}、K^{+}和 CK 变化趋势

Na^{+}的重吸收和 K^{+}的排泄，因此原发性醛固酮增多症时，患者会出现钠水潴留和低钾血症。但是假性醛固酮增多症并不是因为 GL/GA 直接结合盐皮质激素受体而出现类似醛固酮增多的现象，因为 GA/GL 与盐皮质激素受体的亲和力远低于醛固酮。正常情况下，机体中的皮质醇会在肾小管上皮细胞中经 2 型 11－β 羟类固醇脱氢酶（11β－HSD2）的作用转化为皮质酮。因为皮质酮结合盐皮质激素受体的能力较皮质醇低，因此抑制了皮质醇的生物活性，维持了机体钠、钾代谢的平衡。长期服用大量甘草后，GA 和 GL 会抑制 11β－HSD2，导致肾小管上皮中的皮质醇大量堆积，当皮质醇浓度高于醛固酮的 100 倍时，其结合盐皮质激素受体的能力与醛固酮相当，导致水钠潴留、高血压、低钾血症、代谢性碱中毒，同时抑制血浆肾素活性，因此称为假性醛固酮增多症。据报道 GA 的抑制作用是 GL 的 200 倍，因此目前认为 GA 是甘草诱发假性醛固酮增多的主要因素。本病例两次促肾上腺激素与皮质醇节律结果均显示全天皮质醇水平较高，也提示可能是 GA 和 GL 抑制了 11β－HSD2，导致了体内皮质醇水平升高。

甘草诱发的假性醛固酮增多症具有异质性，有些患者长期服用甘草制剂不会出现假性醛固酮增多症，而有些患者小剂量服用时即

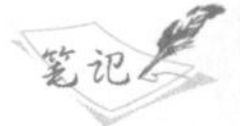

可发病。其原因可能与肝脏中 MRP2 蛋白减少或功能异常有关，MRP2 蛋白减少或功能异常导致 3MGA 排泄障碍，致使血液中 3MGA 堆积，而血液中过高的 3MGA 也会干扰 Mrp2 蛋白的表达及其功能的发挥。3MGA 和 GA 一样也能抑制 11β－HSD2，诱发假性醛固酮增多症。3MGA 可以在尿液和血液中检测到，因此目前有学者认为 3MGA 可以作为甘草诱发的假性醛固酮增多症的生物学标志物。

横纹肌溶解是指由于创伤或非创伤因素损伤组织导致骨骼肌迅速破坏，其症状为肌痛、四肢无力和色素尿。骨骼肌破坏使细胞内容物释放入血，如电解质，肌红蛋白，肌浆蛋白（CK、LDH、ALT、AST 等）。机体出现肌红蛋白和肌浆蛋白升高，尿蛋白和尿潜血阳性，血钾、血磷升高，血钙降低等电解质紊乱，甚至急性肾功能衰竭。有文献报道称血清肌酸激酶（CK）高于正常上限 5 倍时，横纹肌溶解的确诊率高达 100% 。

低钾血症是导致横纹肌溶解的机制之一，正常机体运动过程中，骨骼肌肌细胞内的钾离子释放入组织间隙扩张小动脉，维持肌肉组织血液和氧气的供应。当机体出现低钾血症时，骨骼肌细胞因血钾缺乏而导致释放入组织间隙的钾减少，细胞膜电位改变使血管对运动的反应性减弱，导致肌肉损伤甚至坏死。低钾血症也会使肌糖原减少，从而影响能量的产生并促进肌肉坏死。

本病例出现了血清肌红蛋白 10 倍升高、CK 300 倍升高、ALT、LDH 2 倍升高、AST 5 倍升高；尿蛋白和尿潜血阳性。停用复方甘草片和少量补钾后，CK、ALT、AST、LDH 在 9 天内基本转归正常，尿潜血和尿蛋白也转阴，提示患者合并了横纹肌溶解。本例患者未出现急性肾损伤可能是因为患者尿液呈碱性且入院后大量补液，故未出现肾损伤。AST 主要在肝脏、骨骼肌、心、肾、脑、胰、肺、白细胞和红细胞中表达，其浓度在上述组织中逐渐降低。

笔记

ALT 在上述器官中也有表达。但除了肝脏外，其浓度均较低。因此 ALT 是肝损伤较为特异的标志物。文献报道：横纹肌溶解患者中 93% 会出现 AST 升高，在疾病缓解期，AST 与 CK 呈现一致性下降的变化趋势；75% 的患者伴有 ALT 升高，但 ALT 下降与 CK 下降没有平行趋势。本例患者 ALT 和 AST 变化趋势也支持横纹肌溶解（图 33 -2）。

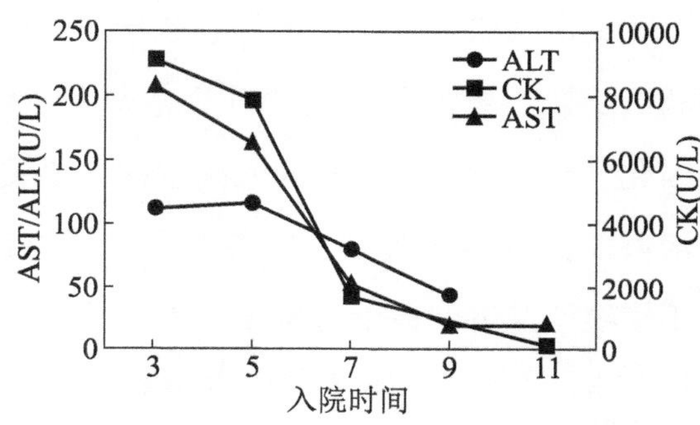

图 33 -2　AST、ALT 和 CK 变化趋势

甘草所致的假性醛固酮增多可降低肾小管对钙离子的重吸收，引发低钙血症。此外，横纹肌溶解时钙离子会以磷酸钙的形式进入损伤肌组织发生钙化而导致低钙血症。低钙血症刺激 PTH 分泌，引起继发性甲旁亢。横纹肌溶解时血磷会升高，而继发的甲旁亢会导致血磷降低，两者的作用可能相互抵消。故本病例出现低钙血症、PTH 升高，但血磷水平未见异常。停用复方甘草片和补钾后血钙恢复了正常。

病例点评

复方甘草片是镇咳祛痰的常用非处方药物，其成分为甘草、八角茴香油、樟脑、苯甲酸钠和硬脂酸镁，因其价格低廉，深受患者青睐。1968 年 Conn 等首次将甘草制剂导致的离子代谢紊乱命名为

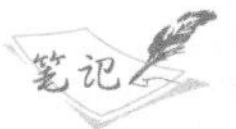

假性醛固酮增多症，使机体出现严重的低钾血症。严重的低钾血症还可以诱发横纹肌溶解，假性醛固酮增多症和横纹肌溶解又进一步导致了低钙血症，并引起继发性甲旁亢。横纹肌溶解使细胞内的肌红蛋白、肌浆蛋白和电解质释放入血。患者即会出现肌红蛋白、CK、LDH、AST、ALT增高。虽然横纹肌溶解可导致血钾和血磷的升高，但是假性醛固酮增多引发的严重低钾血症会掩饰血钾的增高，因此患者可能会出现血钾降低或正常。继发性的甲旁亢导致血磷降低，会中和横纹肌溶解导致的血磷升高，患者血磷可以降低、升高或正常。因此甘草诱发的假性醛固酮增多症，要关注是否同时合并了横纹肌溶解。血中肌红蛋白、肌浆蛋白水平升高，以及钙、磷代谢障碍对于横纹肌溶解的诊断有重要参考价值。甘草所致低钾血症具有可逆性。有的患者在停用复方甘草片第2天血钾水平即可以恢复至参考范围，但也有报道称甘草所致低钾血症可持续数周或更长的时间。目前国内关于甘草制剂诱发低钾血症的报道很多，但导致横纹肌溶解的报道很少。主要是由于其患病率较低，或临床医师对此疾病的认识不足、漏诊造成的。希望本病例的报道能够引起临床医师对本病的重视，更好地开展临床工作。

034 Gitelman 综合征

病历摘要

患者，男，31岁。以“发现血钾低十余年，血糖升高1周”为主诉入院。

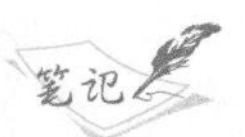

患者10余年前无明显诱因出现乏力，自述当时测血钾0.9mmol/L，入院补钾治疗，未明确低钾原因，症状缓解后出院，自述出院时血钾2mmol/L左右，出院后未复查及补钾治疗。近1周前体检中发现血钾低（K：2.2mmol/L左右），血糖升高（空腹血糖8mmol/L左右），伴有夜尿增多。于2015年7月1日就诊于我院门诊，当时血钾2.26mmol/L，空腹8mmol/L，餐后12mmol/L。为求系统诊治入院。

【体格检查】 身高160cm，体重73kg，BMI 28.51kg/m^2，腰围101cm，臀围100cm，WHR 1.01。无其他阳性体征。病来无视物模糊，无头晕、头痛，无发热、寒战，无咳嗽、咳痰，无胸闷及气短，无心前区疼痛，无恶心及呕吐，无腹痛、腹泻，无尿频、尿急及尿痛，无间歇性跛行，无四肢麻木疼痛，无双下肢水肿，无口唇麻木，无心慌，无乏力、软瘫。饮食及睡眠可，精神及体力可，大便正常。

【既往史】 自述高中时曾因“血钾低”住院，具体不详。否认高血压、冠心病、糖尿病病史。

【实验室及影像学检查】

（1）2015年7月4日查离子：钾2.26mmol/L（住院期间最低达2.17mmolL，最高达3.7mmolL），氯95.2mmol/L。镁0.43mmol/L。HbA1C 7.50%。UA 565μmol/L。肝功：ALT 97U/L，ALP 42U/L，AST 65U/L，CHE 13598U/L。肾功能：Cr 52μmol/L。GLU 7.19mmol/L。血脂分析：TG 2.56mmol/L，HDL－C 0.75mmol/L。

（2）骨代谢标志物：Osteoc 6.86ng/ml，PTH 6.58pg/ml。MA 160.00mg/L。尿肌酐测定：URCr 7938.0μmol/L。风湿三项：C反应蛋白（CPR）测定8.28mg/LCTDⅡ Ⅲ：ANA＋1∶40。IGF－Ⅰ 86.30ng/ml。LH 8.70mIU/ml。GRH 0.19mIU/L。男性激素系列：

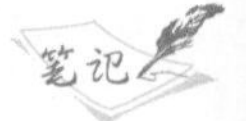

正常。雌性激素系列：PRG < 0.64nmol/L。尿氨测定 AA +。PRL 1622.00mIU/L。08:00 PRL 1232.00mIU/L。08:20 PRL 1194.00mIU/L。08:40 PRL 1408.00mIU/L。

（3）OGTT 及胰岛功能（表 34－1）。

表 34－1　OGTT 及胰岛功能

	0 分	120 分
葡萄糖(mmol/L)	8.24	12.06
胰岛素测定(mIU/L)	14.61	41.20
CPS(pmol/L)	1159.71	2492.60

（4）2015 年 7 月 5 日 24 小时尿同步（表 34－2）。

表 34－2　2015 年 7 月 5 日 24 小时尿同步

	24 小时尿同步血尿（mmol/L）	尿离子（mmol）	血离子（mmol/L）
钾	55.42	116.4	2.48
钠	164.00	344.4	141.4
氯	239.40	502.7	97.8
钙	0.54	1.134	2.23
磷	7.01	14.72	1.15
镁	2.07	4.34	0.48

（5）2015 年 7 月 6 日 24 小时尿同步（表 34－3）。

表 34－3　2015 年 7 月 6 日 24 小时尿同步

	24 小时尿同步血尿（mmol/L）	尿离子（mmol）	血离子（mmol/L）
钾	50.24	125.6	2.85
钠	195.5	488.75	141
氯	239.00	597.5	95
钙	0.45	1.125	2.36
磷	5.41	13.525	1.23
镁	1.43	3.575	0.47

笔记

（6）2015 年 7 月 7 日 24 小时尿同步（表 34 -4）。

表 34 -4　2015 年 7 月 7 日 24 小时尿同步

	24 小时尿同步血尿（mmol/L）	尿离子（mmol）	血离子（mmol/L）
钾	65.94	145.07	3.08
钠	213.6	469.92	140.08
氯	283.8	624.36	98.1
钙	0.82	1.80	2.44
磷	6.18	13.60	1.13
镁	2.11	4.64	0.44

（7）皮质醇节律（表 34 -5）。

表 34 -5　皮质醇节律

	08:00	15:00	24:00	08:00	15:00	24:00
ACTH(pg/ml)	9.81	8.00	2.37	14.73	12.85	2.68
COR(nmol/L)	591.00	246.10	84.94	454.90	212.40	41.03

（8）改良季氏试验（表 34 -6）。

表 34 -6　改良季氏试验

	时间尿比重	尿渗透压（mmol/L）	尿量（ml）
15:00 - 18:00	1.014	544	350
18:00 - 21:00	1.013	507	400
21:00 - 06:00	1.018	695	550
6:00 - 09:00	1.017	657	250
09:00 - 12:00	1.017	657	250
12:00 - 15:00	1.016	620	350

笔记

（9）醛固酮立卧位测试（表 34－7）。

表 34－7　醛固酮立卧位测试

	卧位	立位	卧位	立位	卧位	立位	卧位	立位
ALD(ng/ml)	0.16	0.18	0.22	0.19	0.23	0.20	0.21	0.20
PRA(ng/ml)	10.00	13.00	5.70	6.60	8.80	9.90	15.0	17.0
ATII(ng/ml)	106.00	193.00	183.00	249.00	167.00	226.00	91.0	151

（10）胃复安兴奋试验（表 34－8）。

表 34－8　胃复安兴奋试验

	0 分	30 分	60 分	120 分	180 分
PRL(mIU/L)	1172	1380	>3180	2650	2608

（11）溴隐亭抑制试验（表 34－9）。

表 34－9　溴隐亭抑制试验

	0 分	60 分	120 分	180 分	240 分	300 分
PRL(mIU/L)	1211	1259	1251	1145	1253	1202

（12）测序结果（图 34－1）Exon12 杂合 D486N（CM961290）；Exon24 杂合 R928C（CM981836，rs12708965）；Exon17 杂合 S710X（CM040489，rs546999572），TCG 变为 TAG。

（13）2015 年 7 月 15 日复查：肝功：ALT 53U/L，AST 28U/L。血离子：钾 3.13mmol/L。镁 0.61mmol/L。血细胞分析：WBC 11.09×10^9/L，NE% 63.1%。UA 548μmol/L。双下肢动脉彩超：未见异常；双颈动脉彩超：未见异常。骨密度：正常。肾上腺 CT：左侧肾上腺形态略饱满，双侧肾上腺密度均匀，请结合临床化验检查。脂肪肝。胸部 CT：双侧乳腺改变？请结合临床。乳腺彩超：双侧男性乳腺发育。垂体 MRI 平扫＋增强：垂体饱满，请结合临床。左侧下鼻甲肥大。

笔记

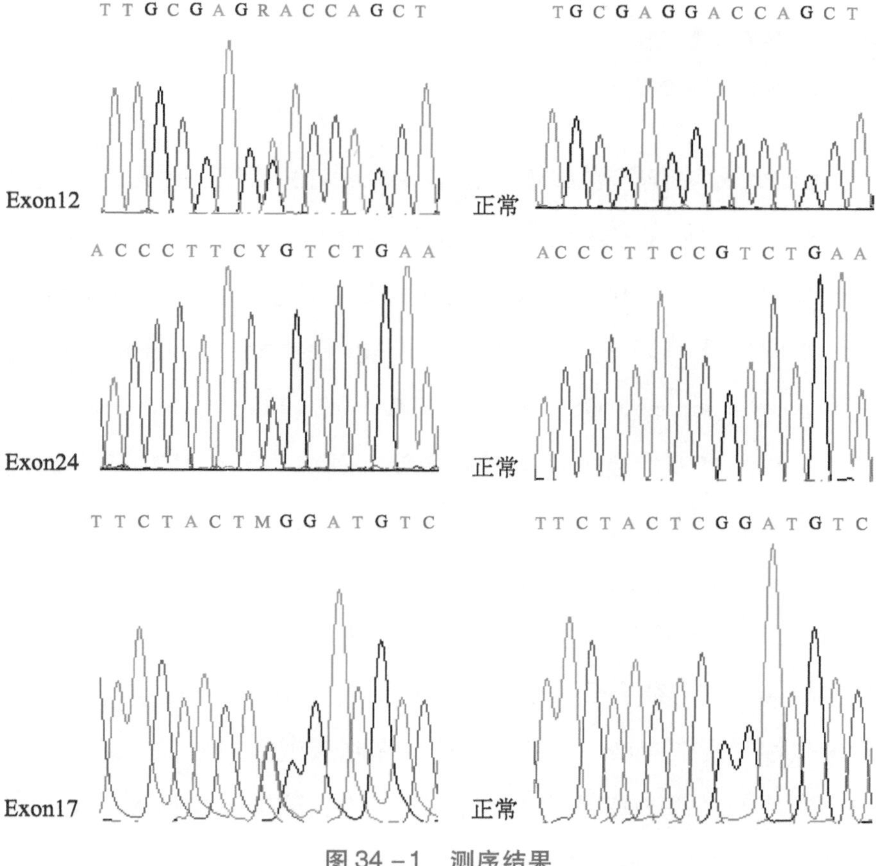

图 34－1　测序结果

【诊断】 Gitelman 综合征可能性大，高泌乳素血症（不除外泌乳素瘤），2 型糖尿病，血脂异常（高甘油三酯血症、高低密度脂蛋白胆固醇血症），高尿酸血症，脂肪肝，肝功能异常。

【治疗方法】 ①氯化钾口服，补钾量 12～15g/天，潘南金片 298mg 日 3 次餐后口服，可自服依普利酮或螺内酯，同时可逐渐减少补钾量及补镁量，维持血钾 3.0～3.5mmol/L；②溴隐亭 1.25mg（半片）晚睡前口服（可出现恶心、呕吐、头痛、眩晕、腹痛及血压轻度升高）；③捷诺维 100mg 日一次；④安珐特片 40mg 日 3 次，协力甘宝 3 片日 3 次以保肝降酶。

笔记

病例分析

Gitelman 综合征是 1966 年由 Gitelman 首先报道，他发现 3 位成年女性患者的临床表现和另一种遗传性肾小管失盐性肾病—Bartter 综合征相似，但生化表现又不完全一致，后被称为 Gitelman 综合症。常染色体隐性遗传性肾小管失盐性疾病—Gitelman 综合征（Gitelman syndrome，GS）和 Bartter 综合征（Bartter syndrome，BS）由于存在许多相似之处而容易被混淆。前者主要临床特征为低血钾、低血镁、低尿钙、醛固酮水平增高，但血压是正常的，而后者少有血镁的降低及低尿钙/肌酐比。既往认为 GS 比较少见，目前尚无对中国人 GS 发病率的数据统计，有研究表明在高加索人群中发病率较高，其中杂合子携带率可以达 1%，因此该病在遗传性肾小管失盐性肾病中应该非常常见，这也在临床观察中得到了证实。目前已发现 *SLC12A3* 基因是该疾病的靶基因，该基因编码 Na^+/Cl^- 共同转运体（噻嗪类利尿剂敏感），亦即 NCCT。然而少数 GS 患者中也发现同时存在 *CLCNKB* 基因突变（编码氯通道蛋白的基因）。

G. S 的发病机制是由于 *SLC12A3* 基因突变导致，该基因的位置是位于 16 号染色体长臂，目前已发现的基因突变位点有 140 余个。在低钾血症的患者中筛选符合 Gitelman 综合征临床诊断标准的病例，分析其病史、临床表现、实验室检查及影像学资料，并对两种相似的遗传性肾小管肾病（GS 和 BS）各自的致病靶基因 *SLC12A3* 及 *CLCNKB* 进行外显子及外显子 - 内含子交接部分的直接测序，寻找致病突变位点。通过在线基因功能分析软件对突变位点进行功能分析。总结基因型与表型之间的关系。其中，据文献报道 T60M 是我国 Gitelman 综合征中常见的突变类型，其余如：L858H、L671P、

笔记

D486N、R928C、S710X、L700P、N359K、移码突变及小片段缺失均会不同程度的导致编码蛋白功能减低。其中，L671P、Exon 3（c516 - 519delACGG）尚未见文献报道。临床疑诊 Gitelman 综合征的患者多数存在 *SLC12A3* 和 *CLCNKB* 基因突变，需要进一步通过基因诊断来确证，以实现早期确诊、制定治疗方案及进行遗传咨询。尚有不携带上述两种基因突变，但临床表型又与 Gitelman 综合征相似的病例，考虑可能存在其他遗传性致病机制。

Gitelman 综合征的临床诊断标准：低钾血症、碱中毒、高尿钾（>25mmol/24h）、低血镁 <0.66mmol/L、低尿钙/肌酐比（<0.2），血压不高，RAAS 系统激活，且排除转移性低钾、胃肠道所致的失钾、肾小管酸中毒等其他类型的肾性失钾，以及乙醇或其他导致腹泻、利尿的药物用药史等。诊断标准中，低血镁比较重要，当临床中发现患者存在血压正常的低钾血症时，尤其合并低镁血症时，要考虑 GS 的诊断。如果患者的血镁正常，或血压升高，GS 可能性就较小（但少数 BS 也可以出现血镁的轻度降低的情况）。确诊 GS 的患者接受了补钾、补镁等治疗，低钾的临床症状（乏力、软瘫等）均得到缓解，但尚未完全纠正低血镁、低血钾，说明 GS 的离子紊乱较难纠正，需要长期联合应用多种药物治疗以改善症状。

病例点评

GS 是一种预后良好、进展缓慢的疾病，文献报道 GS 长期发展除了会影响患者生存质量，甚至还会有引起慢性肾功能不全乃至尿毒症的危险。因此，在临床中应该提高对该疾病的认识，如果条件允许，应该早期进行基因诊断，提高确诊率，以便进行针对性的治疗及遗传咨询，提高患者及后代的生存质量。对临床疑诊 Gitelman

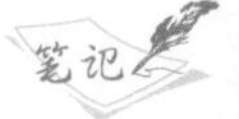

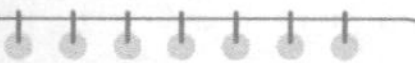

综合征的患者需要进一步通过基因诊断来确证，也有的患者不携带 *SLC12A3* 和 *CLCNKB* 基因突变，考虑这些患者很可能存在其他原因导致的相似临床表型。

035 嗜铬细胞瘤

病历摘要

患者，男，51 岁。以“剑突下疼痛伴血压波动 1 天”为主诉入院。

1 天前患者于高温桑拿后出现剑突下疼痛，周身大汗、四肢无力，伴恶心、呕吐，无头晕、头痛，无黑蒙，立即于中国医科大学附属四院急诊科就诊，予异舒吉静点，监测最高血压达 220/120mmHg，最低降至 70/40mmHg，行头部 CT 未见异常、全腹 CT 提示腹腔占位，血常规提示 WBC 及粒比增高、即时血糖 16.7mmol/L，尿常规、肝肾功、心肌酶、淀粉酶、D－D 等未见异常。症状逐渐缓解后来我院急诊科就诊，行胸腹动脉 CTA 未见明确病变，急诊内科会诊后考虑急性肠胃炎可能性大，暂予乐灵（头孢哌酮钠他唑巴坦钠）静点抗感染。现患者无疼痛、恶心等症状，血压平稳，为进一步治疗于我科住院。病来无发热，无头晕、头痛，无视物模糊，无黑蒙，无咳嗽、咳痰，发作性剑突下疼痛及腹部不适，有恶心、呕吐，饮食睡眠可，无排尿、排便异常，近期体重无明显变化。

入院第 4 天夜间 22 点左右突然发作胸闷、大汗、无力，自测血压 200/120mmHg，当时未在病房，休息后好转。次日清晨 7:50 再次

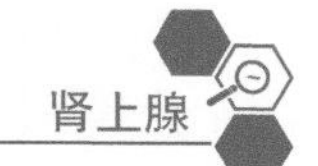

发作，发作时患者表情痛苦、面色苍白，伴心前区疼痛、左下腹疼痛，当时测血压 180/140mmHg，床旁心电图示 ST 段轻度改变、心律不齐，心律 110 次/分，急检心肌酶、肌钙蛋白未见异常，予硝苯地平片 10mg 立即舌下含服，10 分钟后症状缓解。8:40 再次发作，收缩压大于 260mmHg，心率 120 次/分，予心痛定 10mg 立即舌下含服，同时留血化验儿茶酚胺，5 分钟后症状缓解，血压 140/85mmHg。9:30 再次发作，收缩压测不出，心率 120 次/分，5 分钟后症状缓解。

【体格检查】 身高 177cm，体重 71kg，BMI 22.66kg/m^2。神清语明，查体合作，全身皮肤及黏膜无黄染及出血，颈软，甲状腺无肿大，心率 72 次/分，律齐，各瓣膜听诊区未闻及病理性杂音，双肺呼吸音清，未闻及干湿啰音，腹软，左下腹可触及包块，直径约 6cm，无压痛及反跳痛，双下肢无水肿，双足背动脉搏动可。

【实验室及影像学检查】

（1）24 小时 ACTH – COR 节律（表 35 – 1）。

表 35 – 1　24 小时 ACTH – COR 节律

ACTH – COR 节律	8:00	15:00	24:00
ACTH(pg/ml)	21.8	13.14	5.74
COR(nmol/L)	698	310.2	429.4

（2）肾素 – 血管紧张素Ⅱ – 醛固酮卧立位试验（2 套）(表 35 – 2)。

表 35 – 2　肾素 – 血管紧张素Ⅱ – 醛固酮卧立位试验（2 套）

	卧位	立位	卧位	立位
PRA(ng/ml)	1.6	11	0.79	11
ATⅡ(ng/ml)	78.0	138.0	72.0	146
ALD(ng/ml)	0.14	0.14	0.16	0.17
ARR 值	8.75	1.27	20.25	1.54

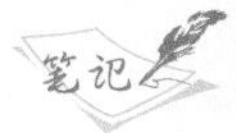

（3）发作时血儿茶酚胺测定（表35－3）。

表35－3　发作时血儿茶酚胺测定

	DA（nmol/L）	E（nmol/L）	NE（nmol/L）
11－14	0.36	2.19↑	18.06↑
11－14	0.52	5.64↑	23.27↑
11－17	0.44	1.37↑	17.77↑
正常参考范围	<0.65	<0.68	3.55

（4）常规检验如肝肾功能、离子、凝血等未见异常。降钙素：2.21pmol/L（0.58～5.22pmol/L），甲旁素：4.5pmol/L（0.66～12.0pmol/L），甲功：TSH：2.157mIU/L，FT_4：12.9pmol/L，FT_3：4.28pmol/L，TPOAb：0.16IU/ml，TGAb：0.96IU/ml，肿瘤标志物：CA199：35.39U/ml（0～27U/ml）。

（5）物理检查：动态血压：24小时平均血压141/88mmHg；腹部超声：脂肪肝，右肾囊肿。肾上腺增强CT（图35－1）：左侧肾上腺增粗，左侧腹腔占位性病变。

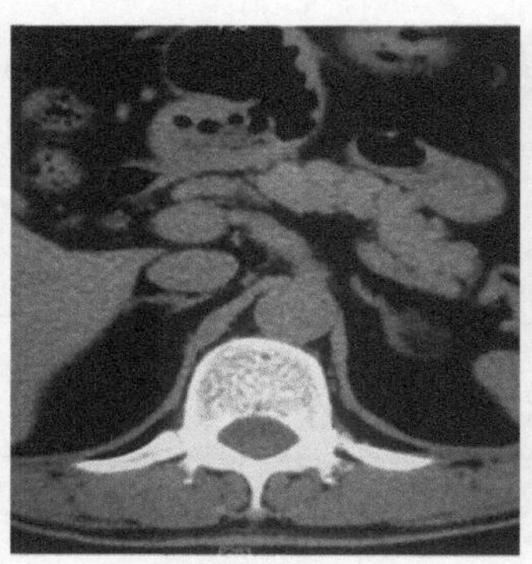
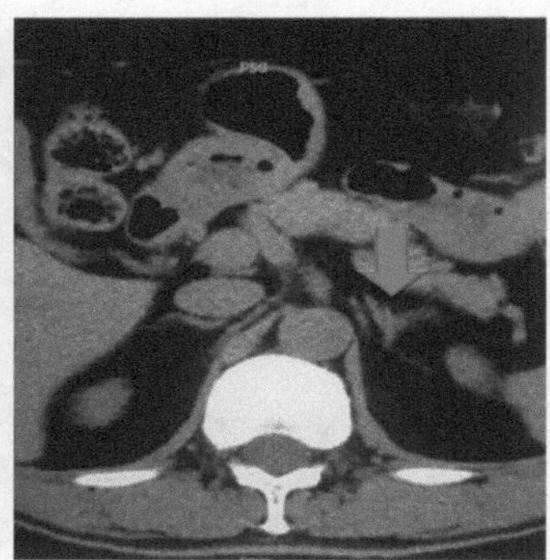

图35－1　肾上腺增强CT

（6）甲状腺超声（外科）：双叶结节，大小约4mm×2.5mm，伴彗尾状钙化，甲状腺右叶液性变（2级）。

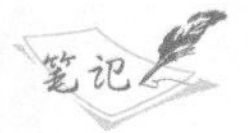

（7）肾脏增强 MRI（图 35－2）：双肾未见异常，肝脏异常强化灶，考虑为血管瘤。

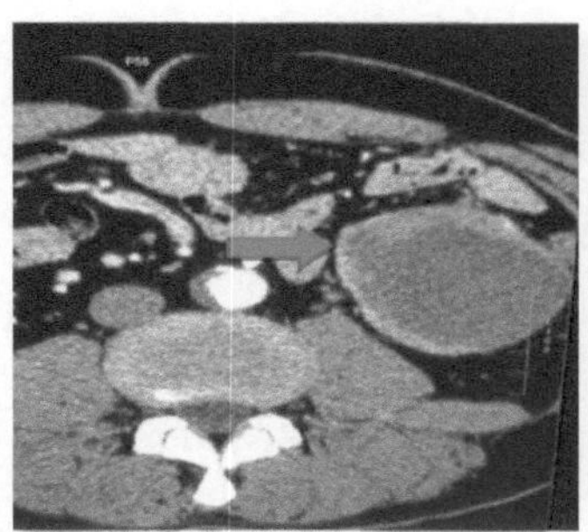
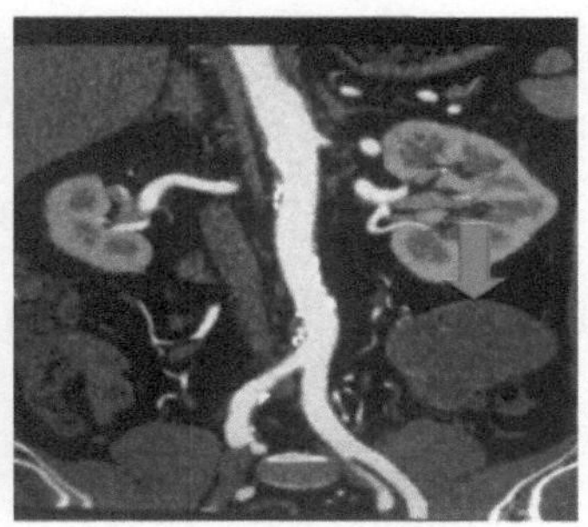

图 35－2 肾脏增强 MRI

【诊断】①高血压危象（嗜铬细胞瘤可能性大）；②左侧腹腔占位性病变；③甲状腺结节；④脂肪肝、右肾囊肿。

【治疗过程】①利喜定（乌拉地尔缓释片）30mg 日 1 次口服。②转入泌尿外科后，在应用利喜定基础上，予可多华（甲磺酸多沙唑嗪缓释片）4mg 日 1 次口服做术前准备。③11 月 24 日行经腹左腹膜后肿瘤切除术，术中有血压波动，最高达 190/90mmHg。取出球形肿物，包膜完整，直径约 7cm，剖面红褐色伴出血坏死。④病理所见：肉眼所见（腹膜后肿瘤）A 切除肿物一枚 5.5cm×4.3cm，包膜较完整，已剖开，切面灰黄灰红，质中，取 10 块，A1－5。镜下所见：瘤细胞团块分布，胞浆丰富，细胞体积大，局部可见侵及包膜。嗜铬素 A：免疫组化：A3：S－100（散在＋）Chromogranin A（＋），P53（散在＋），Ki－67（约 5%＋），CD56（＋），CK（－），Desmin（－），SMA（－）。诊断意见：（左腹膜后）嗜铬细胞瘤，局部可见侵及包膜，注意观察临床经过。术后血压：波动于 110～125/70～90mmHg。

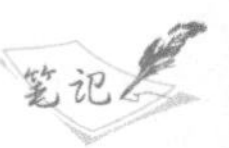

病例分析

嗜铬细胞瘤和副神经节瘤（pheochromocytoma and paraganglioma，PPGL）是分别起源于肾上腺髓质或肾上腺外交感神经链的肿瘤，主要合成和分泌大量儿茶酚胺（CA），如去甲肾上腺素（NE）、肾上腺素（E）及多巴胺（DA），引起患者血压升高等一系列临床症候群，并造成心、脑、肾等严重并发症。肿瘤位于肾上腺称为PCC，位于肾上腺外则称为PGL。约95%以上的PGL位于腹部和盆腔，最常见部位为腹主动脉旁、下腔静脉旁及肾门附近。PCC占80%~85%，PGL占15%~20%，二者合称为PPGL。本例病例为PGL，位于左腹膜后，大小约6.8cm×5.8cm，属于异位异位嗜铬细胞瘤。

PPGL依据患者的基因类型不同，其临床表现有较大差异，不同基因突变的患者在PPGL的肿瘤部位、良/恶性、CA分泌类型及复发倾向上均明显不同（表35－4）。有*SDHx*基因突变的患者多发生头颈部及交感神经PGL，其中部分患者可合并肾癌、胃肠道间质瘤和垂体瘤；*VHL*、*RET*、*NF1*、*TMEM127*或*MAX*基因突变常见于PCC患者，且多为双侧肾上腺受累；*RET*基因突变亦见于多内分泌腺瘤病Ⅱ型（MENⅡ），*SDHB*和*FH*基因突变的患者多提示为恶性PGL。有*RET*和*NF1*基因突变的PCC主要分泌E，而有*VHL*、*SDHx*突变的肿瘤则以分泌NE为主。

PPGL的主要临床表现为高儿茶酚胺分泌所致的高血压及其并发症，由于肿瘤持续性或阵发性分泌释放不同比例的E和NE，故患者的临床表现不同。可表现为阵发性、持续性或在持续性高血压的基础上阵发性加重：阵发性高血压为25%~40%；持续性高血压

笔记

约占50%，其中半数患者有阵发性加重；约70%的患者合并体位性低血压；另有少数患者血压正常。由于肾上腺素能受体广泛分布于全身多种组织和细胞，故患者除高血压外，还有其他的特征性临床表现，如头痛、心悸、多汗是PPGL高血压发作时最常见的三联征，对诊断具有重要意义。

指南推荐嗜铬细胞瘤的筛查对象有：①有PPGL的症状和体征，尤其有阵发性高血压发作的患者。②使用DA、D2受体拮抗剂、拟交感神经类、阿片类、NE或5－羟色胺再摄取抑制剂、单胺氧化酶抑制剂等药物可诱发PPGL症状发作的患者。③肾上腺意外瘤伴有或不伴有高血压的患者。④有PPGL的家族史或PPGL相关的遗传综合征家族史的患者（表35－4）。⑤有既往史的PPGL患者。

激素及代谢产物的测定是PPGL定性诊断的主要方法，包括测定血和尿NE、E、DA及其中间代谢产物甲氧基肾上腺素（MN）、甲氧基去甲肾上腺素（NMN）和终末代谢产物香草扁桃酸（VMA）浓度。MN及NMN（合称MNs）是E和NE的中间代谢产物，它们仅在肾上腺髓质和PPGL瘤体内代谢生成并且以高浓度水平持续存在，故是PPGL的特异性标志物。因肿瘤分泌释放NE和E可为阵发性并且可被多种酶水解为其代谢产物，故当NE和E的测定水平为正常时，而其MNs水平可升高，故检测MNs能明显提高PPGL的诊断敏感性及降低假阴性率。推荐诊断PPGL的首选生化检验为测定血游离MNs或尿MNs浓度，其次可检测血或尿NE、E、DA浓度以帮助进行诊断。本例病例因时间较早尚未建立血MN及NMN测定，故仅检测了血NE和E，结果仍提示异常升高，同时其定位诊断较明确，故不难做出诊断。

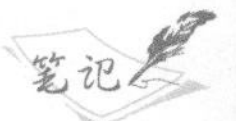

指南推荐对所有PPGL患者均应进行基因检测，可根据患者的

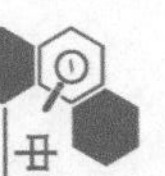

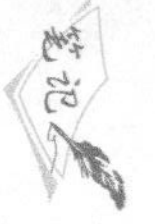

表 35-4　遗传性 PPGL 的致病基因及临床特征

致病基因	综合征	遗传性	相关疾病	PCC	交感神经副神经节瘤	头颈部副神经节瘤	多发/复发	生化	恶性
VHL	von Hippel-Lindau 综合征	AD	+++HM/RCC/PL	++（10%~20%）	±	±	+++	NE	5%
RET	多内分泌腺瘤病 2 型	AD	100% MTC/HP	++（50%）	-	-	+++	E	<5%
NFl	神经纤维瘤病 1 型	AD	100% NF	+（5%）	-	-	+++	E	9%
SDHB	副神经节瘤 4 型	AD	+GIST/RCC	+	+++	+	++	NE	40%
SDHD	副神经节瘤 1 型	AD/PT	+GIST/PA	+	++	+++	+++	NE	5%
SDHC	副神经节瘤 3 型	AD	+GIST	-	+	++	-	NE	不明确
SDHA	副神经节瘤 5 型	AD	+GIST	±	++	±	-	NE	不明确
SDHAF2	副神经节瘤 2 型	AD/PT	无	-	-	++	-	-	不明确
TMEM127	不明确	AD	无	+++（100%）	-	-	++	E	±
MAX	不明确	AD/PT	无	+++（100%）	+ -	-	++	E/NE	10%
FH	不明确	AD	+UL	+	+	+	+	NE	43%

注：PPGL：嗜铬细胞瘤和副神经节瘤；PCC：嗜铬细胞瘤；AD：常染色体显性遗传；PT：父系遗传；HM：血管母细胞瘤；RCC：肾透明细胞癌；PI：胰腺病变；MTC：甲状腺髓样癌；HP：甲状旁腺功能亢进症；GIST：胃肠道间质瘤；PA：垂体瘤；UL：子宫肌瘤；NE：去甲肾上腺素；E：肾上腺素；±：极少见；+：较少见；++：常见；+++：很常见。

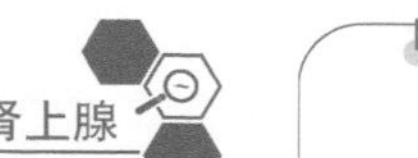

肿瘤定位和 CA 生化表型选择不同类型的基因检测；建议对所有恶性 PPGL 患者检测 *SDHB* 基因；对有 PPGL 阳性家族史和遗传综合征表现的患者可以直接检测相应的致病基因突变；建议应到有条件的正规实验室进行基因检测。

确诊 PPGL 后应尽早手术切除肿瘤，但手术前必须进行充分的药物准备，以避免麻醉和术中、术后出现血压大幅度波动而危及患者生命。本病例于术前给予充分药物准备，同时尽早行手术治疗，患者术后血压恢复正常。

病例点评

嗜铬细胞瘤可作为 MEN2 的组分之一出现。MEN2 发病呈家族性，属常染色体显性遗传，占嗜铬细胞瘤发病的 5% ~ 10%；对于双侧肾上腺嗜铬细胞瘤患者，尤其应当警惕 MEN2 的存在。故诊断与鉴别诊断时应注意明确患者有无甲状腺、甲状旁腺的异常。

PPGL 高血压危象发作时，应从静脉泵入 α－受体阻滞剂，应从小剂量开始严密监测血压、心率变化，当高血压危象被控制后可改为口服 α 受体阻滞剂作为术前准备。PPGL 危象死亡率较高，需要多学科合作，密切监测并对患者进行个体化指导治疗。

PPGL 是一种疑难复杂的内分泌性疾病，其肿瘤可位于全身沿交感神经链分布的多个部位，故对其进行的定性、定位诊断和手术、核素治疗等涉及多个学科，因此在综合医院开展以内分泌科为主的多学科分工合作及术后随诊是保障该病诊治成功的关键。

参考文献

1. 中华医学会内分泌学分会肾上腺学组．嗜铬细胞瘤和副神经节瘤诊断治疗的专家共识．中华内分泌代谢杂志，2016：32（3）：181－187.

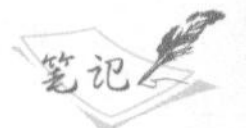

2. Lenders JW, Duh QY, Eisenhofer G, et al. Pheochromocytoma and paraganglioma: an endocrine society clinical practice guideline. J Clin Endocrinol Metab, 2014, 99(6): 1915－42.

036 分泌醛固酮的肾上腺皮质癌

病历摘要

患者，女，42岁。以“发现血压升高伴乏力8个月，右侧肾上腺切除术后4个月”为主诉入院。

患者8个月前无明显诱因出现头迷伴乏力，就诊当地诊所查血压160/110mmHg，自服“硝苯地平缓释片”后1小时出现脸红、心慌，查心电图未见异常，自行调整为“非洛地平”间断口服，血压控制在140～160/100mmHg。4个月前因乏力加重，就诊于当地医院，查血钾2.76mmol/L，肾上腺CT示右肾上腺结节状肿物，大小约3.6cm×2.7cm。遂于外院应用腹腔镜行手术治疗，术后病理示肾上腺皮质肿瘤，倾向皮质腺瘤。术后3个月血压由130/100mmHg渐升至150/100mmHg，未监测血钾，未应用药物。近1个月仍有头晕，伴乏力、双上肢麻木感。4天前我院门诊肾上腺增强CT提示右肾周围及右侧腹壁多发结节，为系统诊治入院。

病来无发热，无咳嗽、咳痰，无胸闷、胸痛，无恶心、呕吐，无腹痛、腹泻，双下肢无浮肿。精神状态可，饮食、睡眠欠佳，大小便如常，近期体重未见明显变化。

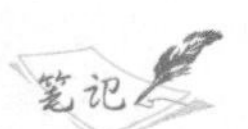

【体格检查】 体温36.5℃，脉搏80次/分，血压158/110mmHg，

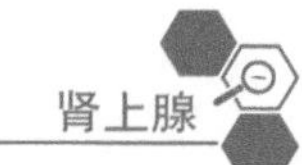

呼吸16次/分，神清语明，查体合作。全身皮肤黏膜无黄染，无皮肤菲薄，无出血点，颈软，甲状腺无肿大，无颈静脉怒张。双肺呼吸音清，未及干湿啰音，心率80次/分，律齐，各瓣膜听诊区未闻及病理性杂音。腹软，无压痛、反跳痛及肌紧张，肠鸣音正常，肾区、输尿管区无叩击痛，双下肢无浮肿，双足背动脉搏动良好。

【实验室及影像学检查】

（1）2016年2月19日于省内某三甲医院检查肾素－血管紧张素Ⅱ－醛固酮（卧位）：醛固酮349.137pg/ml，血浆肾素活性0.292ng/ml/小时，ALD/PRA 119.56。

（2）2016年2月22日肾上腺增强CT（图36－1）：右侧肾上腺内侧支可见类圆形低密度灶，边界较前，密度略不均，约3.1cm×3.3cm，增强扫描强化不均匀；对侧肾上腺大小、形态及密度未见异常，肾上腺最厚处均未超过同侧膈肌角。右肾见囊性不强化低密度灶，约21cm。诊断：右侧肾上腺占位，腺瘤？右肾囊肿。

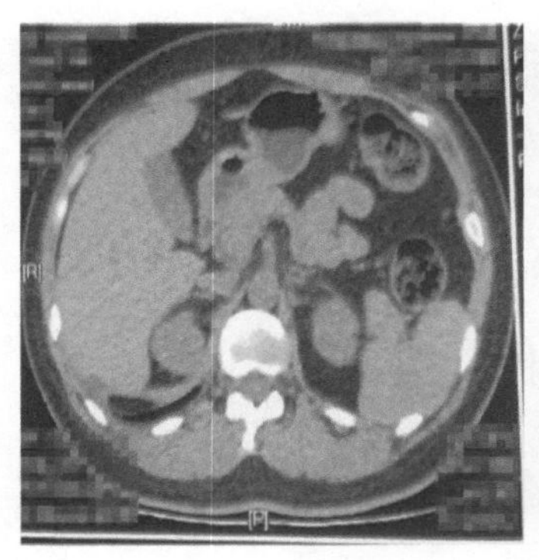
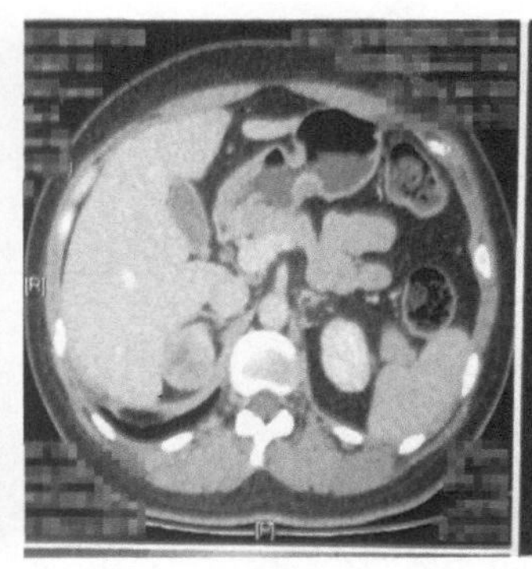

图36－1　肾上腺增强CT

（3）手术记录：腹腔镜下右侧肾上腺切除术：见肿物位于肾上腺内，包膜完整，圆形约3.0cm×2.5cm，切面成淡黄色及灰色鱼肉状。

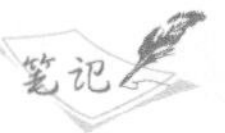

（4）病理：大体所见：肾上腺呈不规则形组织8cm×5cm×

3cm，一侧见肿物直径 2.5cm，切面部分金黄质软，部分粉红质略软。镜下所见：瘤细胞索梁状排列，胞质偏少部分透明，部分嗜酸，间质少，部分区黏液变性。免疫组化：CK(+)；Vimentin(+)；Syn(+)；CgA(-)；Ki-67(10% +)；P53(30% +)。病理诊断：肾上腺皮质肿瘤，倾向皮质腺瘤，注意观察临床经过。

（5）入我院后，血气分析：pH 7.496，$PaCO_2$ 35.80mmHg，PaO_2 106.00mmHg，实际碳酸氢根 27.40mmol/L，标准碳酸氢根 28.50mmol/L，血中剩余碱 4.20mmol/L，细胞外剩余碱 4.50mmol/L；尿常规：酸碱度测定 pH 7.5，比重 SG 1.012；生化：ALB 35.4g/L，钙 2.07mmol/L（校正钙 2.162mmol/L）。

（6）血钾（表 36-1）。

表 36-1　血钾

项目	2016年6月22日	2016年6月23日	2016年6月24日	2016年6月25日	2016年6月26日	2016年6月27日	2016年6月28日	2016年6月29日
钾	2.51	2.03	2.40	2.20	2.72	2.42	3.02	2.84
血压（mmHg）	158/106	140/100	138/92	134/100	142/96			
24h 尿钾（mmol/d）				157.76	221.52			

（7）24 小时 ACTH-COR 节律（2 套）（表 36-2）。

表 36-2　24 小时 ACTH-COR 节律（2 套）

第一次	8 点	15 点	24 点
ACTH(pg/ml)	24.09	12.71	4.93
COR(nmol/L)	263.1	147.3	77.53
第二次	8 点	15 点	24 点
ACTH(pg/ml)	23.12	12.65	5.43
COR(nmol/L)	239.5	132.5	91

笔记

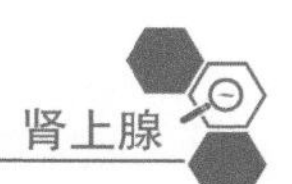

（8）肾素－血管紧张素Ⅱ－醛固酮卧立位试验（表36－3）。

表36－3　肾素－血管紧张素Ⅱ－醛固酮卧立位试验

项目	卧位	立位	卧位	立位
醛固酮测定（ng/ml）	0.40	0.41	0.37	0.33
血管紧张素Ⅰ测定（ng/ml）	0.59	0.97	0.64	0.96
血管紧张素Ⅱ测定（ng/ml）	63.32	63.57	66.56	59.63
ARR	67.8	42.3	57.81	34.37

（9）卡托普利试验（表36－4）。

表36－4　卡托普利试验

项目	立位	服药后1h	服药后2h	卧位	立位
醛固酮测定（ng/ml）	0.31	0.33	0.40	0.06～0.17	0.07～0.3
血管紧张素Ⅰ（ng/ml）	0.93	0.98	0.94	0.5～0.79	0.93～6.56
血管紧张素Ⅱ（ng/ml）	61.24	72.74	66.89	28.2～52.3	55.3～115.3
ARR	33.3	33.67	42.55		

（10）安体舒通试验：2016年6月30日晨始停用补钾及降压药物（表36－5）。

表36－5　停用补钾及降压药物后体查结果

项目	2016年6月30日	2016年7月1日	2016年7月2日	2016年7月3日	2016年7月4日	2016年7月5日	2016年7月6日	2016年7月7日	2016年7月8日	2016年7月11日
钾	2.37	2.25	2.29	2.45	2.55	2.45	2.71	2.77	2.67	2.51
血压（mmHg）	148/104	142/100	136/84	134/86	150/102	142/102	140/100			
螺内酯（mg q8h）	80		80							

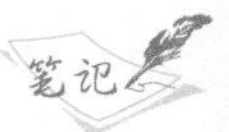

（11）促性腺激素系列：FSH 2.93mIU/ml，LH 7.30mIU/ml；雌性激素系列：血清孕酮测定 PRG 17.40nmol/L，血清雌三醇测定 UE_3 <0.24nmol/L，血清雌二醇测定 E_2 222pmol/L；肾上腺髓质激素：多巴胺 0.2nmol/L，参考值<0.65nmol/L，肾上腺素 0.77nmol/L，参考值<0.68，去甲肾上腺素 2.12nmol/L，参考值<3.55nmol/L；血清生长激素测定 GRH：0.09μg/L；甲功甲炎：FT_3 3.3900pmol/L，FT_4 11.56pmol/L，TSH 2.5296mIU/L，TPOAb 0.11IU/ml，TGAb 1.29IU/ml；血清泌乳素测定 PRL：487mIU/L（40～530mIU/L）。

（12）2016年6月18日肾上腺CT平扫+增强（64排）(图36-2)：右侧肾上腺未见，相应皮肤可见瘢痕。右肾周围可见多发软组织密度结节影，平扫 CT 值约 35HU，增强扫描可见强化，CT 值约 60HU。右侧腹壁可见多发索条影及小结节。扫描范围内肝、胆、脾、胰、左肾、肾上腺、胃肠道管壁未见异常。肠系膜密度均匀。腹膜后未见确切肿大淋巴结影。诊断意见：右侧肾上腺术后，右肾周围及右侧腹壁多发结节，请结合临床及旧片。

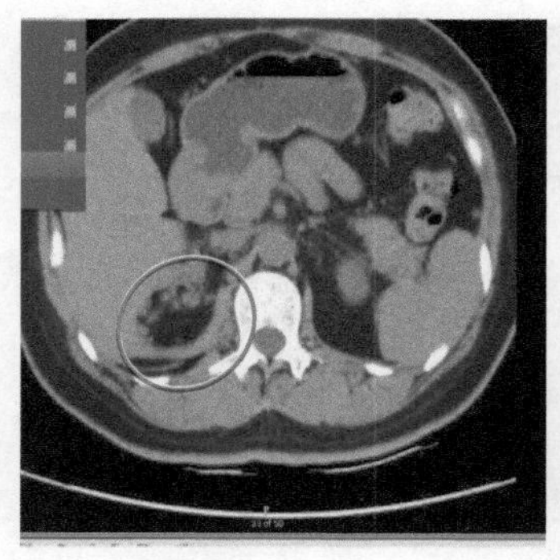
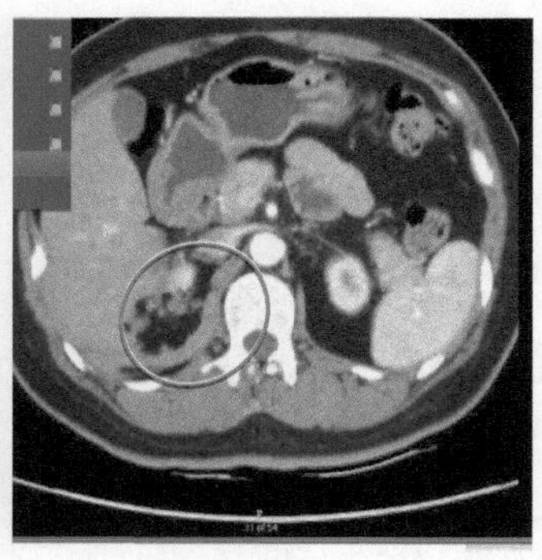

图36-2 肾上腺CT平扫+增强（64排）

（13）甲状腺彩超：甲状腺右叶结节，形态不整伴钙化（TI-RADS 4c 级），双颈部淋巴结显示。PET-CT：右侧肾上腺术后改变，右侧肾上腺区、右肾周围及右侧侧腹壁不规则软组织密度影、

软组织结节影及密度增高影，与肝右叶、右肾分界不清，恶性病变伴转移不除外。肝胆脾彩超、心彩超：未见异常。我院病理科会诊：考虑肾上腺皮质癌可能性大，建议进一步超声引导下取材确诊。

【诊断】 ①原发性醛固酮增多症（肾上腺皮质癌可能性大）；②右肾上腺切除术后；③甲状腺结节（TI – RADS 4c 级）。

【治疗方法及转归】 ①患者自行就诊于解放军总医院及北京协和医院，均考虑肾上腺皮质癌，于解放军总医院行超声引导下射频消融术，同时口服米托坦治疗；②2016 年 11 月再次于我院住院，一般状态较上次住院明显恶化，显著乏力，详细检查后发现患者已存在肝脏转移及腹壁转移，盆腔多发占位（不除外恶性）；③2017 年 4 月患者死亡。

病例分析

肾上腺皮质癌是发生于肾上腺皮质的恶性肿瘤，其发病率远低于肾上腺良性肿瘤。该病有 2 个高发年龄段，一个是小于 5 岁的幼儿，另一个是40 ~60 岁的成年人，女性发病率高于男性，约为 1.5∶1，有部分文献报道妊娠期肾上腺皮质癌，其恶性程度高，侵袭性强，预后差，患者生存时间从确诊之日起仅有 4 ~30 个月。

通常，根据其是否分泌过量的肾上腺皮质激素，将肾上腺皮质癌分为功能性肾上腺皮质癌及无功能性肾上腺皮质癌，其中，60% 的患者为功能性肾上腺皮质癌，以皮质醇增多症最为多见。伴有雄激素分泌过多的女性患者可存在女性男性化表现，如多毛、声音低沉。男性肾上腺皮质癌患者如伴有雌激素分泌增多可出现男性乳腺发育及睾丸萎缩。分泌醛固酮的肾上腺皮质癌较罕见，通常伴有明

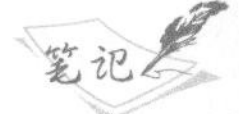

显的低钾血症。部分肾上腺皮质癌患者可出现反复发作的低血糖，主要与肿瘤大量分泌胰岛素样生长因子Ⅱ（IGF－Ⅱ）相关，IGF－Ⅱ可增加葡萄糖的利用而导致低血糖发生。无功能的肾上腺皮质癌在临床上通常表现腹部不适，如恶心、呕吐、腹胀等，也可存在因肿物较大引起的背部疼痛。近年来，因腹部影像学检查发现的肾上腺皮质癌患者比例呈现上升趋势。肾上腺皮质癌的转移主要为血行转移，常见的转移部位为肺、肝脏及骨骼，淋巴结转移主要为肾上腺周围及大动脉周围淋巴结。

诊断上，CT 被普遍认为是肾上腺皮质癌的首选影像学检查，肾上腺彩超、磁共振亦有一定的诊断价值。病理学上比较公认的是 Weiss 等人提出的 9 项病理学特征：①核异型性的大小；②核分裂指数 >10% 每高倍视野；③不典型核分裂；④具有嗜酸性胞质的瘤细胞占全部细胞的 75% 以上；⑤瘤细胞呈弥漫性分布≥33%；⑥肿瘤坏死；⑦静脉侵犯；⑧窦隙状结构浸润；⑨包膜浸润。当然并不是所有的肾上腺皮质癌都具备上述 9 项特征，故 Weiss 等经过多年的随访总结出，9 项特征中只要满足 3 项即考虑诊断肾上腺皮质癌，其中核分裂指数、不典型分裂及静脉侵犯是最重要的 3 条诊断依据。

治疗上，手术切除肿瘤是目前可能治愈肾上腺皮质癌的首选方法，尤其适用于尚未出现广泛转移的肿瘤。不能手术的患者可考虑药物治疗，首选米托坦。放疗、分子靶向治疗、射频消融及介入血管栓塞亦有一定的临床价值。

本例患者，术前考虑肾上腺腺瘤导致的原发性醛固酮增多症，术后血压下降及血钾升高并不明显，且肾上腺增强 CT 提示右肾周围可见多发软组织密度结节影，增强扫描可见强化。实验室检查提示醛固酮分泌增多且肾素分泌被抑制，卡托普利试验抑制率不足 30%，仍提示患者为原发性醛固酮增多症。结合患者短期内的病情

笔记

进展迅速，考虑分泌醛固酮的肾上腺皮质癌可能性大，故重新评估外院术后病理，考虑肾上腺皮质癌。

病例点评

肾上腺皮质癌是一种罕见的发生于肾上腺皮质的恶性肿瘤，恶性程度高，侵袭性强，容易发生转移，预后不良。该病的早期确诊率较低，早期患者可手术根治，但术后复发率、远处转移发生率高，预后较差，尽早诊断具有重要的临床意义。

肾上腺皮质肿瘤的形态学在良性及恶性之间并没有明显的界限，在细胞形态上缺乏特异性的界限，因此肾上腺皮质癌的病理学诊断比较困难，应由有经验的病理科医师进行判断。确诊后如能行手术治疗，应由经验丰富的泌尿外科医师行开放性肾上腺切除术，普遍认为腹腔镜手术不做为首选。

由于分泌醛固酮的肾上腺皮质癌非常罕见，应引起临床医师的关注，多学科协作诊疗有助于提高该病的诊治水平。

参考文献

1. Erickson L A，Rivera M，Zhang J. Adrenocortical carcinoma：review and update. Adv Anat Pathol，2014，21（3）：151－159.

2. Stigliano A，Cerquetti L，Lardo P，et al. New insights and future perspectives in the therapeutic strategy of adrenocortical carcinoma（Review）. Oncology reports，2017，37（3）：1301－1311.

3. Else T，Kim A C，Sabolch A，et al. Adrenocortical carcinoma. Endocrine reviews，2014，35（2）：282－326.

4. 廉建坡，祝宇．肾上腺皮质癌的治疗进展．现代泌尿外科杂志，2015，20（4）：275－280.

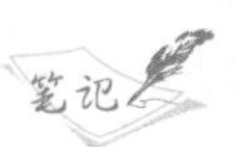

037 妊娠期肾上腺皮质癌

病历摘要

患者，女，31岁。产后2个月，因双下肢浮肿伴乏力半个月为主诉入院。

患者自诉孕6个月开始身上起痤疮、乏力、体质量增加不明显，未在意。孕足月顺产一男婴。半个月前出现双踝部浮肿，逐渐往上蔓延，呈深指压性浮肿，伴周身乏力，易疲倦，走路无力。入院查体：面部毳毛偏多，颜面、前胸、后背、四肢可见大量痤疮，全身皮肤黏膜无黄染，无皮肤菲薄，无出血点及瘀斑。双肺呼吸音清，未及干湿啰音，心率90次/min，律齐，各瓣膜未及病理性杂音。血压160/110mmHg。肝大，肝区无压痛、反跳痛。肾区、输尿管区无叩击痛，双下肢重度凹陷性浮肿。

【生化检查】血常规：白细胞计数 $10.62\times10^9/L$ [（3.50～9.50）$\times10^9/L$]，粒细胞比率89.5%（40.0%～75.0%），嗜酸性粒细胞比率0.0%（0.4%～8.0%），血红蛋白浓度149g/L（115～150g/L），血小板计数 $146\times10^9/L$ [（100～300）$\times10^9/L$]。血钠128.4mmol/L（135.0～145.0mmol/L），血钙1.92mmol/L（2.17～2.57mmol/L），氯化物测定90.5mmol/L（99.0～110.0mmol/L），血钾4.3mmol/L（3.5～5.5mmol/L）。肝功：谷丙转氨酶35U/L（7～40U/L），碱性磷酸酶107U/L（35～100U/L），γ-谷氨酰基转移酶110U/L（7～45U/L），谷草转氨酶133U/L（13～35U/L），白

蛋白25.0g/L(40.0～55.0g/L)，血清总胆红素测定7.0μmol/L(3.4～20.5μmol/L)。凝血：血浆凝血酶原时间19.2s（11.0～14.3s），血浆纤维蛋白原1.27g/L（2.00～4.00g/L），血浆活化部分凝血活酶时间31.3s（32.0～43.0s）。肝炎六项(－)。肿瘤系列：CA19－9 51.16U/ml（0.00～27.00U/ml），CA12－5 69.49U/ml（0.00～35.00U/ml），AFP 6.93ng/ml（0.00～7.00ng/ml）。甲状腺功能系列：血清游离三碘甲腺原氨酸（FT_3）＜1.54pmol/L（2.63～5.70pmol/L），血清游离甲状腺素（FT_4）＜5.15pmol/L（9.01～19.05pmol/L），促甲状腺激素（TSH）0.066mIU/L（0.35～4.94mIU/L），甲状腺过氧化物酶抗体0.26IU/ml（0.00～5.61IU/ml），人抗甲状腺球蛋白抗体0.66IU/ml（0.00～4.11IU/ml），糖化血红蛋白正常，血浆D－二聚体测定1.69μg/ml（0.00～0.50μg/ml），血清E_2测定207.00pmol/L（73.4～206pmol/L），血清睾酮测定29.9nmol/L（9.08～55.23nmol/L），血清雄烯二酮测定＞35.00nmol/L（1.05～11.52nmol/L），血清脱氢表雄酮及硫酸酯测定＞27.10μmol/L（0.95～11.67μmol/L），血清F－TEST 448.96nmol/L（0.77～33.3nmol/L），血清孕酮测定26.1nmol/L（0.86～2.9nmol/L），血清促黄体生成素0.26mIU/ml（1.1～11.6mIU/ml），卵泡生成激素＜0.10mIU/ml（2.8～11.3mIU/ml）。Ⅰ型胶原羧基端肽β特殊序列1 182.00pg/ml（＜584pg/ml），血清骨钙素测定4.24ng/ml（11～46ng/ml），血清总Ⅰ型胶原氨基端延长肽测定48.66ng/ml（20～80ng/ml），血清E_2测定451.20pmol/L（73.4～587pmol/L），25（OH）D_3＜3.00ng/ml（11.10～42.90ng/ml），血清甲状旁腺激素测定24.98pmol/L（0.66～12.00pmol/L），血清ACTH和COR 8：00：1.79pg/ml（7.20～63.30pg/ml）和1750.00nmol/L（171～536nmol/L）；15：00：2.27pg/ml和1750.00nmol/L；0：00：3.31pg/ml

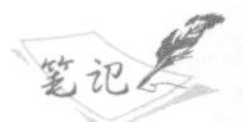

和 1750.00nmol/L。小、大剂量地塞米松实验均未被抑制。

【**影像学检查**】肾上腺增强 CT：左侧肾上腺区见巨大肿块影，肿块大小约 11.2cm×8.4cm，边缘呈分叶状。增强后动脉期可见不均匀环形强化，下腔静脉腔内见充盈缺损。肝脏内可见类似弥漫多发大小不一结节灶，增强后为不均匀强化（图 37－1）。肠系膜略增厚，腹腔内见少量液性密度影。肺增强 CT：双肺可见索条影及散在磨玻璃样影，左肺下叶见微小结节影，双侧胸膜局限性增厚。盆腔增强 CT：子宫、双侧附件区未见异常改变，盆腔积液。全身骨显像：四肢长骨显像剂吸收欠佳、显影不良，颅骨多发显像剂分布增浓区，大小不等，形态不一，颈椎见显像剂分布增浓区。根据临床表现，实验室检查及影像学检查诊断为皮质醇增多症（肾上腺皮质癌可能性大）、广泛肝转移、下腔静脉内栓子形成、骨转移、肝功能受损、凝血功能障碍、低蛋白血症、低纤维蛋白原血症、继发性甲状腺功能减退症、低 T_3、低 T_4 综合征。鉴于患者肾上腺皮质癌晚期，已有全身转移，患者家属拒绝手术、化疗、介入治疗，治疗予以补充白蛋白、血浆、氨基酸，对症治疗。1 周后患者病情急剧恶化，生化指标：肝功：ALB 20.7g/L，ALT 358U/L，AST 3066U/L，TBIL 122.6μmol/L，DBIL 107.2μmol/L（0～8.6μmol/L），凝血酶原时间

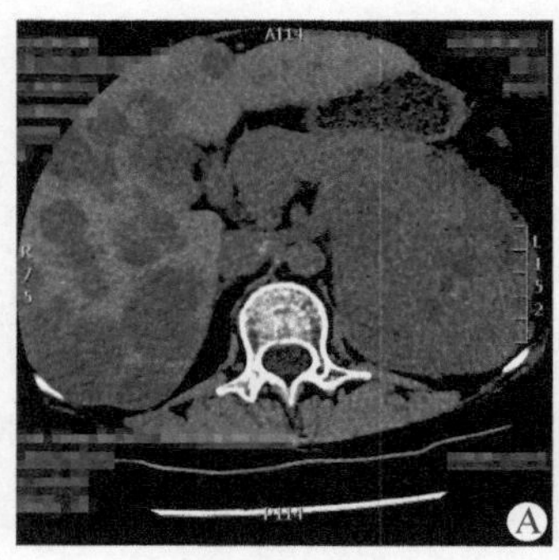

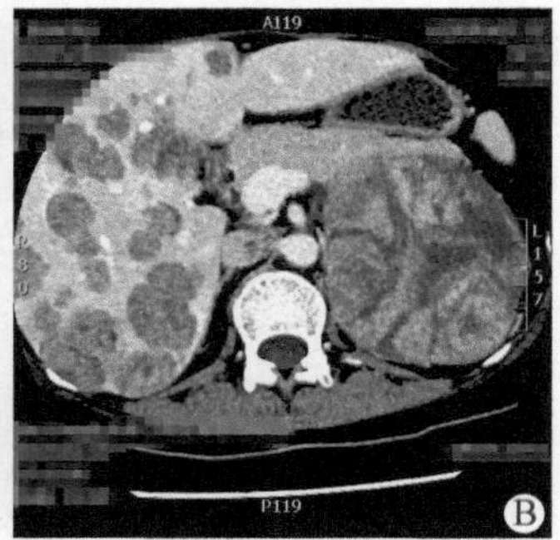

图 37－1　肾上腺和肝脏增强 CT

（PT）49.6s，凝血酶原时间活动度（PTA）13%（80%~160%），纤维蛋白原含量1.0g/L，血氨110.9μmol/L（9~33μmol/L），突发意识不清、深昏迷、血压下降、心率加快、死亡。

病例分析

肾上腺皮质癌是发生于肾上腺皮质的恶性肿瘤，其发病率约为0.7~2.0/100万人，远低于肾上腺良性肿瘤。肾上腺皮质癌恶性程度高，侵袭性强，预后差，患者生存时间为从确诊之日起仅有4~30个月，5年总体生存率小于30%。妊娠期肾上腺皮质癌发病率更低，目前仅有个例报道，截至2010年全世界仅有20余例报道。

肾上腺皮质癌恶性程度高，侵袭性强，复发率高且预后差，容易向肝脏、肺、后腹膜及淋巴转移。该病发病年龄呈双峰分布，第一个峰值为幼儿时期，第二个峰值在40~50岁。女性发病率高于男性，约为1.5∶1。多为单侧肾脏受累，左侧多于右侧，约占55%。肾上腺皮质癌根据是否分泌过量肾上腺皮质激素分为功能性与无功能性肾上腺皮质癌。50%~60%的患者为功能性肾上腺皮质癌，其中混合分泌皮质醇和雄激素的库欣综合征伴男性化最常见，为35%~40%，单纯库欣综合征约30%，单纯男性化约（痤疮、多毛、乳房萎缩、月经异常和声音低沉等）20%，女性化（睾丸萎缩、乳房增大等）约10%。由于该病进展迅速，一些患者可能并没有明显的体质量增加和向心性肥胖等，而以肌肉萎缩、严重高血压、糖尿病为主要临床表现。肾上腺皮质癌其他临床特征包括腹部包块、消瘦、虚弱、发热、厌食、恶心和肌痛。因此，临床上

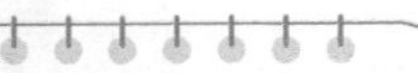
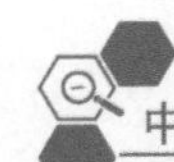

发现有难以解释的腹痛、乏力、消瘦、低热、慢性病久治不愈者，均应注意鉴别和排除肾上腺皮质癌的可能性。除了患者的临床症状和体征外，内分泌激素测定、影像学检查是诊断肾上腺皮质癌的关键。

病例点评

绝大多数妊娠期肾上腺皮质癌患者临床症状不典型，主要表现为高血压、糖尿病、乏力、抑郁、痤疮、体质量增加不明显。与非妊娠育龄妇女肾上腺皮质癌相比，妊娠期肾上腺皮质癌的肿瘤体积更大。66% 的妊娠期肾上腺皮质癌患者在诊断时往往已有局部或全身转移，而 66% 的非妊娠育龄妇女肾上腺皮质癌患者肿瘤限于肾上腺内，未有转移。妊娠期肾上腺皮质癌患者比非妊娠育龄妇女肾上腺皮质癌患者的生存率更低，妊娠期肾上腺皮质癌患者 1 年存活率为 50%，3 年存活率为 28%，5 年为 13%，而非妊娠育龄妇女肾上腺皮质癌患者的 5 年生存率为 35%。由此可见，妊娠可能是导致肾上腺皮质癌病情恶化的危险因素。不仅如此，妊娠期肾上腺皮质癌对后代影响危害大，66% 的妊娠期肾上腺皮质癌患者出现早产、流产、宫内发育迟缓、死胎。外科手术切除肿瘤是治疗妊娠期肾上腺皮质癌的首选方案，术前 2～3 周应用米托坦，术后米托坦继续治疗 3 个月。

本研究首次在国内报道了 1 例罕见的妊娠期肾上腺皮质癌，遗憾的是由于该患者状态衰竭，未能进行手术治疗和病理分析，但是该患者的临床症状、内分泌激素测定、影像学检查结果足以证明肾上腺皮质癌的诊断。相比于国外报道的妊娠期肾上腺皮质癌患者而

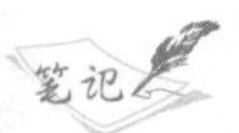

言，本病例病情恶化更为迅速，从有不典型症状到死亡仅5个月。本研究提示：妊娠妇女出现大量痤疮，并且体质量增加不明显时，一定要注意鉴别和排除肾上腺皮质癌的可能性，以便及时诊断和积极治疗。

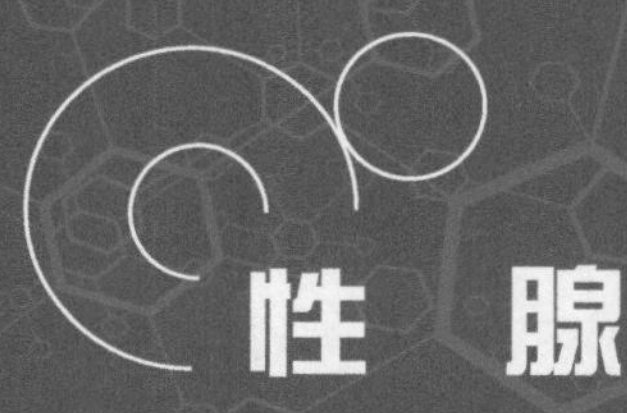

性 腺

038 Turner 综合征

病历摘要

患者，女，20 岁，因“发现身材矮小 6 年”就诊于我院。

患者为早产（约为妊娠 7 个月）、顺产，出生时体重约为 2kg，非母乳喂养，幼时偏食，现进食正常。14 岁月经初潮，月经周期 3 ~5 天，月经量及颜色正常，18 岁左右出现乳腺发育。患者目前高三，学习成绩中等。父亲 170cm，母亲 154cm。

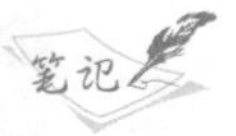

【体格检查】 身高 130cm，体重 36. 5kg，BMI 21. 5kg/m^2，腰围

63cm，臀围84cm，WHR 0.75。指间距131cm，上部量68cm，下部量62cm。发际偏低，双侧第五小指明显短小，无眼睑下垂、内眦赘皮、高腭弓，无喉结、颈蹼、肘外翻。双乳腺发育欠佳，外阴偏幼稚，腋毛及阴毛稀疏。

【辅助检查】

（1）运动试验（表38－1）。

表38－1 运动试验

项目	夜间	清晨	运动后	参考范围
生长激素（μg/L）	17.6	0.72	8.81	0.05～3.00
胰岛素样生长因子（ng/ml）	156	202	209	94～284

（2）精氨酸兴奋实验（表38－2）。

表38－2 精氨酸兴奋实验

项目	0分	30分	60分	90分	120分	参考范围
生长激素（mIU/L）	0.40	20.90	>96.00	>96.00	38.20	0.05～3.00

（3）ACTH－COR节律（表38－3）。

表38－3 ACTH－COR节律

项目	8:00	15:00	24:00	参考范围
ACTH(pg/ml)	3.27	7.72	1.12	7.2～63.3
COR(nmol/L)	369.5	234.8	171.6	上午171～536 下午64～327

（4）性激素六项：血清 E_2 测定179.00pmol/L，血清TES 0.83nmol/L，血清LH 2.59mIU/ml，血清FSH 8.63mIU/ml，血清PRL 511.00mIU/L，血清PRG 0.73nmol/L。甲功：FT_3 4.31pmol/L，

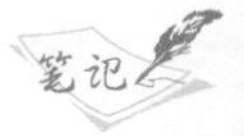

FT_4 16.6900pmol/L，TSH 3.4624mIU/L。

（5）双侧腕关节 DR 正位提示：骨骺线闭合，大于 17 岁骨龄。双侧第 5 掌骨明显短小。乳腺（包括腋窝淋巴结）彩色多普勒超声常规检查提示：双乳腺增生。（经腹）盆腔（子宫附件）超声检查提示：子宫略小（3.59cm×1.88cm×3.13cm），双侧卵巢形态大小未见明显异常，盆腔积液。心电图：窦性心动过速（106 次/分），T 波异常。染色体核型分析为：45，X，－X[10]。

【诊断】 Turner 综合征。

【治疗方法】 鉴于患者已成年、骨骺闭合，第二性征已发育、子宫已发育，现无生长激素及甲状腺激素治疗适应证。

病例分析

（1）Turner 综合征（Turner syndrome，TS）又称先天性卵巢发育不全综合征，是人类唯一能生存的单体综合征。1938 年，Turner 首先对此病的临床体征作了描述。由全部或者部分体细胞中的一条 X 染色体完全或者部分缺失所致，其发病率为 1/2000～1/4000（活产女婴），是常见的人类染色体异常疾病之一。约半数 TS 为 X 单体型（45，XO），20%～30% 为嵌合型（45，XO/46，XX），其余为 X 染色体结构异常。约 99% 核型为 45，XO 的胎儿在母亲孕早期或孕中期自然流产，而 45，XO/46，XX 嵌合体的胎儿病情相对较轻。X 染色体数目或结构异常可导致矮小同源盒（shortstaturehomeoboxcontaining，SHOX）基因、致淋巴发育不良基因和致卵巢功能发育不良基因的单倍体缺失，从而产生矮小、特殊骨骼畸形、淋巴性水肿、颈蹼及卵巢发育不良等临床表现。

（2）Turner 综合征的临床表现：①身材矮小。Turner 综合征患

笔记

者生长迟缓始于宫内，出生身长和体重可在正常低限。部分患者在18月龄左右即出现进一步线性生长速度降低，3岁后更明显，至青春期时未现正常青春期应有的身高突增。成人身高常低于正常人平均身高20cm左右，一般不超过150cm。95%的Turner综合征患者表现为矮小身材。但部分嵌合体或遗传靶身高较高者身高也可位于正常范围内；②原发性性腺发育不全。60%~90%的患者性腺发育不全，表现为缺乏第二性征、青春发育或初潮延迟、原发性闭经、不孕不育等。Turner综合征患者的卵巢功能不全可始于孕18周，此后卵巢滤泡加速纤维化，90%以上的Turner综合征均会出现卵巢衰竭；③发育异常。皮肤常有黑痣，多分布在面、颈、胸和背部，通贯手掌纹。头面部呈特殊面容，常有内眦赘皮和眼距过宽，塌鼻梁，偶有上眼睑下垂。有时耳轮突出，鲨鱼样口，腭弓高尖，下颌小，可伴牙床发育不良。易发生中耳病变，听力下降，常有传导性耳聋。外周淋巴水肿和颈蹼是新生儿期Turner综合征诊断的主要依据，但淋巴水肿可在任何年龄出现或复现。出生时的淋巴水肿通常会在生后2年左右消失。50%的Turner综合征有先天性心血管异常，其中最常见的是主动脉缩窄、二尖瓣和主动脉瓣病变。30%~40%的Turner综合征可出现先天性泌尿系统畸形，最常见的是集合管系统异常，其次是马蹄肾、旋转不良和其他位置异常。

Turner综合征患者自身免疫性疾病的发生率高于一般人群，且随年龄的增长发病风险增加。常见的自身免疫性疾病有自身免疫性甲状腺炎、糖尿病、幼年特发性关节炎、炎症性肠病、乳糜泻等。

（3）Turner综合征的诊断：女性患者出现以下表现，可考虑诊断Turner综合征。①难以解释的生长落后；②有性腺发育不良表现：缺乏第二性征、青春发育或初潮延迟、原发性闭经和不育；③具有以下一项或多项临床特征：新生儿期手足水肿、项部皮肤增

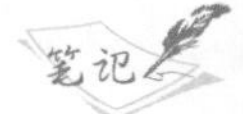

厚，特殊躯体特征：颈蹼、后发际低、耳位低、小下颌、肘外翻、指甲发育不良、色素痣、高腭弓、第四掌骨短、脊柱侧凸，先天性心血管异常如左心异常、主动脉瓣异常、主动脉扩张、主动脉缩窄、主动脉弓延长，肾发育异常，慢性中耳炎，传导性或感音性耳聋，学习障碍特别是视觉空间或非语言技巧障碍等；④染色体核型分析发现有一条X染色体，另一条X染色体完全或部分缺失，或存在其他结构异常，伴或不伴细胞系的嵌合；⑤促性腺激素水平升高，雌激素水平低；⑥盆腔B超提示子宫卵巢发育不良。

外周血染色体核型分析是Turner综合征确诊的重要指标。20%～30%的Turner综合征在新生儿期因出现典型的淋巴水肿、颈蹼、主动脉缩窄而被诊断；35%的Turner综合征因身材矮小，伴或不伴特殊躯体特征而在儿童期被诊断；大多数患者因性发育迟缓、停滞、原发性或继发性闭经、不孕不育而于青春期或成人期被诊断。

（4）鉴别诊断：Turner综合征主要表现为身材矮小及性器官发育不良或第二性征缺乏，但智力正常，与垂体性侏儒表现相似，后者除身材矮小外，无Turner综合征的特殊表现，且有正常性腺及第二性征发育。生长激素、甲状腺激素、性激素检测及染色体核型分析可鉴别。TS患者性发育异常在临床上应与特发性低促性腺激素性腺功能减退（IHH）鉴别，后者促性腺激素（FSH和LH）水平低或正常，雌二醇水平低。Noonan综合征大多为常染色体显性遗传，有家族史，部分有正常的性发育。染色体核型检查对鉴别诊断有重要意义，Noonan综合征染色体核型正常（46，XX）。其他原因（自身免疫性卵巢炎、卵巢抵抗、半乳糖血症及感染等）导致的原发性性腺发育不良或功能衰竭，辅助检查亦提示性激素水平降低和促性腺激素水平明显升高。无Turner综合征的特殊面容和畸形，染色体核型分析正常。

笔记

（5）Turner 综合征的治疗目的：提高患者最终成人身高；诱导性发育，维持第二性征，使子宫正常发育；提高骨密度，促其达到峰值骨量；防治各种并发症。

第一方面：促生长治疗。①rhGH 起治年龄：建议 Turner 综合征一旦出现生长障碍或身高位于正常女性儿童生长曲线的第 5 百分位数以下时，即可开始 rhGH 治疗。一般在 4～6 岁，甚至可在 2 岁时开始治疗。②rhGH 治疗剂量：推荐剂量：0.35～0.47mg/(kg・周)，相当于 0.15～0.2U/(kg・d)。最大量不宜超过 0.47mg/(kg・周)，相当于 0.2U/(kg・d)。治疗过程中可根据患者的生长情况及血清 IGF－Ⅰ水平进行剂量调整。③rhGH 治疗终止：达到满意身高或生长潜能已较小（骨龄≥14 岁，年生长速率＜2cm/年），可考虑停用 rhGH 治疗。联合治疗方案：①对于 9 岁以上或身材极矮的 TS 女童，可考虑非芳香化蛋白同化类固醇激素和生长激素联合治疗，该类药物与 rhGH 有协同促生长作用。国外多用氧雄龙，国内已有制剂为司坦唑醇；②雌激素：不推荐在青春期前常规给予极低剂量雌激素来进一步促进生长。

第二方面：诱导性发育。雌激素替代治疗可诱导性发育，维持第二性征，使子宫正常发育，还可提高患者骨密度，促使其达到峰值骨量。雌激素替代治疗开始的时间及药物的剂量、递增方案、剂型均需模拟正常的青春期发育进程。早期诊断的患者，推荐骨龄 11～12 岁时开始雌激素治疗。对诊断较晚，特别是青春期年龄诊断的患者，可权衡生长潜能和性发育的情况，采取个体化治疗。为维持正常的乳腺和子宫发育，推荐开始雌二醇治疗 2 年后或有突破性出血发生后，考虑加用孕激素建立人工周期，即模拟正常月经周期，每月服用雌激素 21 天，在第 12 天或 2 周末联用孕激素，联用 8～10 天同时停药，以产生撤退性出血。最好选用天然或接近天然

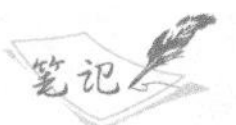

的孕激素，如地屈孕酮或微粒化黄体酮。雌激素替代治疗需持续至正常绝经期，以维持女性化和防止骨质疏松。

病例点评

该患者身材矮小、生长缓慢，现身高 130cm。生长激素激发试验生长激素有所升高、节律正常，不支持生长激素缺乏。患者无心脏、肝、肾、胃肠等慢性疾病和各种慢性感染，可除外全身性疾病所致的身材矮小。患者甲功正常、智力正常，可除外呆小症。根据临床表现——发际偏低，双侧第五掌骨明显短小，外阴偏幼稚、阴毛稀疏等，以及染色体核型分析可诊断为 Turner 综合征。

参考文献

1. 中华医学会儿科学分会内分泌遗传代谢学组，《中华儿科杂志》编辑委员会．Turner 综合征儿科诊疗共识．中华儿科杂志，2018，56（6）：406－413.
2. 中华医学会内分泌学分会性腺学组．特纳综合征诊治专家共识．中华内分泌代谢杂志，2018，34（3）：181－186.

039 卡尔曼综合征

病历摘要

患者，男，22 岁。主诉：发现外生殖器未发育 1 年。

【现病史】患者于 1 年前发现其阴茎、睾丸发育不良，阴茎较同龄人明显短小，偶有勃起，睾丸较小，质软，伴喉结发育欠佳、

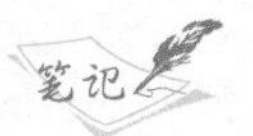

语音细、无胡须、体毛极少、阴毛稀少、右乳腺轻度增生。曾就诊于当地医院，诊断为“阴茎发育不良”，并应用复方玄驹胶囊半年并合用 HCG 2000 单位每周 1 次应用 3 个月，用药期间语音增粗、阴毛少量增长、阴茎勃起次数略有增加，生殖器外观无明显改变，后因自觉药效不明显而停药。今为求进一步诊治入我院。病来无遗精，无性交史，自觉无嗅觉异常。饮食、睡眠可，大小便正常，精神、体力一般。

【既往史】否认头部外伤史。出生史：足月生产，正常头位生产，无难产史，无产后窒息史。

【体格检查】身高 183cm，体重 52kg，BMI 15.53kg/m^2，上部量 77cm，下部量 106cm，指距 187cm。神清语明，查体合作。皮肤白皙，双侧眼睑略浮肿，颜面有痣。牙齿发育不良，牙列不齐。无胡须。喉结较小。无胸毛，双侧乳头发育幼稚型，右侧乳腺轻度增生。阴毛稀少、色浅、质软；阴茎呈幼稚型，长 4.5cm；双侧睾丸等大，各约 6ml，质软，无压痛，未触及硬结。

【实验室及影像学检查】

（1）血清泌乳素测定：PRL 347.00mIU/L（53 ~ 360mIU/L）；生长激素：1.03μg/L（0.05 ~ 3.00μg/L）；促性腺激素系列：LH 1.01mIU/ml（0.80 ~ 7.60mIU/ml），FSH 1.33mIU/ml（0.70 ~ 11.10mIU/ml）；甲状腺功能和抗体：FT_4 13.81pmol/L（9.01 ~ 19.05pmol/L），FT_3 4.75pmol/L（2.63 ~ 5.70pmol/L），TSH 1.2936mIU/L（0.35 ~ 4.94mIU/L），TPOAb 0.33IU/ml（0 ~ 5.61IU/ml），TgAb 1.77IU/ml（0 ~ 4.11IU/ml）。

（2）ACTH – 皮质醇节律（2 套）（表 39 – 1）。

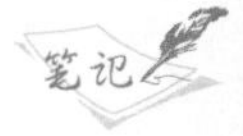

表 39－1 ACTH－皮质醇节律

	8:00	15:00	24:00
ACTH(pg/ml)	12.22/13.98	30.01/23.52	4.8/3.70
COR(nmol/L)	487/525.8	447.5/391.6	46.38/57.61

（3）雄性激素系列：血清雄烯二酮 AND 14.70nmol/L（1.05～11.52nmol/L），血清睾酮 TES＜0.69nmol/L（9.08～55.23nmol/L），血清 F－TEST 8.25pmol/L（55.05～183.5pmol/L）；血清脱氢表雄酮及硫酸酯测定 DHS 2.39μmol/L（2.17～15.20μmol/L）；性激素结合球蛋白 SHBG 30.60nmol/L（13.00～71.00nmol/L）；雌性激素系列：E_2 ＜ 73.40pmol/L（73.40 ～ 204.00pmol/L），UE_3 ＜ 0.24nmol/L，PRG 1.14nmol/L（0.86～2.90nmol/L）。

（4）戈那瑞林兴奋试验（表 39－2）。

表 39－2 戈那瑞林兴奋试验

	－15 分	0 分	30 分	60 分	120 分
LH(mIU/ml)	1.2	1.01	12.20	9.05	6.60
FSH(mIU/ml)	1.63	1.33	2.80	2.94	2.92

（5）HCG 兴奋试验（表 39－3）。

表 39－3 HCG 兴奋试验

	－15 分	0 分	24h	48h	72h
TES(nmol/L)	2.02	1.94	8.77	11.90	12.90
F－TEST(pmol/L)	11.17	11.41	74.67	90.60	96.59

（6）血钙离子：Ca 2.42mmol/L（2.17～2.57mmol/L），P 1.69mmol/L（0.87～1.52mmol/L）。

（7）骨代谢标志物：25 OH D_3 4.25ng/ml（11.10～42.90ng/ml），B－Crosslaps 1954.00pg/ml（＜704pg/ml），Osteoc 74.54ng/ml

笔记

(14.0～46.0ng/ml)，T－P1NP 229.50ng/ml (20.0～80.0ng/ml)。

(8) 垂体 MRI＋增强：未见明显异常（图 39－1）。

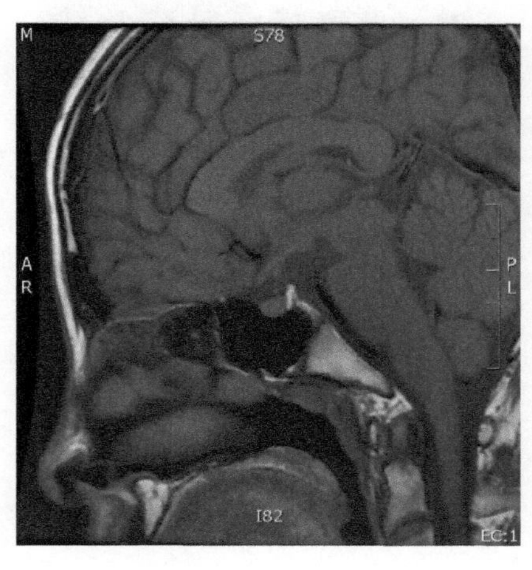

图 39－1　垂体 MRI＋增强：未见明显异常

(9) 嗅球 MRI 平扫：3D－FIESTA 序列显示双侧嗅球较小，显示欠清，双侧嗅束于直回下显示，未见异常信号影。双侧嗅球改变，请结合临床。

(10) 双手 DR 正位：双手骨骺未闭合（图 39－2）。

(11) 骨龄：15 岁 6 个月（图 39－3）。

(12) 阴囊、双侧睾丸、附睾彩超：双侧睾丸体积偏小，右侧附睾头囊肿，左侧精索静脉曲张。乳腺（包括腋窝淋巴结）彩超：双侧男性乳腺发育可能性大。骨密度测定：髋关节骨量减少，腰椎骨质疏松。嗅觉试验：患者对稀释后酒精辨识度欠佳（1：50～1：70）可初步判断患者嗅觉功能略有缺陷。

【诊断】 卡尔曼综合征；骨质疏松症。

【治疗方法】 ①脉冲式戈那瑞林泵治疗（戈那瑞林 10μg 每 90 分钟皮下注射）；②安特尔（十一酸睾酮）40mg 日 1 次早餐中吞

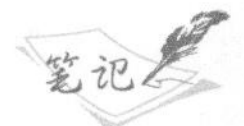

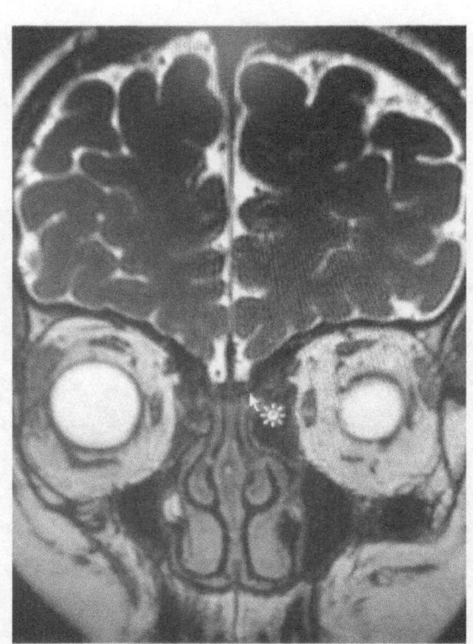

图 39－2　双手 DR 正位：双手骨骺未闭合，请结合临床

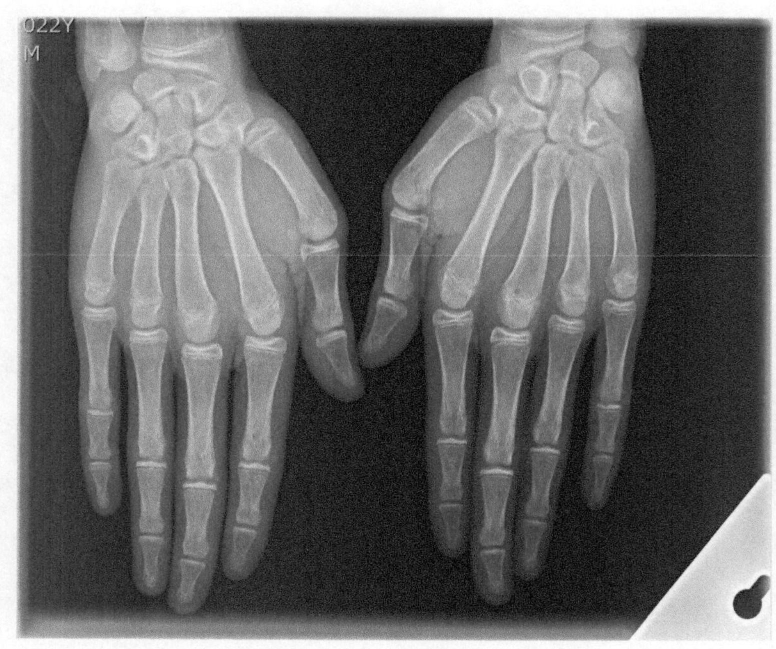

图 39－3　骨龄：15 岁 6 个月

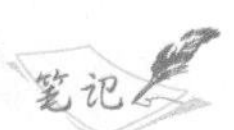

服；③维生素 D 800IU 日 1 次口服；④碳酸钙 D_3 片 500mg 日 2 次口服。

【**随访**】患者使用戈那瑞林泵 1 月后复查结果：LH 6.46mIU/ml（0.80～7.60mIU/ml），FSH 5.11mIU/ml（0.70～11.10mIU/ml），血清睾酮 TES 13.60nmol/L（9.08～55.23nmol/L），血清 F－TEST 129.30pmol/L（55.05～183.5pmol/L）。

病例分析

特发性低促性腺激素性性腺功能减退症（idiopathic hypogonadotropic hypogonadism，IHH）是由于先天性下丘脑促性腺激素释放激素（GnRH）神经元功能受损，GnRH 合成、分泌或作用障碍，导致垂体分泌促性腺激素减少，进而引起性腺功能不足，又称为先天性低促性腺激素性性腺功能减退症（congenital hypogonadotropichypogonadism，CHH）。临床根据患者是否合并嗅觉障碍将 IHH 细分为两大类：伴有嗅觉受损者称为卡尔曼综合征（Kallmann syndrome）；嗅觉正常者，称为嗅觉正常的 IHH（normosmic IHH，nIHH）。国外数据显示，IHH 总体发病率为 1～10/100000。男女比例为 5∶1。目前已明确 20 余种基因突变可导致 IHH，但基因突变和临床特点之间并非简单的对应关系。

脉冲式 GnRH 生精治疗适用于有生育需求并且垂体前叶存在足够数量的功能完整的促性腺激素细胞的 IHH 患者。该方法是通过微小泵脉冲式皮下注射 GnRH，模拟下丘脑生理性 GnRH 释放，促进垂体分泌促性腺激素，进而促进睾丸发育和精子生成。因此，垂体前叶存在足够数量功能完好的促性腺激素细胞是治疗成功的前提。起始剂量和随访：GnRH 10μg/90min。带泵 3d 后，如血 LH≥1IU/L，

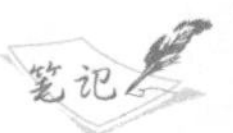

提示初步治疗有效；如 LH 无升高，提示垂体前叶促性腺激素细胞缺乏或功能严重受损，治疗预后不佳。此后，每月随访 1 次，监测 FSH、LH、睾酮和精液常规，调整戈那瑞林的剂量和频率，尽可能将睾酮维持在正常中值水平，稳定后可 3 个月随访 1 次，依据患者的具体情况调整药物剂量。

病例点评

卡尔曼综合征的患者由于长期睾酮水平较低，骨骺闭合延迟，骨龄落后，如未得到及时的诊断和治疗，成年后仍有高达 80% 的患者骨骺未闭合。对于成年后骨骺未闭合的患者，在应用脉冲式 GnRH 生精治疗治疗同时，可给予小剂量睾酮制剂治疗，促进骨骺愈合，并给予常规补充钙和维生素 D，间隔 2 ~ 3 年复查骨密度。在脉冲式 GnRH 生精治疗或长期补充睾酮后，一般情况下骨密度可恢复至正常水平。

040　Klinefelter 综合征

病历摘要

患者，男，16 岁。主诉：发现双侧乳腺发育 3 年，加重 1 年。

患者于 3 年前无明显诱因发现双侧乳腺发育，未介意，1 年前发现上述症状加重。已有阴茎勃起，但勃起功能较差，无遗精。于 2010 年来中国医科大学附属第一医院内分泌科门诊就诊，经过乳腺

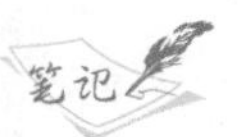

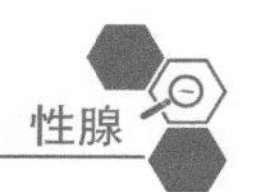

超声和性激素6项检查，初步诊断为男性性腺功能减退症，并于中国医科大学附属盛京医院做染色体核型分析。后为系统诊治，而入我科住院。患者病来无发热、无头痛，无视物异常，无嗅觉异常，无恶心、呕吐或胸闷、气短，无腹痛、腹泻，无尿少、水肿，无尿频、尿急，饮食好、睡眠可，精神体力一般，二便正常，近3个月体重无明显变化。

【体格检查】 身高173cm，体重77kg，BMI 25.73kg/m²，腰围91cm，臀围108cm，指间距166cm，上部量97cm，下部量76cm，坐高133cm。男性发音，皮肤细腻，喉结较小，胡须少量，无满月脸或多血质貌，齿龈无色素沉着，双眼球无突出，甲状腺未触及结节及肿大，双侧乳房肿大，Tanner 3期，可触及乳核，均无溢乳，有腋毛生长。阴毛呈倒三角形分布，Tanner分期在Ⅳ期。阴茎牵长为4cm，双侧睾丸大小约为1.0cm×1.0cm左右，质软，无触痛，未及硬结，腹股沟区未触及异常包块。

【实验室及影像学检查】

（1）基础状态下血清性激素水平检测（表40－1）。

表40－1　基础状态下血清性激素水平检测

	参考值	第一次	第二次
血清卵泡刺激激素（FSH）（mIU/ml）	0.70～11.10	34.30	29.60
血清黄体生成素（LH）（mIU/ml）	0.80～7.60	12.90	17.40
血清睾酮（TES）（nmol/L）	9.08～55.23	6.69	8.46
血清游离睾酮（FTEST）（pmol/L）	55.05～183.50	12.24	—
血清雌二醇（E_2）（pmol/L）	73.40～206.00	194.00	154.00

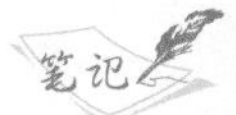

（续）

	参考值	第一次	第二次
血清泌乳素(PRL)(mIU/L)	53.00～360.00	113.00	483.00
孕酮(P)(nmol/L)	0.86～2.90	—	1.32
血清雄烯二酮(nmol/L)	1.05～11.52	—	4.59
血清脱氢表雄酮及硫酸酯(μmol/L)	2.17～15.20	—	1.70
性激素结合球蛋白(nmol/L)	13.00～71.00	—	21.50

（2）HCG 兴奋试验（表 40－2）。

表 40－2　HCG 兴奋试验

HCG 注射后时间	参考值	24h	48h	72h
血清雌二醇(pmol/L)	73.40～206.00	263.00	197.00	263.00
血清睾酮(nmol/L)	9.08～55.23	12.90	14.40	10.50

（3）主要辅助检查（表 40－3）。

表 40－3　主要辅助检查

检查项目	检查结果
乳腺超声	双乳腺男性乳腺发育，右乳腺增生。
睾丸超声	显示左侧睾丸大小约为 2.09cm×0.99cm；右侧睾丸大小约为 2.17cm×1.05cm
鞍区 MRI 平扫	垂体形态饱满，高径达 10mm，其内信号欠均匀

笔记

（4）患者染色体核型分析（图 40－1）。

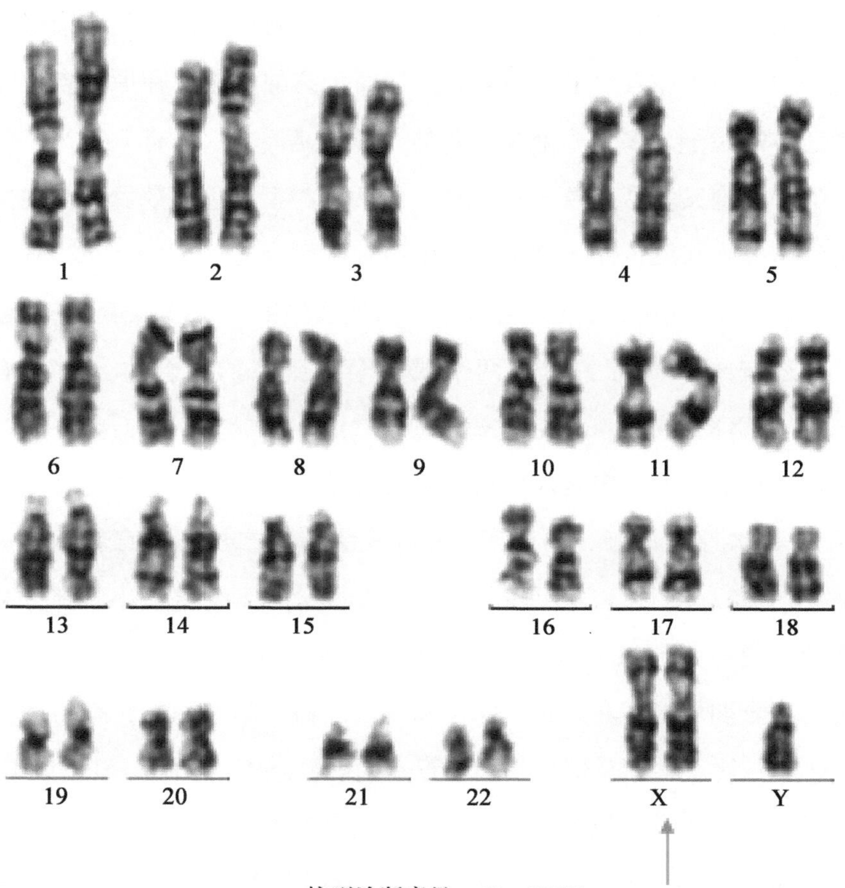

图 40－1　患者染色体核型分析

【诊断】Klinefelter 综合征（47，XXY）。

【治疗方案】①给予口服十一酸睾酮 40mg 日 3 次，并根据激素水平的监测结果调整用药；②若经内科治疗 3～6 个月后，乳腺仍无明显变化，可到乳腺外科就诊，行手术治疗。

病例分析

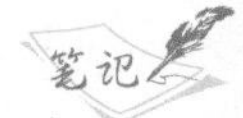

Klinefelter 综合征即先天性曲细精管发育不良综合征，属于性

染色体数目异常疾病。其发生的主要遗传学原因是由于亲代父方的精原细胞或者母方的卵原细胞在进行减数分裂形成精子和卵细胞的过程中，染色体发生了不随减数分裂而分离的现象使在原本含有 Y 染色体的精子又多了一个 X 染色体，亦或是原本仅含有 1 条 X 染色体的卵细胞又多了一条 X 染色体。这两种类型染色体数目异常的生殖细胞分别与染色体数目正常的生殖细胞融合时（XY + X 或 XX + Y）就会形成 Klinefelter 综合征中最为典型的 47，XXY 染色体核型。此外还有约 15% 的患者为两个或多个细胞系的嵌合体（常见有 46XY/47XXY 或是 46XY/48XXXY）。

该病的主要临床表现为男性患者有类无睾体型（身材高，四肢长），睾丸小而质硬，不能产生精子；患者第二性征发育较差：一般无胡须或少胡须，体毛少，阴毛呈女性分布，阴茎短小，部分患者会出现男性乳腺发育。此外，可患有先天性畸形，如尿道下裂等。儿童期可能存在语言、阅读和拼写障碍，学习困难，智力商数（IQ 值）比正常儿童低。一般在青春期前，患者的 LH、FSH 和 TES 水平与同龄儿童比较无明显差异，而在青春期发育后由于睾丸发育不良而引起 TES 水平急剧下降，而继发引起 FSH 和 LH 的急剧上升，LH 对 GnRH 兴奋的反应也高于正常人。

在本例患者中因男性乳腺发育而就诊，并通过实验室检查可以初步判定为高促性腺激素性男性性腺功能减退症，即其病变的原因并非在中枢（垂体和下丘脑），而是在性腺。在随后所做的染色体核型分析为最后的特异性病因诊断起到了至关重要的作用——即为典型的 47，XXY 核型 Klinefelter 综合征。在对该疾病做出诊断的过程中，要与相关疾病做鉴别诊断，见表 40 - 4。

笔记

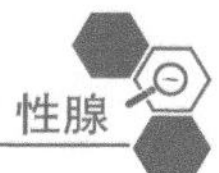

表 40 - 4　鉴别诊断汇总

	Klinefelter 综合征	男性 Turner 综合征	卡尔曼综合征
病因	性染色体数目异常(47，XXY；46XY/47，XXY；46XY/48XXXY)	染色体畸变(45,XO/46，XY；45，XO/47，XXY;45,XO/46,XY/47,XXY)	常染色体显性遗传；常染色体隐性遗传；X - 连锁遗传
典型临床表现	类无睾身材；睾丸小而质硬，曲细精管发育不良；第二性征发育较差；男性女性化特征；可伴有智力发育迟缓和精神障碍	身材矮小；小睾丸、小阴茎及曲细精管的发育不良；项蹼、眼距增宽面容呆板、常伴智力低下，上睑下垂，常伴有先天性心脏病	第二性征发育不良；伴有嗅觉缺失及其他躯体或器官的异常；身高比同龄人矮但与骨龄相当，智力正常
促性腺激素、性激素水平	FSH、LH 水平过高；TES 水平低下，大部分 E_2 升高	FSH、LH 水平过高；TES 水平低下	FSH、LH 处于正常值低线或者低水平；TES 水平低下
病变部位	性腺	性腺	中枢下丘脑
GnRH 兴奋试验	FSH、LH 强反应；TES 几乎无反应	FSH、LH 有反应；TES 几乎无反应	FSH、LH 有反应；TES 有反应
HCG 兴奋试验	TES 几乎无反应	TES 无反应	TES 有反应

对于 Klinefelter 综合征的治疗通常以雄激素来进行终身替代治疗，通过补充睾酮来维持第二性征，对于成年男性还能维持性欲和性能力，其用量以小剂量开始并逐渐增量直至维持正常的雄激素水平并进行定期监测。而对于体内 FSH 和 LH 的水平高低不作为调整雄激素用量的标准，但目前对于是否要在青春期启动时就开始进行雄激素代替治疗还尚无定论，但因睾酮本身可促进骨骺的闭合，所以在儿童期或青春期发育期需要严密监测身高及骨龄的变化，尽可能避免对青春期身高的增长带来不必要终身的影响。此外，对于 Klinefelter 综合征的患者，其正常受孕的可能性几乎为零，但现代

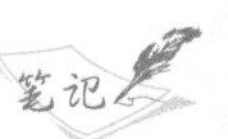

医学可通过睾丸穿刺或是显微镜手术来获取少数正常的精子，依靠辅助生殖技术来生育，其妊娠成功率可达到20%～25%。

综上，对于Klinefelter综合征而言，在青春期发育阶段应当重点关注第二性征的发育情况，对于出现第二性征发育迟缓、停滞的现象，并且出现睾酮水平降低而FSH和LH水平升高时，应当提高警惕Klinefelter综合征等原发性性腺发育不良的相关疾病，同时也要注意疾病间的相互鉴别，尽早诊治，并进行激素代替治疗以维持第二性征和男性性能力。

病例点评

Kinefelter综合征即先天性曲细精管发育不良综合征，是引起高促性腺性男性性腺功能减退症的重要原因。此类患者有时仅表现为乳房发育，而其他性腺功能减退的症状和体征均不明显。有些患者甚至于婚后不育才来就诊。通过性激素水平检测，较易被发现，尤其是睾酮水平降低同时FSH和LH水平升高时，更提示本病。而染色体检测是确诊本病的金标准。雄激素替代治疗几乎是唯一的长期治疗手段。

参考文献

1. 谷现恩，肖飞．Klinefelter综合征1例报告及文献复习，中国医刊，2017，52（6）：86－89.
2. Silber S J. Microsurgical TESE and the distribution of spermatogenesis in non－obstructive azoospermia. Human reproduction（Oxford，England），2000，15（11）：2278－2284.

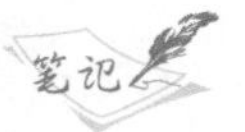

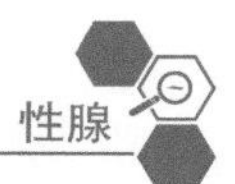

041 多囊卵巢综合征

病历摘要

患者，女，26 岁。以“闭经、多毛伴血糖升高 10 年，血糖控制不佳 1 周”为主诉入院。

患者 10 年前无明显诱因出现闭经，即 16 岁初潮至 18 岁连续 2 年未来月经，伴有多毛、唇上胡须，面部痤疮，颈部黑棘皮，体重增加，于 18 岁时就诊于我院门诊，盆腔超声示多囊卵巢，伴血糖升高（具体值不详），诊断为“多囊卵巢综合征，糖尿病”，予黄体酮、雌激素及二甲双胍治疗，月经来潮，空腹血糖控制在 5 ~ 6mmol/L，餐后血糖 8 ~ 10mmol/L。坚持服药 2 年左右，服药后月经来潮，5 ~ 7 天/月，经量较少，其后自行停药，至今未来月经、未孕、未系统监测血糖。患者 1 周前复查空腹血糖 8.74mmol/L，餐后 2 小时血糖 12.84mmol/L。今为控制血糖及完善闭经原因来诊。

患者病来左眼视物模糊、干涩，无头晕、头痛，无咳嗽、咳痰，无胸闷、气短，无腹痛、腹泻，无尿频、尿急、尿痛，无双下肢麻木，无怕冷，无脱发，饮食及睡眠可，精神及体力可，二便正常。患者末次月经：2012 年（应用黄体酮后）。

【体格检查】 身高 168cm，体重 78kg，BMI 27.63kg/m^2，腰围 100cm，臀围 93cm，WHR 1.0，血压：110 ~ 120/70 ~ 80mmHg，肥胖体型，面部痤疮（图 41 -1），唇上毛发明显增多（图 41 -2），颈部

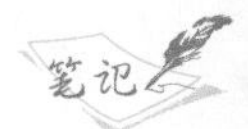

可见黑棘皮症（图 41－3），脐下腹中线处毛发明显增多（图 41－4），阴毛呈男性菱形分布，全身毳毛增多，无紫纹、满月脸、多血质面容，抽血处未见瘀斑，无溢乳。妇科查体：未见阴蒂肥大，阴道通畅，宫颈口轻度糜烂。

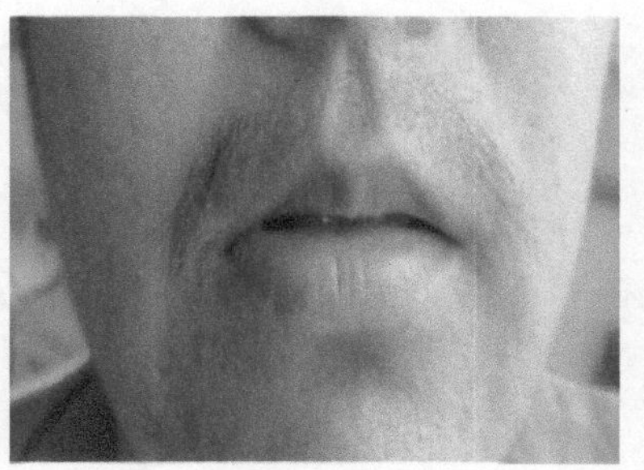

图 41－1　唇上毛发明显增多

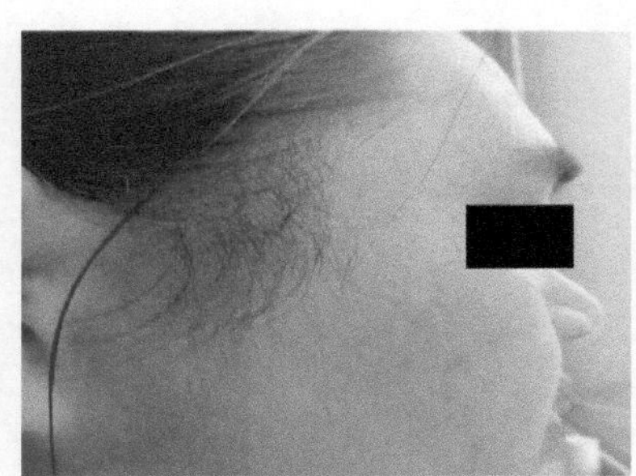

图 41－2　痤疮明显

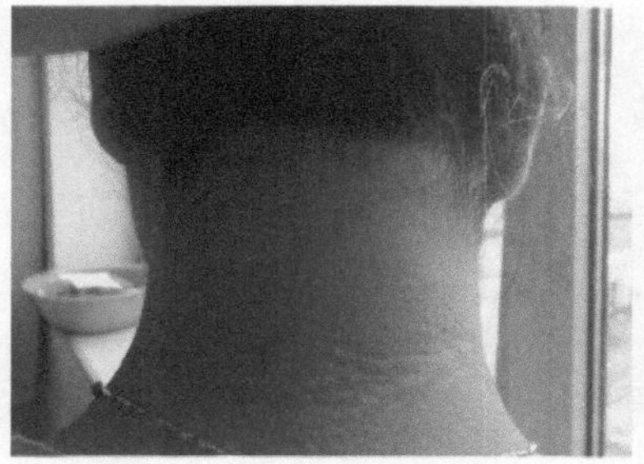

图 41－3　黑棘皮症

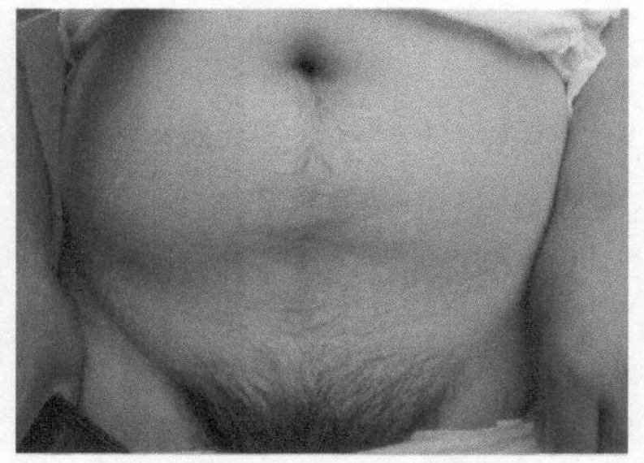

图 41－4　脐下腹中线处毛发明显增多阴毛呈男性菱形分布

【实验室及影像学检查】

（1）OGTT（0～180 分）延长试验（表 41－1）。

表 41－1　OGTT（0～180 分）延长试验

OGTT	0 分	30 分	60 分	120 分	180 分
葡萄糖(mmol/L)	8.09	14.14	17.93	17.22	11.9
胰岛素(mIU/L)	22.64	47.8	75.89	67.13	36.39
C 肽(pmol/L)	807.6	1003.6	2132.6	1980.2	1768.7

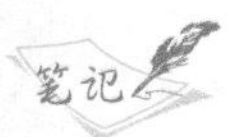

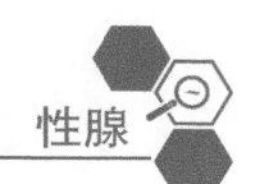

（2）激素测定：LH 6.35mIU/ml，FSH 5.63mIU/ml，GH < 0.15mIU/L，IGF－1 133.58ng/ml，TSH 0.88mIU/L，FT_3 3.44pmol/L，FT_4 14.4pmol/L，PRL 358、464mIU/L（40～530mIU/L），E_2 88.1pmol/L（73.4～110pmol/L），PRG <0.64、0.76nmol/L（0.64～3.2nmol/L），男性激素系系列：AND 18.10、14.8nmol/L（2.09～10.82nmol/L），F－TEST 86.07、25.13pmol/L（0.77～33.03pmol/L），DHAS：正常，TES 1.79nmol/L、1.63nmol/L（0.69～2.15nmol/L），SHBG 11.70、10.6nmol/L（18～114nmol/L），抗苗勒氏激素（AMH）：5.39ng/ml、6.44ng/ml，血离子：血钾：3.87mmol/L，血钠：141.1mmol/L。

（3）24 小时 ACTH－COR 节律（表 41－2）。

表 41－2 24 小时 ACTH－COR 节律

（第一套）	08:00	15:00	24:00
ACTH(pg/ml)	12.85	9.61	47.19
COR(nmol/L)	161.9	252.0	78.77
（第二套）	08:00	15:00	24:00
ACTH(pg/ml)	16.94	6.62	23.37
COR(nmol/L)	179.6	103.2	123.8

（4）小剂量地塞米松抑制试验：抑制率 92.1%（表 41－3）。

表 41－3 小剂量地塞米松抑制试验

时间	7:00	7:15
ACTH(pg/ml)	2.29	1.78
COR(nmol/L)	14.09	14.90

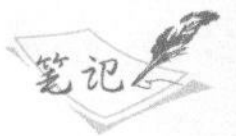

（5）肾素－血管紧张素Ⅱ－醛固酮卧立位试验（表41－4）。

表41－4 肾素－血管紧张素Ⅱ－醛固酮卧立位试验

项目	卧位	立位
PRA(ng/ml)	0.60	1.42
ATⅡ(ng/ml)	43.49	52.51
ALD(ng/ml)	0.11	0.12
ARR 值	18.3	8.45

（6）戈那瑞林兴奋试验（表41－5）。

表41－5 戈那瑞林兴奋试验

项目	－15 分	0 分	15 分	30 分	60 分	90 分	120 分
LH(mIU/ml)	4.42	3.67	19.40	34.20	29.10	22.90	18.30
FSH(mIU/ml)	6.22	5.29	7.58	13.50	15.10	14.30	15.00
E_2(pmol/L)	<73.4	105.0	87.70	73.40	<73.4	<73.4	74.50

（7）阴式超声：双侧卵巢多囊性改变，双侧每个切面卵泡10个以上。肾上腺CT＋增强（图41－5）：未见明显异常。盆腔CT＋增强：卵巢囊性病变，卵巢囊肿可能性大，结合临床。

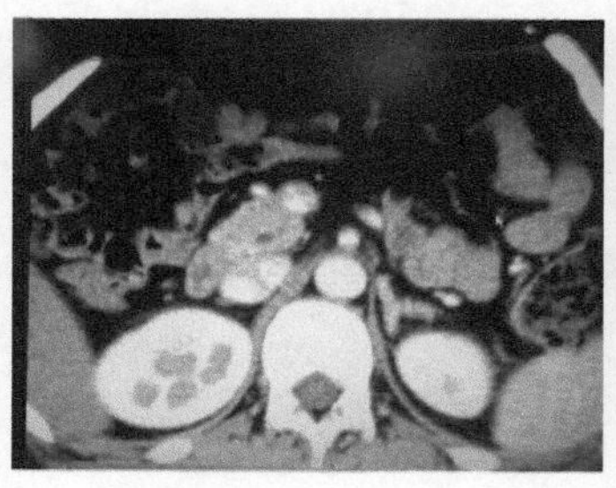
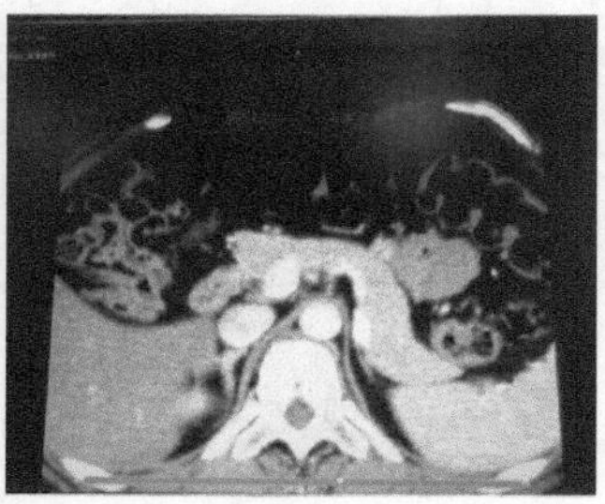

图41－5 肾上腺增强CT

乳腺超声：双乳腺增生，左乳腺乳头后方低回声，有血流（3级）。肝胆脾超声：脂肪肝。心脏彩超：射血分数：57%。骨密度提示：腰椎骨量减少。

【诊断】①继发性闭经、多囊卵巢综合征；②高雄激素血症；

笔记

③2 型糖尿病；④左侧乳腺炎、双侧乳腺增生；⑤腰椎骨量减少。

【治疗方法】①指导患者生活方式干预，运动及控制饮食以减重。②黄体酮 20mg/d 肌内注射，共 3 天，停药 4 天发生撤退性出血后给予达英－35 治疗，调整月经周期并治疗高雄激素血症。③二甲双胍 0.5g 日 3 次口服控制血糖，减少胰岛素抵抗，3 个月后复查胰岛功能。④针对骨量减少给予碳酸钙 D_3 颗粒 500mg 日 1 次口服，定期复查骨密度及血钙。

病例分析

多囊卵巢综合征（polycystic ovarian syndrome，PCOS）是常见的妇科内分泌疾病，临床表现为月经稀发、痤疮、多毛、肥胖、不孕等。此外，PCOS 患者发生 2 型糖尿病、代谢综合征、血脂异常、高血压及子宫内膜癌等疾病的风险增加，严重危害了广大女性的身心健康和生存质量。PCOS 确切发病机制尚不清楚，可能与遗传、环境、心理因素等密切相关。目前认为，对 PCOS 的诊断应从青春期开始。

PCOS 诊断标准：①稀发排卵或无排卵；②高雄激素的临床表现和（或）高雄激素血症；③卵巢多囊性改变：一侧或双侧卵巢直径 2～9mm 的卵泡≥12 个和（或）卵巢体积≥10ml；④上述 3 条中符合 2 条，并排除其他高雄激素病因：先天性肾上腺皮质增生、库欣综合征、分泌雄激素的肿瘤、泌乳素瘤等。

排除标准是诊断的必须条件：①如泌乳素水平升高明显，应排除垂体瘤。PCOS 可导致 20%～35% 患者泌乳素轻度升高；②如高雄激素血症或明显的高雄激素临床表现，应排除非典型肾上腺皮质增生（NCAH）（由于 21－羟化化酶缺乏，测定 17－羟孕酮水平）、

库欣综合征、分泌雄激素的卵巢肿瘤等。

结合以上诊断标准，本患者初潮后未来月经；多毛、痤疮等高雄激素临床表现明显，F－T 及 AND 升高，FSH 和 E_2 水平正常；超声示多囊卵巢，满足 PCOS 诊断标准。

是否为卵巢早衰？患者虽有闭经，戈那瑞林兴奋实验提示：LH 呈过度活跃反应，FSH 呈正常反应，提示病变在卵巢，但抗苗勒氏激素（AMH）：5.39ng/ml、6.44ng/ml 为正常上限。AMH 来自于女性的原始生殖细胞，随年龄增长而下降，绝经后储备为零，因此 AMH 是检测卵子存量储备的指标。AMH 正常值为 2～7ng/ml，低于 2 提示卵巢低反应，小于 0.7 提示卵子储备不足，大于 7 提示多囊卵巢综合征可能性大。本例患者 AMH 正常上限，

是否为皮质醇增多症？患者虽有多毛、痤疮、闭经，BMI 27.63kg/m^2；无向心性肥胖、满月脸、多血质、水牛背、皮肤；无高血压、低血钾；虽然皮质醇节律紊乱，但未见皮质醇增多，且被小剂量地塞米松抑制试验（抑制率 $>50\%$），结合影像学检查，不支持皮质醇增多症。

是否为卵巢男性化？患者虽有男性体征，雄激素升高，但未见阴蒂肥大，阴式超声、盆腔 CT＋增强未见占位性病变及单侧卵巢肿大，不支持卵巢男性化肿瘤。

是否为先天性肾上腺皮质增生症？患者多毛、闭经，肾上腺 CT＋增强双侧肾上腺增粗（影像科回报未见异常），血压正常、无低血钠、高血钾、无孕酮增多，无 ACTH 升高及 COR 降低，不支持先天性肾上腺皮质增生症。

对于 PCOS 治疗，无论国外指南还是国内专家共识均提倡 PCOS 患者无论是否有生育要求，首先均应进行生活方式调整，戒烟、戒酒、减轻体重至正常范围等基础治疗，从而减轻月经紊乱、多毛、

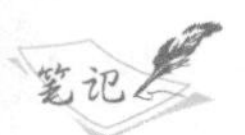

痤疮等症状，改善胰岛素抵抗。PCOS 患者的治疗从近期而言，促使有生育要求患者排卵以达到正常妊娠；无生育要求患者达到月经周期、治疗多毛和痤疮、控制体重，从而阻止 PCOS 长期发展的不良后果，如糖尿病、高血压、高血脂和心血管疾病、子宫内膜癌等。

病例点评

多囊卵巢综合征累及 5%～10% 的育龄妇女（中国尚无确切患病率报道），占无排卵性不孕症患者的 30%～60%。目前，我国尚缺少全国性、大样本、多中心的研究结果。因 PCOS 病因尚不明确及临床异质性，其诊断标准与治疗方案仍是临床工作的重点与难点。

2013 年美国内分泌学会（The Endocrine Society，TES）颁布了 PCOS 的诊疗指南，以进一步扩大共识，规范操作。该指南以循证医学为基础，用 GRADE 系统明确了证据质量和推荐强度，从诊断标准、合并的其他临床问题及治疗策略三个方面提出建议。2011 年，在中国卫生部的支持下，中华医学会妇科内分泌学组基于中国人群，并广泛征求全国范围内各省市临床工作者的意见，通过大样本资料的研究，制定了中国“多囊卵巢综合征诊断标准”。我们可以通过对国内外各诊治指南的学习，了解各诊疗标准及推荐治疗的异同、优缺点及适用人群，再结合本病例，进一步加强对 PCOS 的认识及提高规范化诊疗的水平。

参考文献

1. 杨昱，刘超．2013 年美国内分泌学会多囊卵巢综合征诊疗指南解读．中华内分泌代谢杂志，2014，30（2）：89－92.

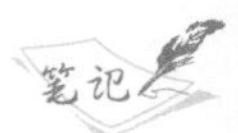

2. 谷伟军．多囊卵巢综合征的诊断和治疗国内外指南解读．药品评价，2016，13（3）：5－8.

3. Legro RS，Arslanian SA，Ehrmann DA，et al. Diagnosis and treatment of polycystic ovary syndrome：an Endocrine Society clinical practice guideline. J Clin Endocrinol Metab，2013，98（12）：4565－4592.

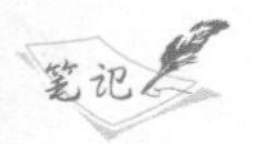

糖代谢相关疾病

042 暴发性1型糖尿病

病历摘要

患者，女，26岁。2009年6月23日入院。主诉：口渴多饮23天，妊娠27周+5天引产术后20天。

患者妊娠27周时无诱因出现明显口渴、多饮，日饮水3000～4000ml，多尿，伴尿急、尿频，心悸、乏力，次日出现呕吐，并有阴道见红，遂到当地医院就诊，测定指尖末梢血糖32mmol/L，尿酮体(3+)。同时胎儿胎心异常，患者有异常宫缩。当时给予保胎

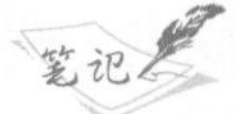

治疗并立即转往上级医院，测静脉随机血糖 39mmol/L，立即给予补液及静脉胰岛素治疗。第 3 日因胎死宫内行引产术。术后一直应用胰岛素控制血糖，但血糖波动大，经常有夜间低血糖发生，为进一步诊治来我院。患者病来无畏寒、发热，无咽痛，无咳嗽、咳痰，无腹痛、腹泻，无尿痛或血尿，无四肢关节疼痛，无皮疹，饮食和精神尚可，大便无异常。

【既往史及家族史】妊娠前无血糖异常史，否认糖尿病家族史。

【体格检查】T 36.6℃，P 78 次/分，R 18 次/分，BP 100/70mmHg，BMI 26.17kg/m^2，WHR 0.82。神情语明，精神不振，呼吸平稳，口唇无发绀，颜面及眼睑无浮肿，双甲状腺Ⅰ度大，质软，无压痛。双肺呼吸音清，心率 78 次/分，律齐，腹软无压痛，肝脾肋下未触及，双下肢无浮肿，双足背动脉搏动良好，病理征阴性。

【实验室及影像学检查】

（1）2009 年 6 月 3 日（初诊时）随机指尖血糖 32mmol/L，尿酮体(+++)。2009 年 6 月 5 日（当地中心医院）静脉血糖 39mmol/L，血酮 3.1mmol/L，血钾 4.45mmol/L，血钠 139.2mmol/L，血氯 105.5mmol/L，CO_2CP 7.6mmol/L。血常规：WBC 23.61 × 10^9/L，N 82.84%。尿常规：尿糖(4+)、尿酮体(3+)。HbA1c 5.7%。血清胰岛素水平（0~120 分）均 <1mIU/ml（8.50~22.70mIU/ml）。

（2）2009 年 6 月 24 日我院检查：糖尿病相关抗体：IAA(-)，GAD(-)，HbA1c 7.1%，血清脂肪酶 76mIU/ml(13.00~60.00mIU/ml)，血清淀粉酶 44mIU/ml（参考值：28.00~100.00mIU/ml），尿淀粉酶 180mIU/ml（16.00~491.00mIU/ml）。血常规：WBC 5.54 × 10^9/L，L 48%，N 46.5%。尿常规：Pro(+)、BLD(2+)、尿糖(-)、尿酮体(-)。血离子、肝功能、肾功能、血尿酸均正常。

笔记

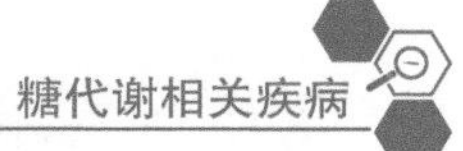

（3）馒头餐及胰岛功能试验（表42－1）。

表42－1　馒头餐及胰岛功能试验

指标	0分	30分	60分	120分	180分
血糖(mmol/L)	24.96	19.81	25.15	32.18	35.36
胰岛素(mIu/ml)(2.60～11.10)	3.03	5.07	6.01	6.06	6.14
C－肽(Pmol/L)(260.00～629.00)	0.00	0.00	0.00	0.00	0.00

（4）胰腺彩超：未见异常。

【诊断】暴发性1型糖尿病。

【治疗方案】①一般治疗：制定饮食和运动方案；②降糖方案：甘精胰岛素9U睡前皮下注射，诺和锐早5U，晚4U，餐前皮下注射；拜唐苹50mg午餐中嚼服。③随诊：出院后3个月复查胰岛功能，HbA1c。

病例分析

暴发性1型糖尿病（fulminant type 1 diabetes mellitus，FT1DM）是2000年由日本学者Imagawa等提出的1型糖尿病的新亚型。FT1DM起病急骤凶险，酮症酸中毒程度较重，胰岛在短期内被彻底破坏，很难恢复。伴胰酶等升高。如未及时诊断和治疗，常导致患者在短期内死亡。

FT1DM多见于东亚人群。Imagawa等发现以酮症或酮症酸中毒起病的日本1型糖尿病中，FT1DM患者约占20%。随着对该病认识的提高，识别并诊断的患者逐渐增加。FT1DM的发病率男女相似，任何年龄均可发病，妊娠妇女发病率较高，常在妊娠中晚期或

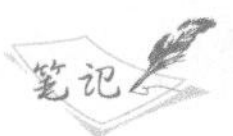

分娩后 3 个月发病，胎儿预后差。Imagawa 等的研究发现几乎所有妊娠期发病的 1 型糖尿病均属于 FT1DM。因为 FT1DM 易发生在妊娠妇女，所以，有学者按与妊娠的相关性分为妊娠相关性 FT1DM（PFT1DM）和非妊娠相关性 FT1DM（NFT1DM）。

FT1DM 确切的发病机制不清。与经典 1 型糖尿病发病相关的 *HLA* 基因与 FT1DM 相关性结论不一。最初报道 FT1DM 患者缺乏 1 型糖尿病相关自身抗体，并作为 FT1DM 的一个特征，但是，后续研究发现 FT1DM 患者谷氨酸脱羧酶抗体（glutamic acid decarboxylase antibody，GADA）也可以阳性。Imagawa 等对 FT1DM 患者尸检发现胰岛存在淋巴细胞和其他免疫细胞浸润的胰岛炎，提示 FT1DM 可能与自身免疫相关。FT1DM 起病常与感染有关，一些患者体内可检测到多种病毒抗体，如柯萨奇病毒抗体等，这些病毒感染是否与 FT1DM 发病相关有待明确。

FT1DM 起病急，往往伴有明显的糖尿病三多一少症状，起病前两周内多有前驱感染症状，如发热、咽痛、咳嗽、恶心、呕吐、腹痛等，病情进展迅速，1 周内发展为酮症酸中毒。实验室检查的特点是血浆葡萄糖水平明显升高，随机血糖一般超过 30mmol/L，然而 HbA1c 一般小于 8.5% 。几乎所有患者出现血清胰酶不同程度升高（胰淀粉酶、弹性蛋白酶、脂肪酶等），但胰腺超声无异常。肝酶、肌酶可能升高，有些患者甚至发生严重的横纹肌溶解和急性肾衰竭。血清 C 肽水平显著降低，甚至检测不出，提示胰岛 β 细胞几乎丧失。胰岛自身抗体包括 GADA、蛋白酪氨酸磷酸酶 2 抗体（insulinoma－associated 2 molecule antibody，IA－2A）、胰岛素自身抗体（insulin autoantibody，IAA）等常为阴性，但亦有少数患者为阳性。

FT1DM 诊断目前国际上多采用日本学者 Imagawa 提出的诊断标准，中华医学会糖尿病学分会《中国 1 型糖尿病诊治指南》也推荐

笔记

采用此标准：①高血糖症状1周内出现酮症或酮症酸中毒；②血清空腹C肽＜100pmoL/L和餐后2h C肽＜170pmol/L；③初诊首次血糖＞16mmol/L和HbAlc＜8.5%。以上三条需同时具备方能诊断。

1型糖尿病以胰岛β细胞破坏而导致胰岛素绝对缺乏为特征，可分为免疫介导性和特发性两个类型。免疫介导的1型糖尿病患者，血清中可以检测到免疫标志，包括抗胰岛细胞自身抗体（anti－islet cell autoantibody，ICA）、GADA、IA－2A、IAA、锌转运蛋白8抗体（Zinc transporter 8 antibody，ZnT8－Ab）等，其中以GADA的敏感性最高。而自身抗体阴性者则被归为特发性1型糖尿病。与经典的1型糖尿病相比，FT1DM平均发病年龄、起病时平均体质指数（BMI）、血糖水平更高，空腹及餐后C肽水平更低、胰岛素使用剂量更大、代谢紊乱更为严重、发生糖尿病相关并发症的风险更高。

患者一旦疑诊为FT1DM，必须按照1型糖尿病酮症酸中毒治疗原则积极治疗。随着酮症酸中毒的好转，胰酶一般2～3周能恢复正常。患者胰岛功能难以恢复，必须终身依赖胰岛素治疗。

病例点评

本例患者在2009年住院明确诊断，是我国较早诊断的妊娠期发病典型的FT1DM病例。通过该典型病例的学习，有益于指导临床医师在1型糖尿病中早期识别出这种病情凶险、预后不良的FT1DM，提高警觉，采取更为积极的治疗、抢救措施，改善患者的预后。FT1DM患者虽胰酶水平升高，但无需给予胰腺炎的相关治疗。妊娠期FT1DM不但自身危害大，而且死胎率高。高血糖时间短、发生酮症酸中毒后能及时救治、及时行剖宫产术可能是挽救胎儿生命的关键。

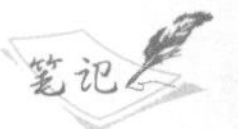

参考文献

1. Imagawa A, Hanafusa T, Awata T, et al. Report of the Committee of the Japan Diabetes Society on the Research of Fulminant and Acute - onset Type 1 Diabetes Mellitus: New diagnostic criteria of fulminant type 1 diabetes mellitus (2012). J Diabetes Investig, 2012, 3 (6): 536 - 539.

043 线粒体性糖尿病

病历摘要

患者，女，45 岁。以“口渴、多饮、多尿 14 年，血糖控制不佳 4 个月”为主诉入院。

患者于 14 年前无明显诱因出现口渴、多饮、多尿伴乏力，于我科门诊就诊，测空腹血糖 23mmol/L，餐后不详，诊断为“2 型糖尿病”，给予格华止、拜唐苹、诺和灵 30R 联合降糖，空腹血糖控制在 5 ~ 8mmol/L。2 年前因发现血压升高伴低血钾再次于我科就诊，诊断为“左侧肾上腺占位（原发性醛固酮增多症可能性大）、2 型糖尿病伴多个并发症、糖尿病性周围神经病变、糖尿病性视网膜病变、自身免疫性甲状腺病（甲功正常期）、腔隙性脑梗死、冠心病（无症状性心肌缺血）”，给予拜唐苹、格华止降糖，空腹血糖控制在 8 ~ 9mmol/L，后于泌尿外科行手术治疗，术后患者血压、血钾均恢复正常。近 4 个月血糖控制不佳，空腹血糖为 9 ~ 11mmol/L，餐后血糖 14 ~ 16mmol/L，乏力加重，视物模糊，期间降糖方案为拜唐苹 50mg 日 3 次口服、格华止 0.5g 日 3 次口服。为求系统诊治

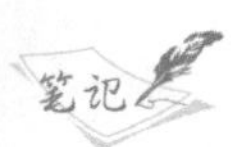

入我科。患者病来无发热或头痛，近1个月头晕，无咳嗽、咳痰，无胸闷、胸痛，无气短及呼吸困难，无恶心、呕吐，无腹痛、腹泻，无尿频、尿急、尿痛，无明显肢体麻木或刺痛，无间歇性跛行，精神状态及睡眠可，饮食及二便如常，近半年体重无明显变化。

【既往史】其妹妹患有甲状腺癌，父母均患有糖尿病。

【体格检查】T 36.3℃，P 92次/分，R 18次/分，BP 160/95mmHg。身高168cm，体重83kg，BMI 29.4kg/m^2，神清语明，查体合作，发育正常，营养中等，无满月脸或多血质貌，无颜面潮红及深大呼吸，齿龈无色素沉着，牙齿排列不齐，口鼻略增厚。双侧甲状腺Ⅰ度肿大，无压痛，颈部可见轻度假性黑棘皮。腋毛稀少，双侧乳房无溢乳，无乳晕变黑。双肺呼吸音清，心律规整，腹部皮肤无紫纹，无胡须或腹部毳毛增多，皮肤无变薄，腹软，无压痛，阴毛呈女性分布。双下肢无明显浮肿，双足背动脉搏动可，四肢活动正常，生理反射存在，病理反射未引出。

【实验室及影像学检查】糖化血红蛋白8.00%，尿糖3+，LDL-c 3.87mmol/L，尿酸375μmol/L，血FT_3、FT_4、TSH正常，TPOAb 58.76IU/ml，TgAb 7.29IU/ml，泌乳素770mIU/L，而血常规、便常规、凝血、肝肾功能、钾钠氯、心肌酶谱、生长激素、IGF-Ⅰ等未见明显异常。下肢动脉彩超：左侧下肢动脉未见异常。右侧下肢动脉粥样硬化样改变，右侧下肢动脉血流速度正常范围。颈动脉彩超：左侧颈动脉未见异常。右侧颈动脉粥样硬化样改变，右侧颈动脉血流速度正常范围。心脏彩超：左室心肌肥厚，左心略大，静息状态下左室整体收缩功能正常。骨密度：腰椎、髋关节骨密度正常。胸部CT：双肺少许陈旧性病变。泌尿系彩超：双肾上腺区未见明显占位性所见，双肾钙化灶，双肾动脉未见明显狭窄

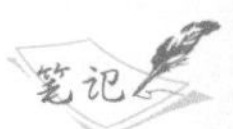

样超声改变，残尿量约14ml。甲状腺彩超：甲状腺回声欠均匀，甲状腺多发结节伴彗尾样微钙化，左叶下极结节伴不典型微钙化，纵横比 >1（TI - RADS4a 级），右颈部淋巴结显示，左颈部淋巴结肿大，超声结构正常。肝胆脾胰彩超：脂肪肝超声所见，胆囊壁增厚。颅脑 CT：脑内小缺血灶，腔梗灶。垂体 MRI 平扫 + 增强：垂体瘤左侧异常信号，微腺瘤可能大。纯音听阈测定：高频听力下降。

（1）入院后胰岛功能测定如下（表 43 - 1）。

表 43 - 1　入院后胰岛功能测定

	0 分	30 分	60 分	120 分	180 分
葡萄糖（mmol/L）	12.65	21.4	25.99	22.87	15.64
C 肽（pmol/L）	1853.2	1963.1	2907.9	3799.4	2802.3
血清胰岛素（mIU/L）	19.47	29.09	51.13	75.01	39.88

（2）血气分析 + 乳酸测定：①应用二甲双胍时：动脉血酸碱度 pH 7.380，动脉血二氧化碳分压 pCO_2(a) 40.3mmHg，动脉氧分压 pCO_2(a) 90.2mmHg，实际碱剩余 cBase(B) -1.2mmol/L，乳酸浓度 2.50mmol/L；②停用二甲双胍后：动脉血酸碱度 pH 7.394，动脉血二氧化碳分压 pCO_2(a) 30.2mmHg，动脉氧分压 pCO_2(a) 85mmHg，实际碱剩余 cBase(B) -0.8mmol/L，乳酸浓度 1.30mmol/L。

（3）胃复安兴奋试验（表 43 - 2）。

表 43 - 2　胃复安兴奋试验

	0 分	30 分	60 分	120 分	180 分
PRL(mIU/L)	560	1023	1213	977	778

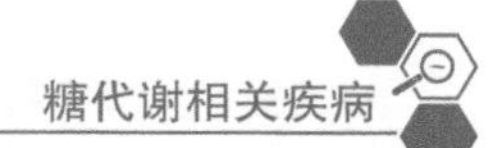

【基因检测】

（1）患者的 *Menin* 基因检测结果（表 43 －3）。

表 43 －3　患者的 *Menin* 基因检测结果

中文名	多发性内分泌肿瘤综合征 I 型					
英文名	multiple endocrine neoplasia － I					
遗传方式	常染色体显性遗传					
检测结果						
检测基因	*MEN1*（NM_130802）					
可疑变异	变异位置	核苷酸变化	氨基酸变化	RS － ID	Hom/Het*	参考文献
	无	—	—	—	—	—

* Hom：纯合突变；Het：杂合突变

（2）患者本人的线粒体基因检测：突变为 T16189C（表 43 －4）。

表 43 －4　线粒体基因检测结果

中文名	线粒体糖尿病
英文名	mitochondrial diabetes
遗传方式	母系遗传
检测结果	
检测基因	*Mitochondrion*（NC_012920. 1）
可疑变异	*T16189C*
测序峰图	*T16189C* 341　351 C A C A T C A A A A C C C C C T C C C C 400　410 C A C A T C A A C C C C C C C C C C C C

（3）患者妹妹的线粒体基因检测报告：突变为 *T16189C*（表 43 －5）。

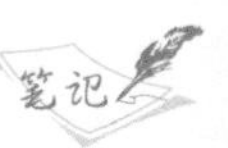

表 43－5　患者妹妹的线粒体基因检测报告

中文名	线粒体糖尿病
英文名	mitochondrial diabetes
遗传方式	母系遗传
检测基因	*Mitochondrion*(NC_012920.1)
变异位点	*T16198C*
测序峰图	*T16198C* 344　354 ACATCAAAACCCCCTCCCCA 390　399 ACATCA-ACCCCCCCCCCCC

（4）患者姐姐的线粒体基因检测报告：突变为 T16189C（表 43－6）。

表 43－6　患者姐姐的线粒体基因检测报告

中文名	线粒体糖尿病
英文名	mitochondrial diabetes
遗传方式	母系遗传
检测基因	*Mitochondrion*(NC_012920.1)
变异位点	*T16198C*
测序峰图	*T16198C* 341　351 CACATCAAAACCCCCTCCCC 400　410 CACATCAACCCCCCCCCCCC

【诊断】2 型糖尿病合并线粒体糖尿病；高泌乳素血症（垂体微腺瘤可能性大）；自身免疫性甲状腺病（甲功正常期）；甲状腺结节（性质待定）；糖尿病伴高血压（以原发性高血压为主，3 级，

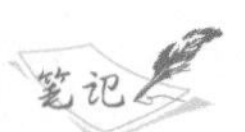

很高危）；血脂异常（高低密度脂蛋白胆固醇血症）；冠心病（无症状性心肌缺血）；缺血性脑血管病；右下肢动脉粥样硬化症；右颈动脉粥样硬化症；肥胖症；脂肪肝；双乳重度增生；高乳酸血症；左肾上腺及皮质腺瘤切除术后（原发性醛固酮增多症）。

【治疗方法】 予患者饮食、运动控制血糖，同时将原来的降糖方案调整为拜糖平 100mg 日 3 次，亚莫利 1mg 早晚餐前各 1 次口服，达格列净 10mg 早餐前口服。患者出院时血糖空腹 7. 7mmol/L，早餐后 8. 5mmol/L，午餐后 7. 4mmol/L，晚餐后 10. 9mmol/L。针对高血压，行美卡素 80mg 日 1 次口服，络活喜片 7. 5mg 日 1 次口服。针对高泌乳素血症，加用溴隐亭 1. 25mg 睡前 1 次服，同时进行立普妥和阿司匹林等降脂、抗血小板聚集等对症治疗。

病例分析

线粒体糖尿病（mitochondrial diabetes mellitus，MDM）作为一种特殊类型糖尿病之一，目前已开始越来越受到关注。它是由于线粒体 DNA（mitochondrial DNA，mtDNA）基因缺陷所导致遗传缺陷性糖尿病。目前它被分类在遗传因素所致胰岛 β 细胞功能缺陷所致的糖尿病亚类中。经典的 MDM 表现为进行性胰岛 β 细胞分泌功能缺陷，可伴有神经、肌肉等多系统损害、高乳酸血症和母系家族遗传。作为线粒体遗传病，它具有两方面特点：①母系遗传：通常只有女性患者可将致病基因传递给后代，而后代无论男女均可发病，而患病男性通常不能向下传递致病突变；②量效现象：临床症状的严重程度与发生突变的线粒体 DNA 数量有关，存在阈值效应。由于线粒体基因直接暴露于氧化磷酸化过程所产生的自由基中，缺乏组蛋白保护，修复酶相对不足，故线粒体 DNA 比核 DNA 更容易受

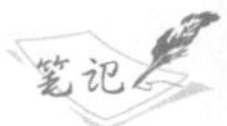

到损伤，继而发生基因突变，其突变率比核 DNA 高 10～20 倍。早在 1992 年，van den Ouweland 等就发现了一个母系遗传、合并有糖尿病和耳聋的家系，其存在 mtDNA3243 A→G 的杂合性突变。此后，线粒体糖尿病作为 2 型糖尿病的一种特殊类型，受到越来越多的关注。迄今为止，共发现了 67 处与线粒体糖尿病相关的突变位点，tRNALeu（UU R）基因 NT3243 A→G 点突变仍是目前国际上惟一公认的线粒体糖尿病致病点突变，也是国内外报道最多、发病率较高的单基因糖尿病突变位点。在有糖尿病家族史、发病早（≤45 岁）、体型非肥胖、口服降糖药失效的糖尿病人群中筛查，患病率达 2.5%～11.1%，表现为母系遗传且多伴神经性耳聋（发生率 60%～100%）。

此外，在 2001 年纪立农等研究发现 2 型糖尿病患者中 *T16189C* 基因突变率比正常对照组高 20%，其中母亲有糖尿病的患者 *T16189C* 基因突变率比母亲无糖尿病患者高 27%。表明 2 型糖尿病患者，尤其是母亲患有糖尿病时，存在 *T16189C* 基因突变的可能性明显增加。该研究同时发现，*T16189C* 基因突变导致胰岛素分泌水平升高，胰岛素抵抗明显增加。表明 2 型糖尿病合并该线粒体基因突变后可能促使胰岛素抵抗，而导致降糖治疗更加困难，这在本例患者的诊治中也得到证实。而且本例患者的特殊之处在于：①其父亲也患有糖尿病；②患者本身肥胖、胰岛功能以胰岛素抵抗而非分泌不足为主；③同时存在高频听力下降及母亲患有糖尿病；④其亲姐妹三人均具有相同的线粒体基因突变位点。提示其糖尿病的发生可能是 2 型糖尿病合并线粒体基因突变共同作用的结果，并推测这样的患者在临床上可能并不少见。因此，当糖尿病患者存在母系遗传，尤其合并脑病、肌病、高乳酸血症或神经性耳聋等以上疾病的一个或多个特征时，应考虑存在线粒体基因突变所致糖尿病的可

笔记

能，并进行相关基因检测进一步明确诊断，而且不能仅筛查经典的突变位点 NT3243。

线粒体基因突变不仅与糖尿病关系密切，很多研究表明其与肿瘤的发生也有显著相关性。Kumar B 等发现 *T16189C* 多态性与直肠癌的风险显著相关（优势比 =5.213，P =0.001）。Tipirisetti NR 等发现 310′C′插入（P =0.018），*T16189C*（P =0.0019）变体和 310′C′ins/16189C（P =0.00019）单倍型的频率在肿瘤病例中的存在显著高于对照。

目前线粒体糖尿病治疗方法包括：①饮食及运动：线粒体糖尿病患者一般体型偏瘦伴能量合成不足，不宜严格限制饮食，以免造成营养不良及加重病情。由于线粒体基因缺陷，肌肉细胞合成 ATP 减少，葡萄糖有氧氧化不足，无氧氧化增加，乳酸合成增加，容易发生肌肉乳酸堆积，甚至导致乳酸酸中毒，故不宜剧烈运动；②降糖药物治疗：线粒体糖尿病治疗的选择应因人而异，大多数线粒体糖尿病患者在诊断时不需要胰岛素治疗，可应用磺脲类及非磺脲类促泌剂药物控制血糖，应尽量避免二甲双胍类药物治疗。因为二甲双胍通过抑制线粒体甘油磷酸脱氢酶抑制糖异生，可能导致乳酸酸中毒。餐后血糖控制未达标的患者可适当加用糖苷酶抑制剂。由于其并发症发生早，胰岛功能衰退快，若口服药物控制不佳时，应早期应用胰岛素治疗；③辅酶 Q10 治疗：辅酶 Q10 是呼吸链的载体，还原后又成为抗氧化剂，可能防止自由基对线粒体膜蛋白及 DNA 的氧化损害。Suzuki 等用辅酶 Q10（150mg/d）治疗 28 例携有 *3243A－G* 突变的线粒体糖尿病患者 3 年后发现，患者 β 细胞分泌胰岛素的能力明显提高、运动后乳酸水平减轻并且听力得到改善。但是目前尚缺乏辅酶 Q10 临床试验的循证医学证据证实其对线粒体糖尿病的疗效；④基因治疗：基因治疗是治疗线粒体糖尿病的根

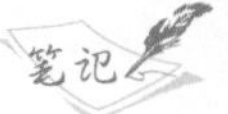

本，目前进行的探讨性研究已取得了一定的成功，方法包括修补线粒体的功能缺陷等，但要应用于临床尚需完成大量的研究工作。

病例点评

目前在2型糖尿病的患病率非常高，是临床上每天需要面对的患者。而无论2型糖尿病还是线粒体糖尿病均可存在家族史，并且二甲双胍已被国内外指南普遍推荐为一线治疗药物，因此，大量的2型糖尿病患者中鉴别出线粒体糖尿病患者，以避免二甲双胍治疗后所带来的高乳酸血症。由于线粒体基因突变种类多，临床表现不一，因此在重视病史和临床表现中疑点采集时，不能仅关注那些体型消瘦、胰岛功能不佳者，及时进行线粒体基因检测才不会漏诊。

参考文献

1. Douglas C, Wallace, Dimitra, et al. Mitochondrial DNA genetics and the heteroplasmy conundrum in evolution and disease. Cold Spring Harbor perspectives in biology, 2013, 5 (11): a021220.

2. van den Ouweland JM, Lemkes HH, Ruitenbeek W, et al. Mutation in mitochondrial tRNA (Leu)(UUR) gene in a large pedigree with maternally transmitted type II diabetes mellitus and deafness. Nat Genet. 1992, 1 (5): 368 – 71.

3. 刘月，管敏鑫，陈烨，等. 线粒体基因突变相关的糖尿病研究进展. 基因组学与应用生物学，2017：4569.

4. 纪立农，高蕾莉，韩学尧. 线粒体 16189T→C 变异与2型糖尿病遗传易感性的相关性研究. 中华医学杂志，2001，81 (12)：711 – 714.

5. Ebner S1, Lang R, Mueller EE, et al. Mitochondrial haplogroups, control region polymorphisms and malignant melanoma: a study in middle European Caucasians. PLoS One, 2011, 6 (12): e27192.

6. Bhupender, Kumar, Zafar Iqbal, et al. Association of mitochondrial copy number

笔记

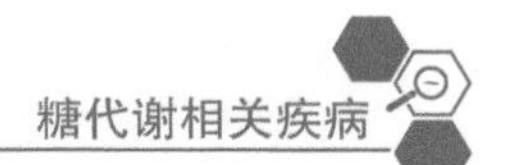

variation and T16189C polymorphism with colorectal cancer in North Indian population. Tumour biology: the journal of the International Society for Oncodevelopmental Biology and Medicine, 2017, 39 (11): 1010428317740296.

7. Tipirisetti NR, Govatati S, Pullari P, et al. Mitochondrial control region alterations and breast cancer risk: a study in South Indian population. PLoS One, 2014, 9 (1): e85363.
8. Parikh S, Goldstein A, Karaa A, Patient care standards for primary mitochondrial disease: a consensus statement from the Mitochondrial Medicine Society. Genet Med. 2017, 19 (12).
9. Madiraju AK Erion DM Rahimi Y et al. Metformin suppresses gluconeogenesis by inhibiting mitochondrial glycerophosphate dehydrogenase. Nature. 2014: 542 – 546.
10. Anila K, Madiraju, Derek M, et al. Metformin suppresses gluconeogenesis by inhibiting mitochondrial glycerophosphate dehydrogenase. Nature, 2014, 510 (7506): 542 – 546.
11. Suzuki S, Hinokio Y, Ohtomo M, et al. The effects of coenzyme Q10 treatment on maternally inherited diabetes mellitus and deafnessand mitochondrial DNA 3243 (AtoG) mutation. Diabetologia, 1998, 41 (5): 584 – 588.

044 胰岛细胞瘤

病历摘要

患者，女，52岁。主诉：心慌、乏力2年余，一过性晕厥1个月。

【现病史】 患者于2年前无明显诱因出现心慌、乏力、大汗，多伴饥饿感，进食后可缓解。曾就诊于中国医科大学附属盛京医

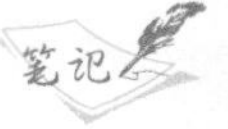

院，测静脉空腹血糖 3.13mmol/L，未进一步诊治。之后上述症状间断发作，1 个月前患者因进食少出现一过性晕厥，伴抽动，无大小便失禁，于当地医院急诊，完善静脉血糖 2.2mmol/L，给予葡萄糖静推后意识恢复，好转后出院。之后于当地医院门诊复查，空腹血糖 4.9mmol/L，胰岛素 29.34mIU/L（9.93～124.9mIU/L），餐后 2 小时血糖 10.44mmol/L，胰岛素 66.54mIU/L，糖化血红蛋白 4.6%；胰腺 MRI 示胰腺未见异常。患者仍间断发生低血糖，自测末梢血糖最低 2.7mmol/L，今为求进一步诊治入我院。患者病来无头晕、头痛，无视物模糊，无间歇性跛行，无尿频、尿急、尿痛，无腹痛、腹泻。饮食睡眠可，大小便正常，近期体重增加 5kg，精神状态一般。

【既往史】 高血压病史半年，最高血压 160/90mmHg，自服中药（具体不详）降压，目前血压 143/80mmHg。

【体格检查】 身高 166cm，体重 82kg，BMI 29.7kg/m^2。神清语明，查体合作。无颜面潮红及深大呼吸，全身皮肤黏膜无黄染及出血点，颈软，甲状腺无肿大，无颈静脉怒张。心肺腹查体无明显异常。双下肢无水肿，双足背动脉搏动可。

【实验室及影像学检查】

（1）延长 OGTT－OGIRT－OCCPRT 试验（表 44－1）。

表 44－1　延长 OGTT－OGIRT－OCCPRT 试验

	0 分	30 分	60 分	120 分	180 分	240 分	300 分
葡萄糖（mmol/L）	4.59	9.58	11.58	12.95	7.41	3.58	1.95
胰岛素测定（mIU/L）	15.76	53.77	60.86	68.49	46.60	34.53	27.71
C 肽（pmol/L）	957.60	1801.4	2266.4	3098.4	2297.2	1760.5	1598.2

笔记

（2）低血糖时完善静脉血糖、胰岛素、胰岛素原，结果如下（表44－2）。

表44－2　低血糖时完善静脉血糖、胰岛素、胰岛素原结果

GLU（mmol/L）	2.17	2.30	2.41	1.9	2.0
CPS（pmol/L）	1456.30	1416.7	1621.8	1691.5	1802.3
IRI（mIU/L）	29.94	34.99	42.51	49.83	43.74
胰岛素原（pg/ml）	2474.94	2584.2	3047.4	3257.5	3392.5
胰岛素释放指数	0.77	0.85	0.98	1.46	1.22
胰岛素自身抗体（IAA）（IU/ml）	4.58（0.41～20.00）				
GAD（IU/ml）	6.08IU/ml（0.00～17.00IU/ml）				

（3）PRL值见表44－3。

表44－3　PRL值结果

	7:00	7:30	8:00
PRL(mIU/L)	746.0	683.0	649.0

注：PRL参考值范围为40～530mIU/L。

（4）胃复安兴奋试验（表44－4）。

表44－4　胃复安兴奋试验

	0分	30分	60分	120分	180分
PRL(mIU/L)	1109.0	>3180	>3180	>3180	3159.0

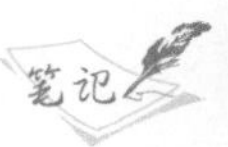

（5）溴隐亭抑制试验（表44－5）。

表44－5 溴隐亭抑制试验

	0分	30分	60分	120分	180分	300分
PRL(mIU/L)	1308.0	594.0	299.0	205.0	152.0	133.0

（6）皮质醇节律（44－6）。

表44－6 皮质醇节律（2套）

	08:00	15:00	24:00
ACTH(pg/ml)	5.13/9.27	10.41/1.0	4.61/5.78
COR(nmol/L)	274.8/256.9	182.4/387.9	104.20/63.49

（7）小剂量地塞米松抑制试验（表44－7）。

表44－7 小剂量地塞米松抑制试验

	08:00	8:15
ACTH(pg/ml)	1.00	1.00
COR(nmol/L)	25.17	24.33

（8）生长激素0.06μg/L（0.05～8.0μg/L）；FSH 4.42mIU/ml（2.8～11.3mIU/ml），LH 9.72mIU/ml（1.1～11.6mIU/ml）。

（9）甲状腺功能：TSH 3.5437IU/ml（0.35～4.94IU/ml），FT_3 4.20pmol/L（2.63～5.70pmol/L），FT_4 12.41pmol/L（9.01～19.05pmol/L）。

（10）甲状旁腺激素：PTH 31.75pg/ml（15.00～65.00pg/ml）。

（11）血清钙：钙2.19mmol/L（2.17～2.57mmol/L），血清磷：1.24mmol/L（0.87～1.52mmol/L）。

（12）*MEN*基因检测：没有检测到具有临床意义的突变。

（13）胰腺灌注CT（图44－1）：胰腺灌注平扫期相胰头钩突处形态略饱满，动脉早期似见强化结节，直径约1.3cm，胰颈体尾

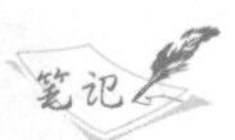

部形态、大小、密度未见异常，增强扫描未见异常强化。结论：胰头钩突处略饱满，局部小结节灌注峰值略增高，请结合临床及 MRI 进一步检查。

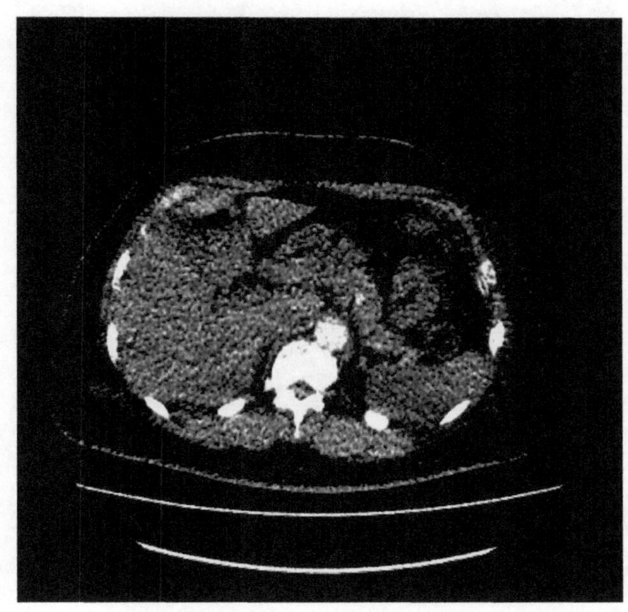

图 44－1　胰腺灌注 CT

（14）胰腺增强 MRI（图 44－2）：胰头钩突处略饱满，动脉早期似见结节状强化信号影，大小约 0.8cm×1.5cm，门脉期及延迟期等信号，胰颈体尾部形态、大小、密度未见异常，增强扫描未见异常强化。结论：胰头钩突处动脉期强化结节，性质待定，请结合临床。

（15）肾上腺 CT：肾上腺 CT 未见异常。垂体增强 MRI：垂体饱满，垂体增生？请结合临床。甲状腺超声：甲状腺结节液性变（TI－RADS 3 级）。髋关节骨密度正常，腰椎骨密度正常。

【诊断】胰岛细胞瘤；高泌乳素血症；甲状腺结节。

【治疗】①胰腺外科手术治疗胰腺肿物；②溴隐亭 1.25mg 日 1 次睡前口服。

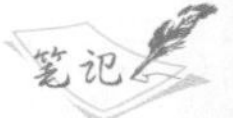

【随访】出院后于北京协和医院行胰腺肿物切除术，术后 1 个

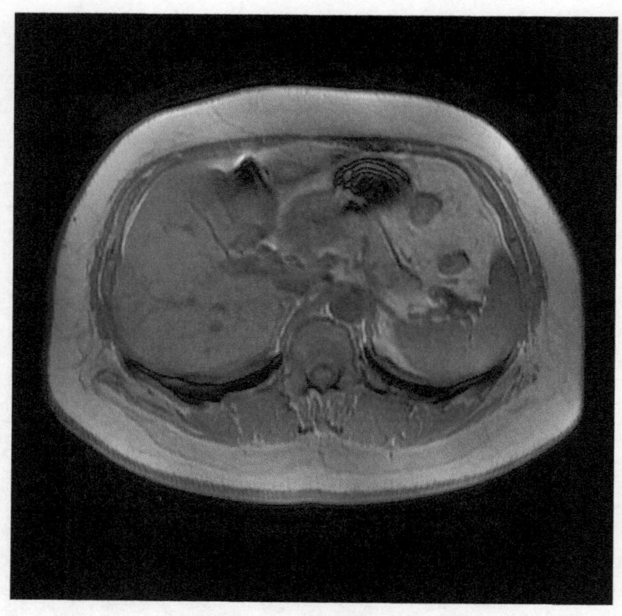

图 44－2　胰腺增强 MRI

月患者空腹血糖 4.8mmol/L，胰岛素 5.6mIU/L，患者未在出现低血糖症状。

病例分析

胰腺神经内分泌肿瘤（pancreatic neuroendocrine neoplasms，pNENs），原称为胰岛细胞瘤，约占原发性胰腺肿瘤的 3%。依据激素的分泌状态和患者的临床表现，分为功能性和无功能性胰腺神经内分泌肿瘤。无功能性 pNENs 占 75%～85%。功能性 pNENs 常见的有胰岛素瘤和胃泌素瘤。胰岛素瘤一般位于胰腺，而胃泌素瘤多见于十二指肠或胰腺。其余的功能性 pNENs 均少见，统称为罕见功能性胰腺神经内分泌肿瘤（rare functional pancreatic neuroendocrine tumors，RVrs），包括生长抑素瘤、胰高糖素瘤，生长激素瘤等。功能性 pNENs 占 pNENs 的 20% 左右。大部分 pNENs 是散发和无功能性的，

笔记

多因肿瘤局部压迫症状或体检时发现，部分因肝脏及其他部位的转移，进一步检查发现原发 pNENs 病灶。功能性 pNENs 常表现为激素相关的症状，如低血糖、多发性消化性溃疡、腹泻等，临床上通常较早发现。少部分 pNENs 是遗传性神经内分泌肿瘤综合征的表现之一，如多发性神经内分泌肿瘤 1 型（MEN－1）和 Von Hippel－Lindau'S 综合症，这类患者一般较年轻，家族中或本人也有其他神经内分泌肿瘤的病史。胰腺神经内分泌肿瘤临床表现多样，诊疗措施较复杂且周期较长，建议在多学科综合治疗团队（multidisciplinary team，MDT）的模式下进行，由胰腺外科、内分泌科、影像诊断科、内窥镜、肿瘤内科、介入科、病理科和护理等专业人员的共同参与，并贯穿患者诊治的全部过程。根据患者的基础健康状况、激素分泌相关临床症状、肿瘤分期、分级等信息，以循证医学为基础，个体化地应用多学科及多种治疗手段，以使患者达到最佳的治疗效果。

病例点评

pNENs 首选的治疗是手术治疗。对于手术治疗来说，定位诊断是关键步骤，定位诊断除明确原发肿瘤的部位，同时评估肿瘤周围淋巴结的状态及是否有远处转移。定位检查常见的手段有：①胰腺增强 CT 和（或）MRI；②内镜超声检查；③生长抑素受体显像和 68Ga－PET－CT；④经皮经肝穿刺脾静脉分段取血；⑤动脉造影；⑥术中超声。因此，可以根据患者的具体情况，适当选择上述检查手段。另外，所有的 pNENs 都具有恶性潜能，所以对进行 pNENs 手术的患者都应该进行长期随访。行根治性切除术后的 pNENs 患者，建议每 6～12 个月随访 1 次，建议随访 10 年，若出现症状随时复查。因此，此例患者也应接受长期随访观察。

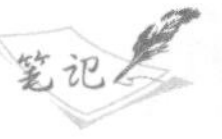

045 Prader – Willi 综合征

病历摘要

患者，女，22 岁。主诉：发现血糖升高 8 年，月经紊乱 4 年，闭经 1 年余。

患者 8 年前体检发现血糖升高（具体值不详），无多饮、多尿、多食及体重减轻，于外院完善相关检查，诊断为糖尿病，给予二甲双胍 0.5g 日 3 次口服，血糖控制尚可（具体不详）；4 年前出现月经紊乱，表现为月经周期 15 ~ 60 天，行经 2 天，月经量少，未在意；1 年前患者出现无月经来潮，未系统诊治。20 天前因肛周脓肿于我院肛肠外科住院期间发现血糖控制不佳，目前应用胰岛素降糖，门诊接诊该患时发现其面容异于常人，问话无法流利回答，性格偏执，故收入我科病房进一步诊治。

【追问病史】患者家属自诉患者为臀位生产，幼年期便有肥胖，学习能力较同龄人差，易乏力，情绪易怒，10 年前（13 岁）患者曾因肥胖于外院就诊，当时患者并无第二性征发育，无月经初潮，查体可见满月脸、轻度多血质貌，乳房未发育；完善骨龄检查提示骨龄提前，左腕掌 DR（15 岁），左腕部可见 8 枚骨化核，尺桡骨远端骨骺未闭合，各掌指骨骨骺已闭合；盆腔彩超提示幼稚子宫。

【既往史】肛周脓肿、糖尿病坏死性筋膜炎 1 个月，手术治疗。否认高血压、冠心病病史；月经生育史：初潮 13 岁，每月行经 15 ~ 60 天，月经周期 2 天，未婚未孕，闭经 1 年余。

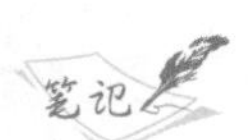

【体格检查】身高 148cm，体重 57kg，BMI 26.02kg/m^2，腰围 88cm，臀围99cm，腰臀比0.89。上部量64cm，下部量84cm。外貌特异，额高而窄，杏仁眼，三角形嘴，斜视，神情呆滞，无法及时准确回答所有问题，头顶头发稀疏，颈后发际线无下移，毛发分布可，眉毛稀疏，颈部偏短，无假性黑棘皮，可见轻度满月脸、多血质面容，齿龈有色素沉着（无吸烟史），未见喉结，颜面及后背未见皮肤痤疮；双下肢皮肤可见毛囊角化并轻度指压痕，双上肢抽血部位无瘀斑；未见明显胡须或毳毛增多，腋毛稀疏，无颈蹼、肘外翻，双乳腺 Tanner 2～3 期，无溢乳，双肺呼吸音清，未闻及啰音，心率62 次/分、律齐，未闻及病理性杂音。腹部未见紫纹，软，无压痛，肝脾肋下未触及，双下肢无浮肿，阴毛 Tanner 3 期，阴毛稀少，外阴呈女性分布，无阴蒂肥大，小阴唇发育不良，下腹无毳毛增多。双手指和足趾偏短（小手，小脚），无通惯掌或多指（趾）畸形，四肢肌力 V 级。

【实验室及影像学检查】

（1）2018 年1 月10 日 OGTT 检查结果（表45－1）。

表 45－1 OGTT 检查结果

项目	0 分	30 分	60 分	120 分	180 分
GLU(mmol/L)	9.61	11.00	13.89	12.58	13.23
C 肽(pmol/L)	491.3	479.2	611.3	487.2	489.4
IRI(mIU/L)	12.18	3.35	17.41	11.04	11.34

（2）2018 年1 月10 日 HbA1C 10.90%。

（3）2018 年1 月11 日垂体及靶腺轴激素筛查结果：生长激素轴：GH 1.24μg/L（0.05～8.0μg/L），IGF－Ⅰ120.00ng/ml（115～358ng/ml）；性腺轴：PRL 189.00mIU/L（40～530mIU/L）、FSH 3.51mIU/ml（2.8～11.3mIU/ml）、LH 3.44mIU/ml（1.1～

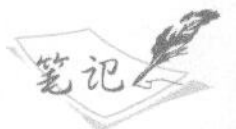

11.6mIU/ml)；女性激素：E_2 239.00pmol/L（73.4～587pmol/L），PRG 1.20nmol/L（0.64～3.6nmol/L）；男性激素：TES＜0.69nmol/L（0.69～2.77nmol/L），SHBG 11.00nmol/L（18～114nmol/L）；甲状腺轴：TSH 3.0408IU/ml，FT_4 12.46IU/ml，FT_3 4.96IU/ml，TGAb 1.79IU/ml，TPOAb 0.0IU/ml；肾上腺轴 ACTH（促肾上腺皮质激素）－COR（皮质醇）节律结果：08:00 ACTH 8.85pg/ml，COR 122.8nmol/L；15:00 ACTH 8.07pg/ml，COR 223.1nmol/L；24:00 ACTH 7.20pg/ml，COR 69.61nmol/L。

（4）2018年1月12～20日检查结果（表45－2，表45－3）。

表45－2　戈那瑞林试验

项目	0分	15分	30分	60分	120分
LH(mIU/ml)	5.53	70.20	91.10	52.90	35.00
FSH(mIU/ml)	5.95	13.50	5.95	19.40	15.50

表45－3　克罗米芬试验

项目	服药前	服药后	服药后5天	服药后6天
LH(mIU/ml)	0.99	2.52	4.46	4.33
FSH(mIU/ml)	3.17	3.54	4.99	5.05
E_2(pmol/L)	181.00	222.00	874.00	1068.00

（5）2018年1月15日检查结果：鞍区MRI平扫＋增强：蝶鞍未见明显扩张，鞍底无下陷，垂体内可见Rathke小囊肿，垂体柄尚居中；双下肢肌电图：左侧腓神经SCV减慢，右侧胫神经SCV未引出；经腹盆腔及附件彩超：子宫体大小约：4.9cm×2.4cm×3.9cm，内膜厚度约：0.42cm，内无彩色血流，肌层回声均匀，未见结节样回声。右卵巢大小约：3.1cm×1.3cm，左卵巢大小约：

笔记

2.8cm×0.7cm。子宫附件区未见明显异常回声；肾上腺3D－CT平扫结果：肾上腺平扫3D－CT未见确切异常；双髋及腰椎关节骨密度示骨量减少。

（6）2018年1月19日染色体及*SNRPN*基因检测：*46XX*正常核型，母源等位基因*174bpbp*，父源等位基因*100bp*，该患DNA仅见174bp母源性PCR产物，未见100bp父源性PCR产物，提示该患者为Prader－Willi综合症。

【诊断】①Prader－Willi综合征；②特殊类型糖尿病。

【治疗方案】①控制饮食，降糖药物以及胰岛素治疗。②糖尿病并发症对症治疗。

病例分析

Prader－Willi综合征（PWS）发病率约1/25000。细胞遗传学和DNA分析研究表明：PWS患者多数有15号染色体畸变，90%为单个缺失，10%为不平衡，或缺失发生于9号染色体近端着丝粒或短臂，从而导致15pter－q11～q12丢失，*15q11～q13*基因异常包括印记基因异常。通过体细胞核型分析即可知印记基因来自父母中哪一方。

临床表现主要有：①新生婴儿期表现肌张力明显减退，呼吸困难，喂养困难，常被迫用奶瓶喂养，生长迟缓；②从婴儿开始到6岁随着肌张力改善开始肥胖，特别下腹部、臀部和大腿，超重30%～40%，有10%～20%的患儿可伴发糖尿病（可呈现胰岛素抵抗和非胰岛素抵抗两类），身材矮小，手足过小，两者与GH分泌不足有关。该患者可见典型腹型肥胖，同时伴有糖尿病，未见明显胰岛素

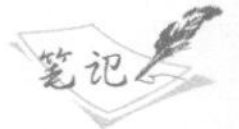

抵抗；③外貌特异，额高而窄，杏仁眼，三角形嘴，斜视，智力低下、智力商数在 20～80，大多数为 40～60，生殖器呈小阴茎和隐睾，性腺功能低下，青春期发育延迟，男性不育，女性不孕。性格固执而狂热，食欲良好。可伴指（趾）、耳廓软骨发育低下，脊柱侧突等。该患者可见明显的体貌特征，伴有神情呆滞，同时伴有闭经，手指发育不良；④母亲怀孕时可注意到胎儿活动无力，常为臀位产，出生时体重不足；⑤头颅磁共振显像发现 86% 的 PWS 患者垂体发育异常，常伴垂体多种激素缺乏和下丘脑功能紊乱。该患者垂体未见明显发育异常，垂体激素尚在正常范围内；⑥肌电图正常，肌肉活检无明显病理发现，但电镜可显示肌质网和肌丝结构异常。该患伴有肌电图异常，考虑为糖尿病相关周围神经损害导致。

本病治疗主要包括以下几个方面：①由于本征常伴下丘脑、垂体功能紊乱导致的身材矮小、身体组成成分异常、认知功能降低和行为异常，肥胖类似于 GH 缺乏症，故 2000 年美国 FDA 首先批准 GH 治疗 PWS。Carrel 报道 54 例 PWS 用 GH 治疗 3 年，患儿身高增长速度加快，骨密度（BMI）和瘦组织（LBD）增加，而身体脂肪量减少，患者的灵活性和能量消耗得到改善；②对性激素缺乏可采用性激素替代治疗；③对糖尿病可根据糖尿病性质给予饮食控制、降糖药物和胰岛素治疗。

病例点评

该患者根据体貌特征及染色体基因检测结果 Prader－Willi 综合征诊断明确，同时该患者伴有糖尿病及其并发症，故临床上遇到青年血糖升高患者，同时合并有特殊体貌特征的患者，需要

笔记

注意继发于此类基因异常疾病的糖尿病可能性。此类患者除常规治疗以外，仍需注意进行随诊治疗，注意定期进行血糖、血脂等代谢指标，骨密度、骨代谢标志物及神经精神及心理评估等评估与监测。

046 骨髓转移癌引起的乳酸酸中毒

病历摘要

患者，女，66 岁。以“腰背疼痛、双下肢水肿半年，加重 1 周”为主诉。

患者入院半年前无明显诱因出现腰背部疼痛，同期出现双下肢水肿。入院 1 周前上述症状加重。发病以来精神状态欠佳，偶有头晕；间断胸闷、气短，可自行缓解，无夜间憋醒。无腹痛、腹泻。长期食素，近 3 个月自行限盐。睡眠欠佳，尿量不少，大便不规律（2 ~5 天 1 次，性状干燥）。近期体重未见明显下降。既往史、个人史、婚姻史、月经生育史无特殊。

【体格检查】 体温 38. 0℃，脉搏 95 次/min，血压 110/70mmHg，呼吸 15 次/分。身高 155cm，体重 35kg，体质指数 14. 56kg/m^2。神志清楚，查体合作。慢性病容，营养不良。皮肤干燥、脱屑、弹性差，双上肢散在色素沉着，齿龈未见色素沉着。浅表淋巴结未触及，颈静脉无怒张，甲状腺未触及。胸骨无压痛。心率 95 次/分，心律齐，各瓣膜区未闻及病理性杂音。腹软，肝脾肋下未触及，移

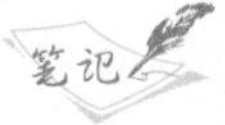

动性浊音阴性。双下肢凹陷性水肿。四肢关节无畸形，活动正常。四肢肌力V级。各病理反射未引出。

【实验室及影像学检查】

（1）入院第1天：血白细胞 11.1×10^9/L、粒细胞比例81.5%、血红蛋白100g/L、血小板 247×10^9/L；血清白蛋白（ALB）23.6g/L；血清钠 129.5mmol/L、氯 89.4mmol/L、碳酸氢根（HCO_3^-）26.4mmol/L、AG 18.22mmol/L、钾 4.52mmol/L；Cr 46μmol/L；LDH 2092U/L、碱性磷酸酶73U/L；TSH 0.65U/L、FT_3 1.87pmol/L、FT_4 12.37pmol/L；纤维蛋白原7.94g/L；CA⁻ 12582.22U/ml、神经元特异性烯醇化酶26.5μg/L；甲状旁腺素13.12ng/L、血清总Ⅰ型胶原氨基端延长肽19.53μg/L（绝经后20.25～76.31μg/L）、Ⅰ型胶原羧基端肽β特殊序853.10μg/L（绝经后<1008μg/L）；动脉血pH 7.5、动脉血 $PaCO_2$ 30.20mmHg、PaO_2 76.50mmHg；尿常规无明显异常。

【诊断】①呼吸衰竭；②乳酸酸中毒（酸中毒失代偿期）；③骨髓转移癌；④低蛋白血症（多浆膜腔积液）；⑤凝血异常；⑥离子紊乱；⑦贫血；⑧脾大；⑨骨质疏松症（重度）；⑩低T3综合征；⑪甲状腺结节。

【治疗方法】

（1）针对患者存在的低钠血症、低蛋白血症、发热、水肿、贫血和骨痛，给予支持、抗感染和对症治疗。入院3天后，低钠血症基本纠正，水肿稍缓解，血白细胞恢复至正常，但患者仍间断发热，最高可达40℃，体力逐渐下降，白蛋白水平无明显提升。继续完善相关检查：降钙素原0.56μg/L、C反应蛋白100mg/L、D－二聚体1.04mg/L；结核抗体、病毒抗体、支原体、尿本周蛋白、补体、免疫球蛋白、免疫固定电泳、血尿轻链、风湿抗体等未见明显

笔记

异常。

（2）入院第 10 天开始：患者血清 HCO_3^- 呈进行性下降（由 26.4mmol/L 降至 9.9mmol/L），AG 进行性升高（由入院时的 18.22 升至 30.85），血小板计数（PLT）进行性下降（由 247×10^9/L 降至 42×10^9/L）。入院第 12 天出现嗜睡，偶有气喘，无常见部位感染迹象。血白细胞和粒细胞恢复正常。血气分析提示血 pH 7.3、$PaCO_2$ 19mmHg、PaO_2 81mmHg、实际 HCO_3^-：8.5mmol/L、血中剩余碱（BE）16.8mmol/L；此时氧分压处于正常范围且不存在 CO_2 潴留，提示存在代谢性酸中毒。立即检测血乳酸（LAC）为 15mmol/L，确诊患者为严重乳酸酸中毒。给予静点碳酸氢钠，并于次日开始床旁血液滤过治疗。

（3）入院第 14 天：骨穿及免疫分型结果回报“骨髓转移癌”。经过 4 天血液滤过治疗，患者血 pH 水平波动性恢复到正常水平，但高乳酸血症持续存在。期间患者血压、心率、呼吸平稳，无心功能不全及乏氧迹象。

（4）入院第 17 天：患者突发呼吸困难、血氧分压明显下降，神志转为不清，考虑急性呼吸窘迫综合征（acute respiratory distress syndrome，ARDS）或弥散性血管内凝血（disseminated intravascular coagulation，DIC），家属放弃辅助呼吸等救治手段，1h 后患者呼吸循环衰竭，临床死亡。

病例分析

乳酸酸中毒（lactic acidosis，LA）是临床上罕见的代谢性疾病，表现为乳酸和氢离子的过量堆积，预后差、病死率高。当血 LAC > 5mmol/L（正常值 < 2mmol/L）且 pH < 7.4 时，可诊断为乳

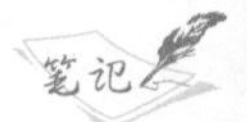

酸酸中毒。机体乏氧和组织低灌注是引起乳酸酸中毒的常见原因。恶性肿瘤也可能合并 LA。LA 的预后极差，病死率在 50% 以上，肿瘤患者合并 LA 时，病死率达 80% 以上。本文报道 1 例以难以纠正的乳酸酸中毒为表现的骨髓转移癌病例。

根据是否存在组织缺乏氧和低灌注可将 LA 分为 A 型、B 型。本病例患者经过治疗后低氧血症被纠正，血压处于正常范围，故不存在组织乏氧及低灌注，故不考虑 A 型 LA。患者无糖尿病史，不存在酮症酸中毒，肝肾功未见明显异常，未使用可引起 LA 的药物，结合骨穿结果，考虑由恶性肿瘤引起的 B 型 LA 的可能性大。肿瘤所致的 LA 并非 LA 的常见原因，在未并发血容量减少、重症感染、肝功能衰竭和（或）使用特殊治疗药物时则更为罕见。

肿瘤细胞因瓦博格效应而导致糖酵解活性增加，乳酸生成增多，这是合并 LA 的可能机制。相较实体肿瘤，血液系统恶性肿瘤（如白血病、淋巴瘤）的瓦博格效应更强。恶性肿瘤骨髓转移时，血液常处于高凝状态，可能加剧了骨髓微循环障碍，引起骨髓缺氧、缺血或坏死，此时，乳酸水平会进一步升高。酸性的微环境是肿瘤发生、血管生成、转移的关键。而肿瘤本身也可引起 LA，二者相互影响，互为因果。考虑本例患者最终由骨髓转移癌引起 LA，同时 LA 又加剧肿瘤的发展，以至于病情恶化如此迅速。

LA 病死率之所以高，一方面，患者往往合并严重疾病；另一方面，纠正 LA 的代谢紊乱常比较困难，尤其在不能去除乳酸大量产生的病因时。目前 LA 的治疗方法如下：恢复血流动力学、保证组织灌注及充足氧供，改善微循环，碱化治疗，肾脏替代治疗等，钠氢交换体 1 抑制剂是较有前景的对因治疗之一。在本例患者的救治中，我们采用了床旁血液滤过治疗，这是一种连续性肾脏替代治疗方法，模拟肾小球滤过，经弥散、对流、吸附等作用，缓慢有效

笔记

性地进行溶质交换，以清除体内乳酸，相较于传统血液滤过治疗方式，其优势在于对血流动力学影响较小，避免进一步引起组织乏氧及低灌注而加重乳酸酸中毒。从图 46－1 中可见，血滤初始 2h 乳酸下降明显，后降速减缓，次日乳酸值有反弹。患者血液滤过 4d，血 pH 波动性恢复至正常，仍存在高乳酸血症。一方面说明血液滤过是纠正酸中毒的有效方法之一，另一方面说明本患者的 LA 是难以纠正的。

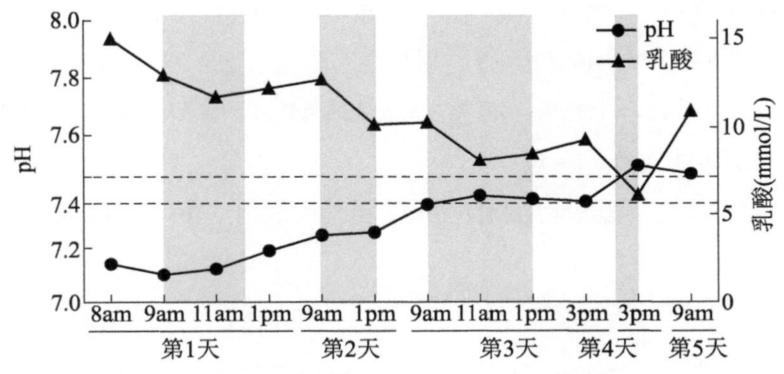

图 46－1　血液滤过治疗对患者血 pH 和血乳酸的影响（阴影区域为血液滤过期间）

病例点评

骨髓转移癌的临床表现各异且不具有特征性，本例骨髓转移癌患者以难以纠正的 LA 为表现，较罕见。在近 20 年的文献中，报道的非血液系统肿瘤合并乳酸酸中毒的情况如下：肾上腺癌、直肠癌、前列腺癌、子宫内膜癌、脑膜黑色素瘤、胃癌各 1 例，2 例非小细胞肺癌，4 例乳腺癌，其中合并肝脏转移的有 7 例，其中有 3 例 VB_1 缺乏，尚无骨髓转移癌的病例报道。骨髓转移癌患者发生 LA 的具体机制尚不明确，且无相关报道。故临床上有必要对恶性肿

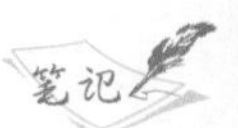

瘤，尤其是骨髓转移患者检测血乳酸值，避免漏诊 LA，延误治疗。对于诱因难以明确的 LA，肿瘤相关筛查是必要的。为此，相关病例值得引起临床关注。

参考文献

1. Kraut J A，Madias N E. Lactic acidosis. N Engl J Med，2015：2309 – 2319.
2. Held – Warmkessel J，Dell D D. Lactic acidosis in patients with cancer. Clin J Oncol Nurs，2014，18（5）：592 – 594.
3. Xie J，Wu H，Dai C，et al. Beyond Warburg effect—dual metabolic nature of cancer cells. Sci Rep，2014，4：4927.
4. 卢焰，宋建新．以骨髓转移癌为首发表现的骨髓外肿瘤 57 例分析．中外医学研究，2013（11）：9 – 10.
5. 王大为，付研．连续性肾脏替代治疗．中国临床医生，2014（7）：86 – 88.

047 良性多发性对称性脂肪瘤

病历摘要

患者，男，45 岁。主诉：颈部，躯干部脂肪堆积 3 年。

【现病史】 患者于 3 年前无明显诱因出现颈部、躯干部脂肪增多，随后出现双上肢近端脂肪增多且分布不均，脂肪组织与周围组织粘连，体重明显增加，就诊于鞍钢总医院，垂体磁共振平扫未见异常。1 年前就诊于中国医科大学附属盛京医院，当时三酰甘油水平增高（具体数值不详），诊断为 Madelung 病（良性多发性对称性脂肪瘤病），高三酰甘油血症。给予力平之降血脂治疗，三酰甘油

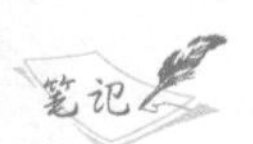

水平有所下降。随后就诊于我科门诊，当时血压 140/100mmHg，即时 ACTH 和 COR 结果均未见异常，诊断为脂肪分布异常症，并建议住院治疗，但患者拒绝住院。近 1 个月，患者自觉颈后脂肪增长速度加快。遂来我院进行进一步诊治。患者 3 年间，体重增加约 40kg。10 余年饮酒史，白酒 100 ~ 150g/天，近 1 年患者控制饮酒量及饮酒次数，偶尔饮酒；10 余年吸烟史（吸烟数量不详）。

【既往史】否认高血压，冠心病等病史。

【体格检查】身高 180cm，体重 110kg，BMI 33.9kg/m^2，腰围 106cm，臀围 120cm，WHR 0.88，颈后、胸部、背部、腹部及双上肢近端过多脂肪堆积，皮肤不粗糙，双上肢远端，双下肢及臀部均未见脂肪堆积。另外，肩部、腹部及大腿皮肤均未见紫纹，脂肪瘤性状。

【实验室及影像学检查】

（1）血常规，尿常规，便常规，肝功、肾功及肝炎四项均未见异常，其他激素水平未见明显异常。

（2）血脂：LDL – C 为 2.15mmol/L，TG 为 1.68mmol/L，HDL – C 为 2.32mmol/L，TC 为 5.05mmol/L。

（3）载脂蛋白：apoA – 1 为 2.07g/L；apoB 为 0.72g/L；游离脂肪酸 FFA 为 0.2mmol/L。

（4）胸部、肩部及颈后部超声：双侧胸部、双侧肩部、后颈中部脂肪层增厚；颈部 MRI 提示：C3 – 6 间盘轻度突出，颈部皮下脂肪层明显增厚；纵隔 MRI 提示：胸背部脂肪层较厚。

【诊断】Madelung 病（良性多发性对称性脂肪瘤病，对称性脂肪过多症，多发性对称性脂肪过多症）。

【治疗方案】①我院整形外科会诊，因无气管压迫症状，暂不

建议手术治疗；②药物治疗：建议使用β2受体激动剂，如沙丁胺醇、特布他林（均暂无药）；③其他：戒酒。

病例分析

Madelung病即马德隆疾病（Madelung's disease），也称为良性对称性脂肪过多症（benign symmetric lipomatosis，BSL）。Madelung病在19世纪中被Benjamin Brodie第一次描述，脂肪瘤分为2类，BSL为其中一类，主要发生于酗酒的男性，而Dercum's disease主要发生在中年女性（表47－1）。该病病因不明，以增多的对称性的、无包膜的脂肪组织堆积为特征（不像正常的脂肪瘤），并且以对称的方式分布在面部（在腮腺区则形成“仓鼠脸颊”）、颈部（马颈环）、背部（水牛背）、上肢，而很少累及下肢，纵隔和喉部，但是在其他部位发病的病例也存在，如一位患者的发病部位在舌部。肿块较软，通常是无症状的。尽管肿块是良性的，但是深入侵袭到纵隔的病例也有报道，肿块增大主要压迫血管、神经、气管、喉、支气管、食道。此病的临床病程涉及一个最初的快速增长期，随后是多年的缓慢进展。没有报道指出戒酒后症状会自发性恢复。

BSL的发病机制目前尚不明确。排除遗传易感性，过度酗酒与代谢性疾病是导致BSL发病的重要原因。同时也有文献报道过由于外周组织对儿茶酚胺的抵抗，会导致脂肪细胞过度生长。最新的临床分子遗传学研究表示，BSL主要是由棕色脂肪组织里的线粒体功能受损导致的。酗酒为线粒体功能受损的重要成因。BSL患者皮下脂肪组织形成于棕色脂肪组织的脂肪干细胞或是白色脂肪组织具有棕色脂肪组织细胞的特征性表型。其主要与棕色脂肪细胞中的产热

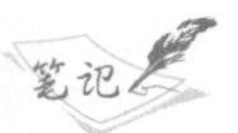

素（UCP－1，即解偶联蛋白－1）作用相关。产热素是一种跨膜蛋白且只在棕色脂肪组织的线粒体内膜中表达。其作为质子泵通道在氧化磷酸化反应中促使质子进入到线粒体基质中，从而解开 ATP 酶复合物在呼吸链上的偶联反应。在细胞的能量代谢中的氧化磷酸化作用中持续进行氧化还原反应，从而把细胞呼吸链上积累的能量直接转化为热量而不是 ATP。通过结合棕色脂肪组织细胞上的去甲肾上腺素中的 β3 受体，由 PKA 磷酸化介导的的脂肪酶作用能促使三酰甘油转换为游离脂肪酸，此种作用反过来会激活产热素。然而，从 BSL 患者皮下脂肪组织中分离出的细胞经过去甲肾上腺素的刺激后并没有表现出产热素增强。

由此可见，患者棕色脂肪组织存在儿茶酚胺抵抗，致使产热素不能在去甲肾上腺素刺激后产热，同时脂肪酶失活不能促进三酰甘油转换成游离脂肪酸，从而导致脂肪的堆积。

表 47－1　马德隆疾病临床分型

分型	依据分布范围	分布范围	并发症
1 型	马德隆脂肪颈	颈部、背部	①压迫软组织（如血管、气管、食管） ②喉返神经损伤导致声音嘶哑
2 型	类运动员貌	腰肩部、臂部、躯干	
3 型	女型	腰部、骨盆	
4 型	腹型	腹部、躯干、内位脏器	胰腺脂肪增多征，肝脂肪瘤

马德隆病的诊断主要根据体格检查和临床病史。这个疾病可以被定义为一个“观察性诊断”的疾病，因为减少卡路里的摄入不会改善该病脂肪肿块典型的分布模式，控制饮食与生活行为改变并不能改变其外部症状，大量脂肪对称的堆积破坏了外观，计算机断层成像和磁共振对评估过剩的脂肪分布有很大的帮助。最好使用 MRI 技术。考虑其他本质因素的鉴别诊断很重要，如单纯的躯干肥胖、

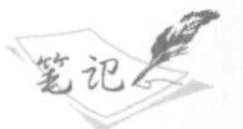

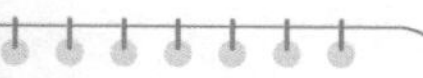

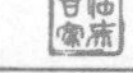

血管脂肪瘤、神经纤维瘤、有包膜的脂肪瘤、冬眠瘤、先天性浸润性脂肪增多症、脑颅皮肤脂肪过多症、脂肪肉瘤、脂母细胞增生症、唾液腺疾病。

关于该病的治疗主要包括脂肪切除术，脂肪抽脂术，I 型颈部切开、戒酒、沙丁胺醇、非诺贝特，同时治疗伴发疾病等。相比于肥胖，该病增多的脂肪组织很难被饮食与运动所影响，戒酒与治疗相关的疾病是被推荐的，但是对其疗效尚存争议。因此，临床上首选外科治疗方法，可以解决患者畸形的外观及心理问题，外科还能解决因为脂肪组织的压迫所导致的呼吸消化功能道障碍的问题。主要手术方式为抽脂术与脂肪剥脱术，依据其浸润的范围、深度、累及的深层组织如骨骼或者肌肉组织，即使进行广泛的外科干预治疗依旧不能阻止其复发。在最新发表的回顾性文章中指出，相比于吸脂术，脂肪切除术的预后相对较好，因为其能更加彻底地移除肿块、纠正解剖学位置且更好地止血，相比之下，超声辅助下的吸脂术对于移除较广泛的脂肪肿块具有局限性，因此疗效次于脂肪切除术。虽然抽脂术可以在局部麻醉的情况下安全进行，但在有纤维间隔的脂肪肿瘤中进行比较困难。保守的系统治疗如贝特类、沙丁胺醇或 β2 受体激动剂被用于个例中以增加脂肪分解。

病例点评

本例患者为中年男性，存在 10 余年的饮酒史，三酰甘油水平增高，且无明显诱因出现颈部、躯干部脂肪增多，脂肪组织与周围组织粘连，不易分开，其他激素水平未见明显异常，影像学检查支持脂肪过多的表现，因此考虑患 Madelung 病可能性大。

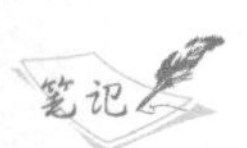

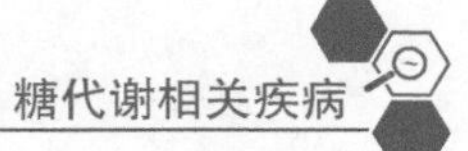

参考文献

1. Azuma M, Adachi M, Motohashi M, et al. Symmetrical lipomatosis of the tongue: Case report and literature review. J Clin Lipidol, 2015, 9 (4): 602 – 606.

2. Philipp, Al Ghazal, Lisa – Lena, Grönemeyer, et al. Lipomatoses. JDDG, 2018, 16 (3): 313 – 327.

笔记

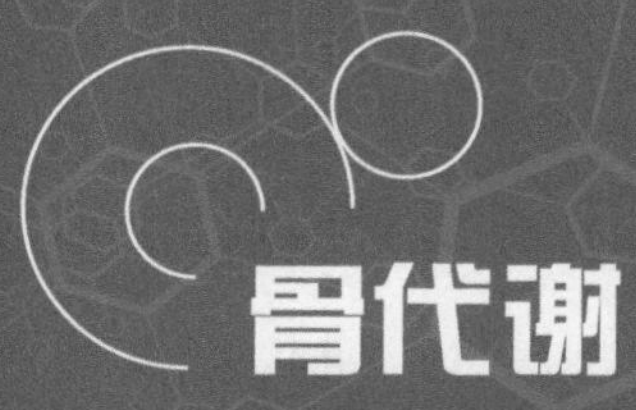

048 成骨不全

病历摘要

患者，男，19 岁。因“生长发育迟缓 12 年”于 2018 年 3 月入院。

患者母亲诉 12 年前发现患者较双胞胎哥哥及同龄儿相比，生长发育迟缓，身高有明显差别，但智力发育正常，未曾注意患者外生殖器发育状况，生长发育期间，与双胞胎哥哥身高差最多时可达 20cm，9 年前曾就诊于当地医院，检查发现生长激素偏低（具体未

见报告单），查骨龄提示延迟2岁，但未予正规诊治。近期其母发现患者无腋毛、阴毛、胡须，无喉结，无变声期，外生殖器发育较5岁时相比，未见明显发育，2018年3月就诊于我院门诊，完善促性腺激素系列，提示血清睾酮 <0.69nmol/L，血清促黄体生成素 <0.10mIU/L，血清促卵泡刺激素0.59mIU/L。睾丸超声示右睾丸大小约1.64cm×0.73cm×1.16cm，左睾丸大小约1.48cm×0.65cm×1.01cm。遂以“腺垂体功能减退症”收入我院系统诊疗。

【体格检查】 身高158cm，体重53kg，BMI 20.70kg/m^2，指间距153cm，上部量67cm，下部量91cm，颜面无痤疮及毛囊炎，浅蓝色巩膜，无额角发际退缩，无胡须，无喉结，无腋毛，甲状腺无肿大。乳房肿大，可触及乳核，有轻度触痛，无溢乳。腹部未见紫纹，腹软，无压痛，肝脾肋下未触及，双下肢无浮肿，双足背动脉搏动可。无阴毛，阴茎牵长4cm，左侧睾丸蚕豆大小，质软，右侧睾丸蚕豆大小，质软，双侧睾丸无触痛，腹股沟区未触及异常包块。自患病来无嗅觉缺失或嗅觉减退，无听力障碍，神志清，精神可，饮食可，二便无异常，近期体重未见明显减轻。家族史：母亲浅蓝色巩膜，既往易骨折，双胞胎哥哥浅蓝色巩膜，既往易骨折，成年之后无骨折，身高170cm。

【实验室及影像学检查】 住院期间为患者安排戈那瑞林兴奋试验，皮质醇节律，OGTT及胰岛功能测定等相关检验及检查（表48－1～表48－5），结果如下：TSH 5.718mIU/L，FT_4 7.18pmol/L。骨密度：腰椎骨质疏松。双手DR正位，诊断所见：双手诸骨骨质未见异常改变，各掌指关节、指间关节亦无特殊所见，软组织无肿胀。诊断意见：双手骨质未见异常。属14岁骨龄。垂体MRI平扫+增强，诊断所见：蝶鞍无扩大，鞍底平直，垂体前叶形态较小，垂体柄缺如，后叶短T_1信号异位至漏斗部；增强扫描垂体内异常强

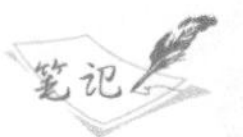

化灶。诊断意见：符合垂体柄阻断综合征，请结合临床及相关实验室检查。肝胆脾胰彩超，诊断意见：脂肪肝超声所见；胆囊结石。心彩超结果、胸部正位 DR 结果、眼科及听力检查等均未见异常。

（1）戈那瑞林兴奋试验（表 48－1）。

表 48－1 戈那瑞林兴奋试验

	－15 分	0 分	15 分	30 分	60 分	90 分	120 分
LH(mIU/ml)	<0.10	<0.10	0.30	0.37	0.38	0.33	0.29
FSH(mIU/ml)	0.57	0.52	0.78	0.87	1.08	1.20	1.18

（2）肾上腺皮质激素系列（2 套）(表 48－2)。

表 48－2 肾上腺皮质激素

	8:00	15:00	24:00	8:00	15:00	24:00
ACTH(pg/ml)	9.47	8.70	7.30	8.25	9.80	7.18
COR(nmol/L)	29.50	25.94	23.51	24.99	34.98	22.38

（3）OGTT 及胰岛功能测定（表 48－3）。

表 48－3 OGTT 及胰岛功能测定

	0 分	30 分	60 分	120 分	180 分
GLU(mmol/L)	4.33	6.20	6.08	5.23	5.44
IRI(mIU/ml)	21.73	147.70	135.40	44.63	62.94
C 肽(pmol/L)	1621.10	4940.90	7502.00	2579.00	3889.10

（4）醛固酮卧立位试验（表 48－4）。

表 48－4 醛固酮卧立位试验

	卧位	立位
醛固酮卧位(ng/ml)	0.08	0.09
血管紧张素Ⅰ(ng/ml)	4.55	66.19
血管紧张素Ⅱ(ng/ml)	6.23	71.43

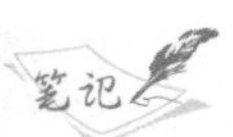

（5）HCG 兴奋试验（表 48 –5）。

表 48 –5 HCG 兴奋试验

	–15 分	0 分	24h	48h	72h
TES(nmol/L)	<0.69	<0.69	<0.69	<0.69	<0.69
F – TEST(pmol/L)	5.42	5.42	1.08	3.62	2.74

【治疗方法】①针对性腺功能低下，给予人绒毛膜促性腺素（HCG）2000 单位肌注每周 3 次，1 个月后门诊复查睾酮、F – TEST；②针对继发性甲状腺功能减退，给予左甲状腺素钠片（优甲乐）25μg 日 1 次口服，定期复查甲功甲炎；③针对继发性肾上腺功能减退，给予氢化可的松早 20mg（早 08:00），下午 10mg（15:00），日 2 次口服；④针对成骨发育不全，建议择期应用双膦酸盐或福善美；⑤针对脂肪肝，低脂饮食，增加活动量，建议定期复查肝胆胰脾超声；⑥针对胆囊结石，建议定期复查肝胆胰脾超声，肝胆外科门诊就诊。1 个月之后 FTEST 67.25pmol/L，TES 4.85nmol/L，FT_4 8.61pmol/L，FT_3 2.1pmol/L，TSH 2.3678mIU/L。身高 158cm，体重 57kg。阴囊阴茎变黑，无阴毛生长。走路稍微有异常步态。建议 HCG 继续，优甲乐加到 50μg，氢化可的松减至 10mg 和 5mg。

病例分析

成骨不全是一组遗传性结缔组织疾病，表现为骨量减少，骨骼脆性增加，从而易反复出现骨折。大部分常染色体显性遗传的成骨不全患者（Ⅰ ~ Ⅳ型）的致病基因为 *COL1A1* 和 *COL1A2*，这两个基因分别编码 I 型胶原的 α1 链和 α2 链，2 条 α1 链和 1 条 α2 链共

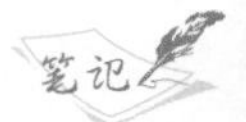

同构成Ⅰ型胶原的三螺旋结构。*COL1A1* 基因的杂合子零突变会引起单倍不足和PROα1（Ⅰ）生产不足，从而导致Ⅰ型成骨不全，本型的临床症状较轻，表现为儿童时期开始出现的易反复骨折，合并或者不合并蓝色巩膜，成年后易骨折情况反而逐渐减。*COL1A1* 和 *COL1A2* 的变义突变通常引起胶原结构的改变，从而导致临床症状中、重度的Ⅱ～Ⅳ型成骨不全。由于不断有新的参与Ⅰ型胶原蛋白翻译后修饰的致病基因被发现，成骨不全的分型种类也在不断增加中，因此有研究者建议根据发病机理将成骨不全重新分为5组，*COL1A1* 和 *COL1A2* 基因突变导致的成骨不全被归为A组中，即胶原合成、结构或加工中的一组缺陷。垂体柄中断综合征（pituitary stalk interruption syndrome，PSIS）是指先天性的垂体解剖结构异常，具有典型的MRI表现，包括垂体前叶减小或缺如，垂体柄中断或消失及垂体后叶的异位，从而导致联合垂体激素缺乏症（combined pituitary hormone deficiency，CPHD）。目前致病机制尚不明确，认为与遗传和环境因素，尤其是围产期不良事件有关。PSIS的病因中尚无与成骨不全相关的文献报道，本病例报道一个携带有 *COL1A1* 和 *COL1A2* 基因突变的显性遗传模式的成骨不全家庭，其中的一对双胞胎的弟弟同时合并有PSIS，而哥哥没有PSIS，为PSIS致病的环境因素提供了新的启示。

病例点评

这是一个成骨不全合并PSIS的病例，他的双胞胎哥哥和母亲为同样临床表型的成骨不全。二代测序发现患者和哥哥同时携带 *COL1A1* 和 *COL1A2* 各一处杂合性突变。其中与母亲携带相同的 *COL1A1* 突变（p. Arg220Ter）（rs72667036），该突变造成α1链的合

成中断，从而造成I型胶原总量的减少，已有多篇文献报道可导致1型成骨不全。关于父方遗传的 *COL1A2*（p. Pro857Thr）(rs150179964)，在 Ensembl 数据库中的 *MAF* 小于0.01，SIFT 评分为0.02（有害的），而 PolyPhen 评分为0.036（有利于健康的）。曾有文献报道与另一个突变（p. Gly1012Ser）同时存在于一名越南籍Ⅳ型成骨不全患者。本突变的位置非 COL1A1 和 COL1A2 蛋白结构中常见的 G－X－X 中对维持蛋白正常结构起重要作用的 G，结合本例患者的父亲并无成骨不全的临床表现的事实，推测其对蛋白结构和功能影响较小。

PSIS 通常认为与产程中的缺氧事件相关，但一直没有直接的证据加以证实。目前关于 PSIS 的病例报道中，尚无合并成骨不全的报道，成骨不全所致的骨骼畸形多见于长骨骨折和脊柱畸形，但文献中很少提及女性成骨不全患者的骨盆结构及对自然分娩产程的影响，尚需对更多的女性成骨不全患者进行观察。本病例中双胞胎患者中无 PSIS 的哥哥为头位顺产，患 PSIS 的弟弟为臀位难产，并且二代测序并未发现任何与已知的 PSIS 相关的基因异常，印证了 PSIS 与异常产程（围产期不良事件）之间的重要关系。双胞胎基因型与表型的不一致提示成骨不全所致的骨骼畸形也许是 PSIS 致病的环境因素。

参考文献

1. Forlino A, Marini J C. Osteogenesis imperfecta. Lancet, 2016, 387: 1657－1671.
2. Voutetakis A, Sertedaki A, Dacou－Voutetakis C. Pituitary stalk interruption syndrome: cause, clinical manifestations, diagnosis, and management. Curr Opin Pediatr, 2016, 28: 545－550.
3. Bar C, Zadro C, Diene G, et al. Pituitary Stalk Interruption Syndrome from Infancy to Adulthood: Clinical, Hormonal, and Radiological Assessment According to the Initial Presentation. PLoS One, 2015, 10 (11): e0142354.

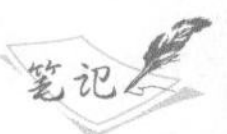

049 骨质疏松症

病历摘要

患者，女，78岁。以“前胸、后背及双下肢隐痛2个月，不能站立行走10天”入院。

【现病史】患者2个月前无明显诱因出现前胸后背部持续隐痛，不见好转，呈进行性加重。2017年10月31日于陆军总院就诊，门诊查胸部CT结果：右肺上叶肺炎，双肺下叶间质改变，多发陈旧性病变，双侧胸膜增厚，右侧胸膜肥厚，不除外胸膜炎可能，主动脉及冠状动脉钙化，双侧肋骨多发骨折，部分陈旧，甲状腺右叶病变，骨质疏松。2017年12月6日于营口市第六人民医院查全身CT示双侧多发肋骨骨折（右侧第2～第7肋骨、左侧第2～第10肋骨），部分伴骨痂形成；右侧第8肋骨、左侧第11肋骨骨质不整；右侧第9、10肋骨所见考虑陈旧骨折可能。于我院疼痛科门诊就诊后遵医嘱口服依托考昔片60mg日1次。肩背部疼痛略缓解，前胸及双下肢疼痛，不能站立行走无明显改善。病来患者饮食及睡眠欠佳，精神及体力差，二便正常，病来体重下降近10kg。

【既往史】3年前于陆军总医院行胸椎神经鞘瘤手术。月经生育史：孕6产6，绝经年龄53岁。

【体格检查】体温36.5℃，脉搏100次/分，呼吸19次/分，血压120/70mmHg，身高155cm，体重48kg，BMI 19.98kg/m²。被迫

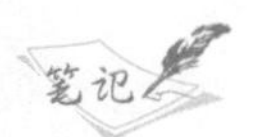

卧床体位，神清语明，皮肤黏膜无黄染及出血点，全身浅表淋巴结未触及。眼睑无浮肿，眼睑结膜无苍白，巩膜无黄染，无蓝巩膜，口唇无发绀。颈软，甲状腺无肿大，无颈静脉怒张，胸廓无畸形，肺部听诊呼吸音清，未闻及干湿啰音，心率 100 次/分，律齐，各瓣膜听诊区未闻及病理性杂音，腹软，无压痛，下腹正中可见一长约 3cm 竖形手术瘢痕。脊柱无畸形，脊柱活动度正常，无压痛及叩击痛，后胸椎正中可见一长约 5cm 竖形手术疤痕。双下肢活动受限，无水肿，肌力Ⅲ级；双上肢肌力、肌张力正常。

【实验室及影像学检查】

（1）实验室及影像学检查（表 49 – 1）。

表 49 – 1　实验室及影像学检查

	检查结果	参考范围
血常规		
白细胞计数（$\times10^9$/L）	4.57	3.50 ~ 9.50
粒细胞计数（$\times10^9$/L）	2.21	1.80 ~ 6.30
红细胞计数（$\times10^{12}$/L）	3.10	3.80 ~ 5.10
血红蛋白浓度（g/L）	106	115 ~ 150
红细胞比积测定（L/L）	0.310	0.350 ~ 0.450
平均红细胞 Hb 含量（pg）	34.2	27.0 ~ 34.0
红细胞分布宽度 SD（fL）	50	36 ~ 46
网织红细胞比率（%）	1.67	0.34 ~ 1.74
高荧光强度网织红细胞比率 HFR（%）	12.5	0.0 ~ 1.0
中荧光强度网织红细胞比率 MFR（%）	13.7	0.0 ~ 6.8
低荧光强度网织红细胞比率（%）	73.8	92.6 ~ 100.0
幼稚网织红细胞比率（%）	26.2	0.0 ~ 7.4

笔记

（续）

	检查结果	参考范围
肝功能		
血清碱性磷酸酶	256U/L	50～135
血清γ谷氨酰基转移酶	232U/L	7～45
血清总蛋白	52.4g/L	65.0～85.0
血清白蛋白	36.9g/L	40.0～55.0
肾功能		
尿素测定(Urea)	8.59mmol/L	2.85～7.14
血清胱抑素C测定(Cys－C)	1.15mg/L	0.53～0.95
血清尿酸测定	438μmol/L	155～357
贫血系列		
铁蛋白测定	1394.00μg/L	13.00～150.00
血清维生素 B_{12} 测定	12645.90pmol/L	145.00～637.00ppmol/L pmol/L
尿本－周氏蛋白	阴性(－)	阴性
血清β2微球蛋白测定	9.31mg/L	0.70～1.80
血浆D－二聚体测定	3.62μg/ml	0.00～0.50
免疫球蛋白		
IgG	3.41g/L	7.00～17.00g/L
IgA	0.10g/L	0.70～3.80g/L
IgM	0.13g/L	0.60～2.50g/L
轻链 *KAPPA* 定量	401.0mg/dl	629.0～1350.0mg/dl
轻链 *LAMBDA* 定量	167.0mg/dl	313.0～723.0mg/dl
尿轻链		
KAPPA 定量	3.2mg/dl	0.0～1.9
LAMBDA 定量	<5.0mg/dl	0.0～5.0
免疫固定电泳(IgD,κ,λ)		未见单克隆带
免疫固定电泳(IgG,A,M,κ,λ)		未见单克隆带

笔记

（2）血清指标见表 49－2

表 49－2　血清指标

指标	1 月 4 日	1 月 10 日	参考范围
血钙（mmol/L）	3.07（校正后）		2.17～2.57
血磷（mmol/L）	1.09		0.81～1.52
血碱性磷酸酶（U/L）	256		50～135
25（OH）D_3（ng/ml）	19.98	20.54	11.10～42.90
I 型胶原羧基端肽 β 特殊序列（pg/ml）	1511.00	2010.00	<704.00
血清骨钙素（ng/ml）	41.14	41.18	14.00～46.00
血清甲状旁腺素（pg/ml）	8.65	7.94	15.00～65.00
血清总 I 型胶原氨基端延长肽（ng/ml）	243.30	240.10	20.00～80.00

（3）胸部 CT（2017 年 10 月 31 日）：右肺上叶肺炎，双肺下叶间质改变，多发陈旧性病变，双侧胸膜增厚，右侧胸膜肥厚不除外胸膜炎可能，主动脉及冠状动脉钙化，双侧肋骨多发骨折，部分陈旧，甲状腺右叶病变，骨质疏松。

（4）全身 CT（2017 年 12 月 6 日）：双侧多发肋骨骨折（右侧第 2～第 7 肋骨、左侧第 2～第 10 肋骨），部分伴骨痂形成。右侧第 8 肋骨、左侧第 11 肋骨骨质不整。右侧第 9、第 10 肋骨所见考虑陈旧骨折可能。

（5）颅脑 MRI 平扫＋弥散（2017 年 12 月 6 日）：未见异常。

（6）肿瘤标志物、便常规及潜血、风湿抗体系列、甲功甲炎未见异常。

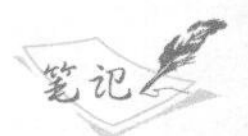

（7）骨密度（表 49 -3，表 49 -4）。

表 49 -3　骨密度

部位	BMD(g/cm²)	T - score
L2	0. 638	-2. 9
L3	0. 666	-3. 1
L4	0. 790	-2. 4
全部	0. 696	-2. 8
L1	0. 674	-1. 9

表 49 -4　髋关节骨密度

部位	右侧髋关节		左侧髋关节	
	BMD(g/cm²)	T - score	BMD(g/cm²)	T - score
Neck	0. 515	-2. 8	0. 441	-3. 5
G. T	0. 462	-2. 2	0. 437	-2. 4
InterTro	0. 590	-3. 1	0. 537	-3. 5
整体髋关节	0. 545	-2. 8	0. 496	-3. 2

ECT 影像所见：双侧多根肋骨显像剂分布不均匀增浓，脊柱侧弯，下位颈椎，上位颈椎，第 9、第 11、第 12 胸椎，第 2 ~ 第 5 腰椎，双侧骶髂关节，右侧髋臼及临近坐骨见显像剂分布不均匀增浓区，余部骨骼显像剂分布基本对称、均匀，未见确切异常显像剂分布区。

诊断意见：全身多发骨代谢不均匀增高影，建议进一步行专科检查以除外血液系统疾病；余部全身骨骼骨代谢未见异常，建议随诊观察。

肝胆脾双肾膀胱：未见明显异常。

心脏彩超：主动脉瓣退行性变；静息状态下左室整体收缩功能正常。

骨髓活检：浆细胞占 69. 2%，胞体大小不等。呈圆形、类圆形，胞核多偏位，呈圆形、类圆形，核染色质较粗糙，核仁不清

笔记

晰，胞质染成蓝色、深蓝色，偶见双核浆细胞及退化幼浆细胞。诊断：多发性骨髓瘤。

免疫分型：结论：异常浆细胞表型。P3 占 43.5%，主要表达 CD38、cKappa、CD138、CD200、CD56，但 CLAMBDA、CD19、CD79b、CD27、CXCR4、CD117、CD33、CD28、CD20、Kappa、LAMBDA、CD22、HLA－DR 均为阴性，为恶性单克隆浆细胞，请结合临床，提示为多发性骨髓瘤可能。

【诊断】 多发性骨髓瘤；骨质疏松症；多处肋骨骨折；贫血（轻度）；高钙血症。

【治疗】 给予特立帕肽注射液 20μg 日 1 次皮下注射，密盖息 50IU 日 1 次皮下注射，加巴喷丁 3 粒日 2 次口服，依托考昔片 60mg 日 1 次口服；转至血液内科给予硼替佐米 1.7mg，d1，d4，d10，唑来膦酸 4mg 临时 1 次静点。

病例分析

在诊断原发性骨质疏松症之前，一定要重视和排除其他影响骨代谢的疾病，以免发生漏诊或误诊。需详细了解病史，评价可能导致骨质疏松症的各种病因、危险因素及药物，特别强调部分导致继发性骨质疏松症的疾病可能缺少特异的症状和体征，有赖于进一步辅助检查。需要鉴别的病因主要有：影响骨代谢的内分泌代谢疾病（糖尿病、甲状旁腺疾病、性腺疾病、肾上腺疾病和甲状腺疾病等），类风湿关节炎等免疫性疾病，影响钙和维生素 D 吸收和代谢的消化系统和肾脏疾病，神经肌肉疾病，多发性骨髓瘤等恶性疾病，多种先天和获得性骨代谢异常疾病，长期服用糖皮质激素或其他影响骨代谢药物等。

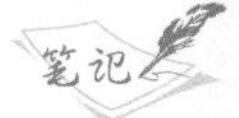

多发性骨髓瘤（multiple myeloma，MM）是一种克隆性浆细胞

异常增殖的恶性疾病，在很多国家是血液系统第二位常见恶性肿瘤，多发于老年，目前仍无法治愈。其中约80%的患者合并有多发性骨髓瘤骨病（Multiple myeloma bone disease，MBD），从而严重影响了患者的生存质量及疾病预后。

临床表现：MM常见症状包括骨髓瘤相关器官功能损害的表现，即“螃蟹”“CRAB”症状：C－血钙增高（calcium elevation）；R－肾功能损害（renal insufficiency）；A－贫血（anemia）；B－骨病（bone disease）。除上述的CRAB症状，还可能出现淀粉样变性等靶器官损害相关表现。

多发性骨髓瘤引起的骨骼损害并非主要由骨髓瘤细胞直接侵蚀骨质导致，而是骨髓中肿瘤细胞、破骨细胞、成骨细胞及骨基质细胞相互作用，使破骨细胞活性增强或成骨细胞活性减弱，打破了骨吸收与骨形成的平衡状态，引起骨质损伤。

骨病的治疗：①双膦酸盐治疗：口服或静脉使用双膦酸盐（氯屈膦酸、帕米膦酸二钠和唑来膦酸），适用于所有需要治疗的有症状的MM患者。无症状骨髓瘤不建议使用双膦酸盐。静脉制剂使用时应严格掌握输注速度。静脉使用双膦酸盐建议在MM诊断后前2年每月1次、2年之后每3个月1次持续使用。口服双膦酸盐可以长期使用。若出现了新的骨相关事件，则重新开始至少2年的治疗。使用过程中注意监测肾功能，根据肾功能调整用药。唑来膦酸和帕米膦酸二钠有引起下颌骨坏死的报道，尤以唑来膦酸为多，双磷酸盐使用前应该进行口腔检查，使用中避免口腔侵袭性操作（如需进行口腔侵袭性操作，需在操作前后停用双膦酸盐3个月）并加强抗感染治疗。对即将发生或已有长骨病理性骨折、脊椎骨折压迫脊髓或脊柱不稳者可行外科手术治疗。低剂量的放射治疗（10～30Gy）可用于缓解药物不能控制的骨痛。在干细胞采集前，避免全

笔记

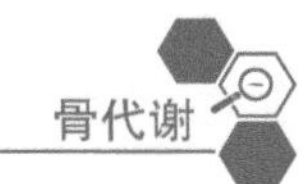

身放疗；②蛋白酶抑制剂：硼替佐米（Bortezomib）是人工合成的一种可逆性蛋白酶抑制剂，是第一个也是目前唯一一个批准进入临床的蛋白酶抑制剂。它可以通过降低血液中 RANKL 水平，抑制破骨细胞活动，最终降低骨的重吸收。

高钙血症的治疗：水化、碱化，如尿量正常，则日补液 2000 ~ 3000ml；补液同时合理使用利尿剂以保持尿量 > 1500ml/d；药物治疗包括大剂量糖皮质激素、降钙素及双膦酸盐；应用作用较快的针对原发病治疗的方案，如含硼替佐米的方案可快速纠正高钙血症；合并肾功能不全时可行血液或腹膜透析。

病例点评

该患者老年女性，骨质疏松骨折疼痛为主要症状，查血钙为高钙血症，贫血，高尿酸血症，骨转化旺盛，全身 CT 未发现实体肿瘤，恶性肿瘤、肉芽肿和结节病的可能性小，首先考虑溶骨性改变。血甲状旁腺素水平降低，故原发性甲旁亢可除外；25（OH）D_3 正常，维生素 D 中毒可除外；CT 未发现实体肿瘤；该患者消瘦，贫血，血钙升高，高尿酸血症，血清 β2 微球蛋白及尿$_{KAPPA}$定量升高，高度怀疑多发性骨髓瘤，骨髓活检及免疫分型证实。当一般分析不足以解释广泛性骨质疏松及骨痛时，应当警惕多发性骨髓瘤存在的可能。

参考文献

1. 中国医师协会血液科医师分会，中华医学会血液学分会，中国医师协会多发性骨髓瘤专业委员会．中国多发性骨髓瘤诊治指南（2017 年修订）．中华内科杂志，2017，56（11）：866 – 870.
2. 刘玉杰，何韶辉，王达，等．多发性骨髓瘤骨病治疗进展．中国骨与关节杂志，2018，7（1）：46 – 49.

050 妊娠哺乳相关骨质疏松症

病历摘要

患者，女，37岁。因“胸部及腰部疼痛2个月，加重伴不敢活动1周”入院。

患者于2017年6月12日剖宫产1子，G1P1，39周+1，新生儿体健，体质量3210g，身长48cm。1周后患者弯腰拾物时感腰部疼痛、胸部酸胀无力。1个月后患者打喷嚏后出现胸部及腰部剧烈针扎样疼痛，弯腰不能，虽于医院就诊，仅建议回家静养。2017年9月2日，患者夜间转身时摔倒，短暂意识不清后被家人叫醒，自觉胸腰部疼痛加重，不敢活动，再次于医院就诊，行胸腰椎平片检查，提示腰椎生理曲度变直，骨密度减低，骨小梁略见稀疏；MRI检查，提示T6－8、T10、L1椎体多发压缩性骨折伴骨挫伤，T12、L2椎体上缘髓核压迹形成；骨密度检查提示右髋关节骨量减少、腰椎骨质疏松（L4关节严重骨质疏松）、左髋关节骨质疏松。反复询问病史，患者均表示妊娠后期未出现过腰背疼痛。自述乳汁量与其他哺乳期女性相比较多，自2017年9月2日病情加重后即停止哺乳，现月经已经来潮，无溢乳。

患者曾于2013年行腹腔镜下左侧卵巢纤维瘤核除术，平素身体健康，无糖皮质激素使用史，个人史无特殊，无烟、酒、咖啡嗜好，平时正常饮食，日照、运动均适量。患者既往月经规律。母亲66岁，曾于2016年冬季摔倒后发生前臂骨折，未经诊治，后经骨

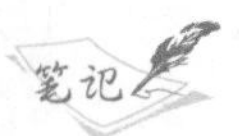

密度检查证实其母患有骨质疏松症（L1－L4 总腰椎 T 值－3.4、左全髋 T 值－2.4、右全髋 T 值－2.9），其父骨密度正常。

【体格检查】 入院后测量身高为 161cm（妊娠前身高 163cm，体质量 49kg，体质量指数 18.44kg/m^2），身高较前下降 2cm。巩膜无蓝染，牙齿无异常。余查体未见异常。

【实验室检查】 患者入院时维生素 D 水平低至 8.46ng/ml，血钙 2.24mmol/L（2.17～2.57mmol/L）、血磷 1.45mmol/L（0.81～1.52mmol/L），碱性磷酸酶（ALP/AKP）水平升高 122U/L（35～100）。白蛋白水平稍下降，为 37.9g/L（40.0～55.0g/L）；肿瘤标志物中 CA－199 升高，为 88.95U/ml（0～27.00U/ml）。血常规、尿常规、肾功能、血糖、凝血、血气分析、甲状腺激素、皮质醇及促肾上腺皮质激素、生长激素、性激素、风湿免疫相关检查、尿本周氏蛋白均未见明显异常。性激素水平正常。骨代谢相关指标：B－crosslaps 999.60pg/ml（＜573.00pg/ml）、T－P1NP 106.10ng/ml（15.13～58.59ng/ml）、骨密度 30.39ng/ml（11.00～46.00ng/ml）、PTH 19.88pg/ml（15.00～65.00pg/ml）。

【影像学检查】 胸腰椎平片：腰椎生理曲度变直，骨密度减低，骨小梁略见稀疏（图 50－1）。腰椎 MRI：T6－8、T10、L1 椎体多发压缩性骨折伴骨挫伤，T12、L2 椎体上缘髓核压迹形成（图 50－2）。骨密度：腰椎及双髋关节骨质疏松（表 50－1）。ECT 全身骨显像：右侧 6～9 前肋、左侧第 8 前肋、脊柱多个节段骨代谢增高，考虑骨折改变可能性大；双侧骶髂关节骨代谢增高，关节良性病变可能性大；余部全身骨骼骨代谢未见异常（图 50－3）。乳腺彩超：双乳腺符合哺乳期腺体回声改变。肝胆脾彩超：肝内高回声，考虑血管瘤不除外肝内胆管结石或钙化；左肾结石或钙化（0.32cm×0.30cm）。

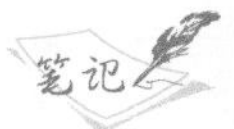

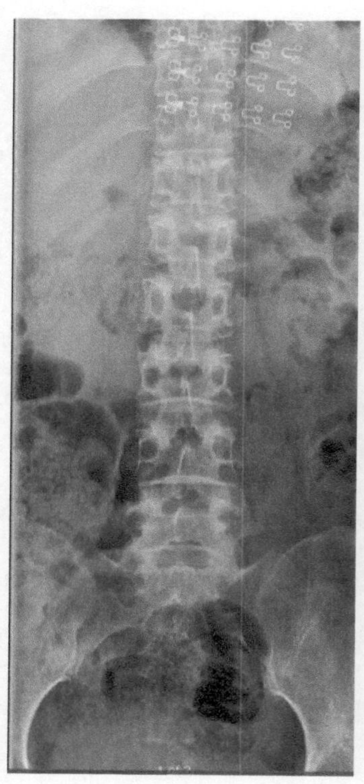

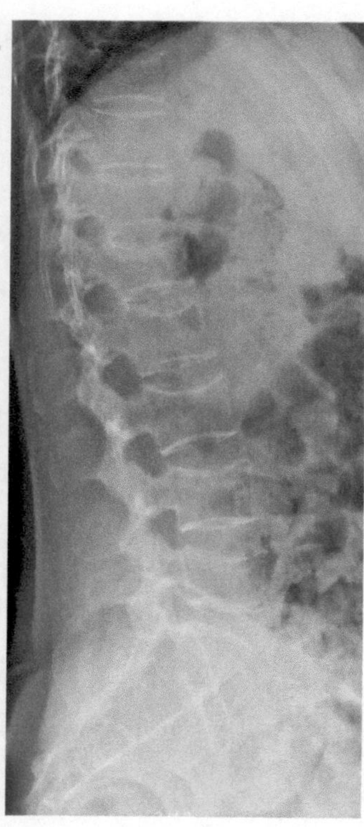

图 50－1　患者胸腰椎平片

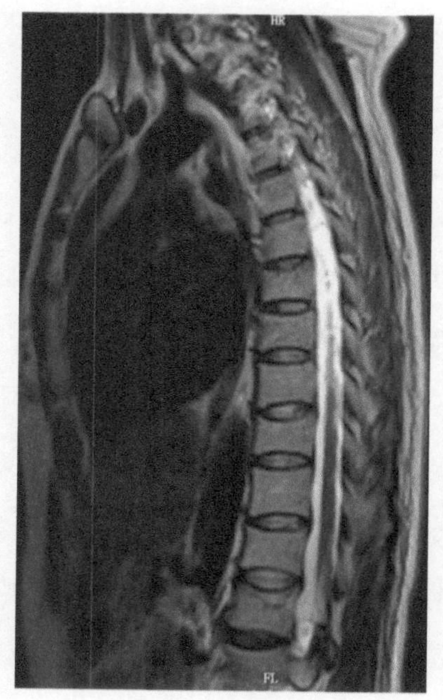

图 50－2　胸腰椎 MRI

笔记

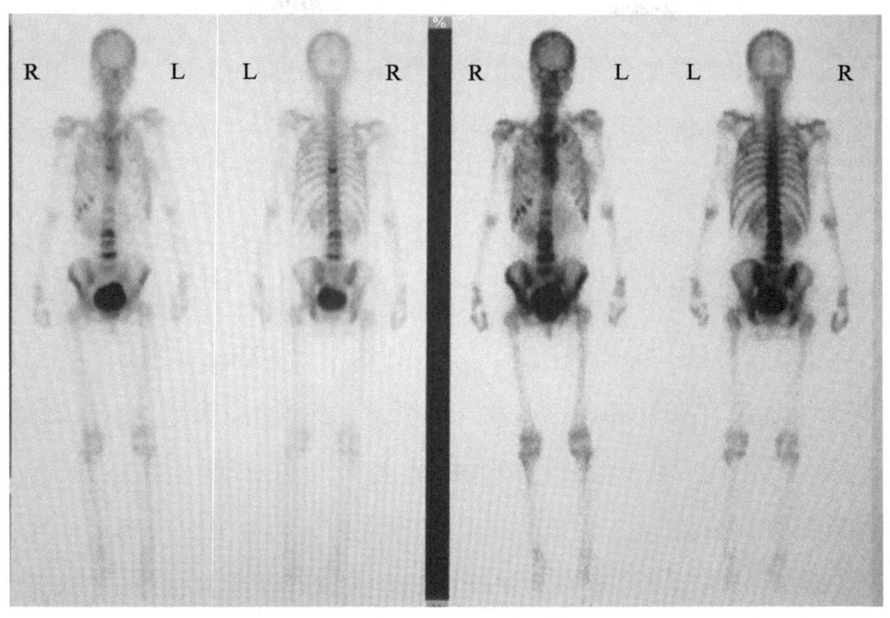

图 50－3　骨核素显像

表 50－1　患者各部位骨密度水平

	骨密度（g/cm²）	Z－score	
L1	0. 732	－2. 3	
L2	0. 840	－2. 0	
L3	0. 796	－2. 4	
L4	0. 667	－3. 5	
全部腰椎	0. 759	－2. 6	
左股骨颈	0. 671	－1. 9	
左髋	0. 775	－1. 8	0. 604
右股骨颈	0. 613	－2. 6	0. 495
右髋	0. 755	－2. 0	0. 541

【基因测序结果】针对与骨代谢相关的基因，利用 Roche Nimblegen SeqCap EZ Choice XL Library 进行外显子捕获，Illumina 测序平台进行高通量测序，对突变位点进行 dbSNP、Clinvar、ExAC，千人基因组等数据库注释，发现 *LRP5* 基因有一处单核苷酸多态性

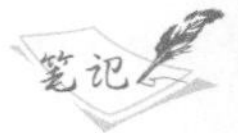

（SNP）临床意义不明，进一步采集患者父母外周血进行基因测序，并发现其父（骨密度正常）在该位点具有与患者相同的SNP，其母在该位点未发现SNP，因此推测该SNP与患者发生妊娠及哺乳相关骨质疏松症无关。

【诊断】妊娠及哺乳相关骨质疏松症，椎体多发压缩骨折，重度维生素D缺乏。

【治疗方法】患者住院期间予以钙尔奇D 600mg口服，1次/d；普通维生素D 400U口服，1次/d；骨化三醇胶丸（罗盖全）0.25μg口服，2次/d；阿仑膦酸钠片（福善美）70mg口服，1次/周；鲑鱼降钙素注射液（密盖息）50U肌内注射，1次/d，共使用6次。住院期间患者接受了电刺激治疗和超音波治疗等康复治疗。出院后继续使用钙剂、普通维生素D、活性维生素D和双膦酸盐治疗，嘱患者加强营养，多食用含钙丰富的食物，增加日照，注意休息，必要时使用止痛药物对症治疗。出院1个月后复查患者骨转换标志物均恢复至正常正常值范围内，其中B－crosslaps较前下降84.13%：维生素D_3 20.08ng/ml、B－crosslaps 158.6pg/ml、T－P1NP 76.72ng/ml、骨密度30.70ng/ml、PTH 41.68pg/ml、血钙2.30mmol/L、血磷1.26mmol/L。

病例分析

妊娠及哺乳相关骨质疏松症（pregnancyand lactation－associated osteoporosis），以妊娠晚期或产后早期出现急性腰背部或髋部疼痛为主要症状，可伴有功能障碍，活动受限。妊娠哺乳期母体钙需求量增加，妊娠期母体为胎儿提供充足的钙量主要靠肠钙吸收加倍，而哺乳期母体肠钙吸收效率降至孕前，此时主要靠骨钙的吸收增加

笔记

来供给新生儿所需的钙量。孕产妇骨量丢失除了与钙需求增多而摄入相对不足有关外，“脑—乳腺—骨环路”在哺乳期骨量丢失过程中也发挥重要作用。泌乳素在产后达到高峰以刺激乳汁产生，高水平泌乳素和吸吮介导的反射弧抑制垂体促性腺激素释放，从而抑制卵巢功能，导致低水平的雌二醇，进而活化破骨细胞功能。另一方面哺乳期乳腺会产生大量甲状旁腺激素相关肽（parathyroid hormone related peptide，PTHrP），吸吮、高水平泌乳素、低雌激素都会刺激乳腺组织产生更多的 PTHrP，其释放入血发挥与甲状旁腺激素相似的作用引起骨吸收。目前认为，在哺乳期，高水平的 PTHrP 和低水平雌二醇水平具有协同效应，共同导致了骨量的快速丢失。

本例患者既往体健，其母为骨质疏松症患者，在产后首次出现骨痛症状，于哺乳期间经历了大量快速的骨量丢失，曾多次就诊未能得到有效诊治，根据患者体格检查、血生化指标及基因测序，可除外成骨不全、骨软化症及一些遗传性骨病，以及甲状腺疾病、肾上腺疾病、性腺功能减退、多发性骨髓瘤及结缔组织病、慢性肾病、肾小管酸中毒继发的骨质疏松症。考虑到成人骨量高峰发生于 32 岁左右，之后骨量开始迅速下降，本例患者年龄为 37 岁，属于高龄产妇，推测其骨量的丢失与其年龄也有一定关系，结合患者有骨质疏松家族史，最后确诊为妊娠及哺乳相关骨质疏松症。此外该患者还存在维生素 D 缺乏也加重了钙吸收不足，加重骨量丢失。哺乳期骨吸收主要发生在小梁骨，故妊娠哺乳相关的骨质疏松症以腰椎骨折最为常见，大多数女性只发生单个椎体骨折，本例高龄产妇加重度维生素 D 缺乏，病情较为严重，表现为多发性椎体骨折。

对于妊娠哺乳相关骨质疏松症的治疗，首先应予以充足的钙和维生素 D，钙摄入量应达到 1200mg/d，维生素 D 的摄入应使血清 25（OH）D 水平至少 > 50nmol/L。在抗骨质疏松药物治疗方面，

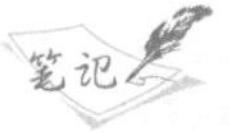

已有病例报告使用活性维生素 D、双膦酸盐、降钙素、锶盐、特立帕肽及狄诺塞麦等药物对 PAO 治疗有效。

病例点评

妊娠哺乳期发生骨质疏松症患者少见，但有骨质疏松危险因素的女性于妊娠或产后突发腰背疼痛应考虑到 PAO 及脆性骨折的可能，并应进行充分鉴别诊断。骨密度、椎体 CT、MRI 检查有助于早期发现脆性骨折。钙剂、维生素 D、降钙素、双膦酸盐对 PAO 治疗有效。

051 低磷骨软化症

病历摘要

患者，男，53 岁。主诉：进行性骨痛 1 年半。

患者入院 1 年半前无明显诱因出现双侧踝关节疼痛，行走步态呈鸭子状，后疼痛逐渐加重并累及双侧膝关节。1 年前出现上下楼困难，活动减少。半年前疼痛累及髋部，致行动不便，入院前近 1 个月症状加重，累及胸部，于当地医院就诊，检验结果提示低钾、低钙、低磷，予以钙片及骨化三醇胶丸治疗。因疼痛长期自服止痛药物。病来无身高缩短，无骨折，精神饮食睡眠可，体重稍减轻，小便正常，近半个月便秘。

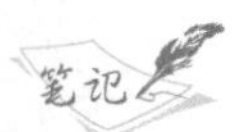

【既往史、个人史及家族史】患者 1996 年患乙型肝炎，2006

年因肝硬化、食管胃底静脉曲张、上消化道出血行脾切除术，术中曾输血（具体不详），术后服用阿德福韦酯10mg 日 1 次口服抗病毒治疗 8 年至本次入院时。否认高血压、冠心病、糖尿病病史。出生地辽宁沈阳，偶尔吸烟，余个人史无特殊。母亲因肝硬化去世。

【体格检查】周身皮肤黏膜无出血点及瘀斑，巩膜无黄染，齿龈无肿胀，胸骨无压痛，胸廓对称。四肢、脊柱及关节无畸形。上肢肌力正常，因疼痛而长时间卧床，活动受限，下肢肌力未查，双下肢无浮肿。无蓝巩膜。

【实验室检查】

（1）患者血钙 2.06mmol/L（白蛋白校正后 2.18mmol/L）(正常值范围 2.17 ~2.57)、血磷 0.25mmol/L（正常值范围 0.81 ~1.52mmol/L)，血钾 3.37mmol/L，血钠 139.1mmol/L，血氯 108.5mmol/L，碳酸氢根 21.4mmol/L；24 小时尿钾 30.6mmol/L、尿钙 2.82mmo/L、尿磷 15.22mmol/L。滤过磷排泄分数（FEPO4）=（尿磷 × 血肌酐 × 100)/(血磷 × 尿肌酐）=46.67%。血清总 ALP 472U/L。骨代谢相关指标：B – crosslaps 357.2pg/ml、T – P1NP 250.0ng/ml（正常值范围 20 ~ 80ng/ml)、骨钙素 50.58ng/ml（正常值范围 14.00 ~ 46.00ng/ml)、PTH 52.17pg/ml（正常值范围 15.00 ~65.00pg/ml)。25（OH）D_3 10.87ng/ml。

（2）血气分析：pH 7.38 ~ 7.39，二氧化碳结合力 18.6 ~ 20.3mmol/L，剩余碱 –3 ~ –4.1mmol/L。血常规：RBC 3.19 × 10^{12}/L，Hb 91g/L；肝功能：TP 74.6g/L、ALB 33.8g/L，TBA 23μmol/L，AST、ALT 正常；UA：151μmol/L；HBsAg 47.49IU/ml 阳性，HBV – DNA < 1.00E2 IU/ml；肾功能正常；血脂、血糖、心肌酶未见明显异常。凝血酶原时间（PT）15.7 秒、凝血酶原活动度（PTA）72%、APTT 50.1 秒、INR 1.25。

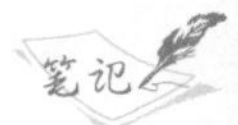

（3）尿常规：蛋白质，微量，葡萄糖+2，pH 7.0，SG 1.008；尿液β2 微球蛋白 82.10mg/L，尿α1 微量球蛋白 45.40mg/l，尿液 IgG 13.30mg/l，尿转铁蛋白 3.34mg/l；尿氨 AA：++；尿乙酰氨基葡萄糖苷酶活性：7.9u/L；尿本周氏蛋白(−)；尿轻链 *KAPPA* 定量 19.1mg/dl；轻链 *KAPPA* 定量 1720.0mg/dl；尿轻链 *LAMBDA* 定量 8.6mg/dl；轻链 *LAMBDA* 定量 926.0mg/dl；改良季氏试验：肾小管浓缩稀释功能正常。

（4）甲状腺激素、皮质醇及促肾上腺皮质激素、生长激素、性激素均未见明显异常。风湿三项：类风湿因子 21.00IU/ml（0.00～15.00）；免疫球蛋白定量测定 IgA：9.14g/L（0.70～3.80）；风湿抗体系列(−)；HLA−B27(−)。肿瘤标志物正常。

【影像学检查】甲状腺彩超：甲状腺未见明显占位性所见；双颈部淋巴结肿大（超声结构正常）。甲状旁腺 ECT：呈阴性改变，未见甲状旁腺高功病变改变。肝胆脾肾彩超提示脾未显示，肝脏回声粗糙。骨密度检测见表 51−1。骨盆 DR 见图 51−1。

表 51−1　患者各部位骨密度水平

	骨密度(g/cm^2)	T−score
L1	0.557	−3.2
L2	0.592	−3.6
L3	0.653	−3.5
L4	0.632	−4.1
全部腰椎	0.759	−3.9
左股骨颈	0.428	−3.6
左髋	0.354	−4.1
右股骨颈	0.455	−3.4
右髋	0.381	−4.3

笔记

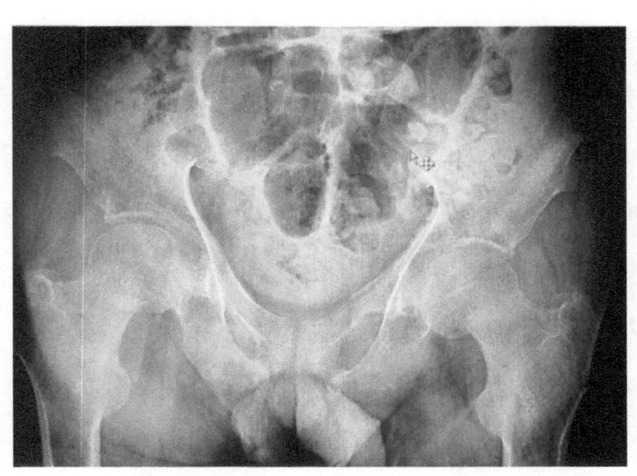

图 51－1　骨盆 DR：骨密度减低，骨小梁模糊

【诊断】范可尼综合征，低磷血症，低钙血症，低钾血症，慢性乙型肝炎肝硬化，脾切除术后贫血。

【治疗方法】优质蛋白饮食，注意休息。针对乙肝肝硬化：停用阿德福韦酯，改为恩替卡韦 0.5mg 日 1 次口服。针对离子紊乱：罗盖全胶囊 0.25μg 日 2 次，钙尔奇 D 片 600mg 日 1 次；中性磷溶液（Na_2HPO_4 73.1g + KH_2PO_4 6.4g + 水 1000ml），每 4 小时 20ml；蒸馏水 500ml + 枸橼酸 70g + 枸橼酸钾 49g，10ml，3 次口服。治疗贫血给予力蜚能胶囊 1 粒每日 1 次口服。经过治疗后 1 个月复查，患者血钙 2.22mmol/L、血磷 0.79mmol/L，血钾 4.87mmol/L 血钙磷钾均达到正常，血气 pH 7.42，BE －1.2。3 个月时患者骨痛明显缓解。治疗 4 年后腰椎和全髋骨密度显著回升，高于 －2.5 仅为骨量减少。

病例分析

磷是羟基磷灰石的构成组分之一，磷含量不足时，羟基磷灰石形成障碍，从而导致骨软化。由于矿化障碍，当行骨密度检查时也

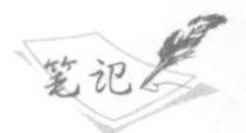

会提示骨质疏松和BMD减低，因此双能X线BMD检查不能区分原发骨质疏松和低磷性骨软化。因此具有骨痛、病理性骨折、骨密度降低的患者不能立即诊断为原发性骨质疏松，需进一步检测钙、磷水平及骨代谢标志物等进行鉴别。本患骨痛活动受限、行走困难、骨质密度广泛降低、骨小梁模糊、血磷降低、ALP升高，骨吸收和骨形成指标显著升高，因此考虑为低磷骨软化症。

低磷骨软化症的常见病因包括维生素D摄入不足和吸收不良、维生素D代谢异常、肾小管酸中毒、X连锁-维生素D抵抗及肿瘤相关性骨软化症等。本例患者低血磷、低血钙、低血钾、尿磷排泄增多，代偿性代谢性酸中毒（碱性尿），肾性糖尿、氨基酸尿，低尿酸血症，考虑诊断为范可尼综合征。范可尼综合征是近端肾小管复合性功能缺陷疾病。对于成人病例多为后天获得性疾病，常继发于慢性间质性肾炎、干燥综合征、移植肾、重金属（汞、铅、镉等）肾损害等。由于近端肾小管对多种物质重吸收障碍，临床可出现肾性糖尿、全氨基酸尿、磷酸盐尿、尿酸盐尿及碳酸氢盐尿等，并相应出现低磷血症、低尿酸血症及近端肾小管酸中毒，并可因此引起骨病（骨痛、骨质疏松及骨畸形）。

阿德福韦酯为核苷酸类抗病毒药物之一，长期应用可能具有肾毒性。近年来许多乙肝治疗患者的病例报告显示，阿德福韦酯即使在较低剂量，仍可能损伤肾小管功能，影响其重吸收磷，导致低磷性骨软化症，且报道的患者大多数为亚洲人，以中国、日本和韩国多见，推测可能与基因多态性相关。

阿德福韦酯导致的低磷性骨软化症易被漏诊或误诊为骨质疏松症、骨肿瘤及强直性脊柱炎等其他疾病。检查电解质能及时发现低磷血症，其他肝功能指标正常时ALP升高需引起注意。停用该药物，给予补磷等对症治疗后患者预后大多较好。

笔记

病例点评

阿德福韦酯为核苷酸类抗病毒药物之一，与其他核苷酸类抗病毒药无交叉耐药反应。阿德福韦酯使用过程中可能具有肾毒性，即使在较低剂量，损伤肾小管功能影响其重吸收磷，最终可导致骨软化症，严重者致 Fanconi 综合征。对于那些服用阿德福韦酯的患者，推荐定期监测肾功能、钙和磷酸盐水平，尤其存在肾功能不全的患者需要更频繁的监测。如果怀疑范可尼综合征，建议用其他抗病毒药物如恩替卡韦等替代阿德福韦酯。

052 肿瘤相关性低磷骨软化症

病历摘要

患者，女，34 岁。主诉：骨痛 3 年，加重伴活动障碍 2 年。

患者 2006 年开始出现周身骨痛，2008 年 2 月于当地医院 CT 提示右髂骨骨折，未查血钙、血磷，诊断“血清阴性脊柱关节病?”，予止痛药 1 个月，骨痛有所缓解，停药后骨痛再次加剧。2009 年 2 月于外院查血磷明显低于正常（0. 43mmol/L），血钙和甲状旁腺素正常范围，诊断“变形性骨病?”，予伊班磷酸钠、骨化三醇治疗 30 天，骨痛无明显缓解。2009 年 9 月来诊我院。患者 3 年内身高下降约 4cm，体重下降约 5kg。平素每日接受日照时间短，牛奶摄入量可，喜肉食，二便正常。

【既往史、家族史、个人史】否认高血压、糖尿病、冠心病病史；否认肝炎，结核病史；否认泌尿系结石及血尿史；2005 年外院诊断“右胫骨下段骨软骨瘤”，行手术治疗，2009 年 2 月复查 X 线示“右胫骨远端后内侧低密度影，骨质不规则缺失，考虑为术后改变”。孕 3 产 1，两次人工流产，一女儿身体健康。家族中无类似病史者。无烟酒嗜好，否认职业性毒物接触史。

【体格检查】身高 162cm，体重 42kg，体重指数 16.0kg/m^2。发育正常，营养中等，神清语明，他人搀扶下缓慢步入病房，被动体位，查体合作。翻身、坐起等活动明显困难、缓慢，需他人协助。胸廓对称无畸形，有挤压痛，双侧肋骨有压痛。脊柱生理性弯曲，腰椎棘突有压痛。骨盆无畸形，有轻度挤压痛。四肢、关节无畸形和肿胀。双上肢近端肌力Ⅴ级，双下肢近端肌力Ⅲ级，远端肌力Ⅳ级。右踝内侧可见一长约 4cm 的手术瘢痕，局部皮肤隆起，可触及一包块，直径 3 ~ 4cm，质中、固定，无压痛。

【辅助检查】①部分实验室检测结果（表 52 – 1）：血常规、血糖、肝肾功能、甲状腺功能、促肾上腺皮质激素 – 皮质醇节律、促性腺激素、性激素、催乳素、肿瘤系列、血清蛋白电泳、免疫固定电泳、免疫球蛋白、血轻链蛋白、风湿三项、风湿抗体系列、尿常规、尿糖、尿 NAG、尿本周蛋白等均在正常范围。②双手正侧位 X 线片：双手诸指骨、双侧腕骨诸组成骨骨质疏松。胸部 X 线片：所见骨密度减低，右侧第 3 ~ 8 肋骨及左侧第 7 ~ 第 9 肋骨线形态欠规则，气管左偏，胸廓欠对称。骨盆 X 线片：骨盆变形，右侧闭孔变形，构成骨盆诸骨骨质疏松（图 52 – 1）。右小腿 X 线片：右胫骨骨质疏松，远段后内侧低密度影，骨质不规则缺失，考虑为术后改变。胸部 CT：双侧多发肋骨内凹，未见明确结节实变和肿大淋巴结。腹部 CT：肝脏饱满。腹部各器官未见明显异常密度灶，腹膜

笔记

后未见明显肿大淋巴结。胫腓骨中下段CT：右胫骨下段内侧局部骨质缺损，周围软组织肿块，请结合临床。双小腿磁共振：右小腿下段软组织肿瘤，请结合临床；右胫骨下段骨折，肿瘤所致可能性大。③腰椎骨密度：Z值2.6。全身骨显像：多根肋骨、双侧髋关节、尺骨中上段、左胫骨上端及右胫骨下端可见多处异常放射性增高区，考虑骨折所致可能性大。④奥曲肽显像：右侧胫骨下端生长抑素高表达病变，考虑肿瘤相关性低磷骨软化症之致病灶。

表52-1　患者实验室检测指标结果

指标	测定值	参考范围
血钙(mmol/L)	2.1～2.35	2.20～2.70
血磷(mmol/L)	0.32～0.39	0.80～1.80
血碱性磷酸酶(U/L)	163～223	15～128
甲状旁腺激素(pmol/L)	7.91	1.16～7.06
降钙素(pmol/L)	<0.59	0.00～5.33
25（OH）D_3(ng/ml)	12.9	8.0～50
1,25（OH）2 D_3(pg/ml)	0.25	14.1～56.5
24小时尿钙(mmol)	0.1～0.36	
24小时尿磷(mmol)	11.8～12.29	

【诊断】 肿瘤相关低磷骨软化症。

【治疗方法】 2009年10月12日患者于北京协和医院骨科在连续硬膜外麻醉下行右小腿肿物切除、右胫骨病灶刮出植骨术+外固定术，术后病理提示“磷酸盐尿性间叶组织肿瘤”。术后血磷有所升高，但未能恢复至正常。2009年11月23日于北京协和医院在硬膜外麻醉下行右小腿截肢术，术后病理：右小腿软组织内可见磷酸盐尿性间叶组织肿瘤残留，胫骨内未见肿瘤残留，断端肌肉皮下组

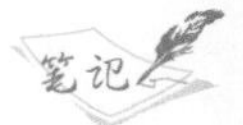

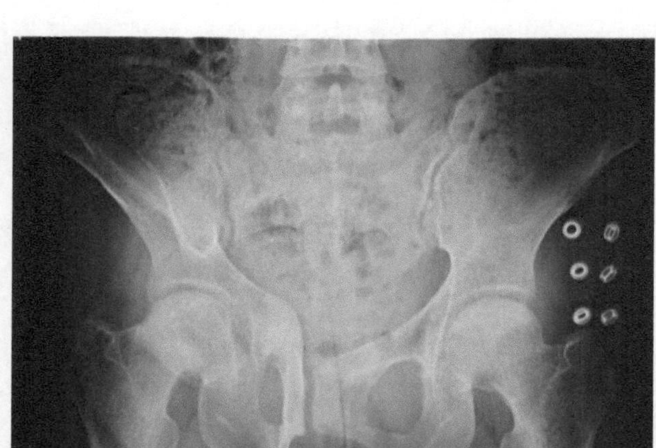

图 52-1　患者骨盆 X 线片

注：提示患者骨盆变形，右侧闭孔变形，髋臼内陷。

织髓腔内及血管及神经断端未见肿瘤。此次术后血磷恢复正常，骨痛和活动困难明显改善、肌力恢复，临床治愈。

病例分析

骨软化症是指发生在骨骺生长板已经闭合的成人骨基质矿化障碍。其主要病理表现包括类骨质的大量堆积、类骨质的容积和宽度均增加、矿化前沿减少、矿化时间延长和矿盐沉积率减低。临床常常表现为：①骨痛。②活动常受限，步态摇摆，步行困难。③病理性骨折，常见骨有：四肢长骨、肋骨、骨盆、脊柱。④胸廓两侧内陷，胸腔缩小。⑤骨盆三叶畸形。⑥身高缩短，可达 10cm 以上。骨骼影像学上常见骨密度普遍减低、骨小梁影像模糊呈毛玻璃状；椎体上下缘呈双凹变形；骨骼畸形；髋臼内陷骨盆呈三叶状；假骨折线。除肾小管疾病和低 ALP 血症所致骨软化症者外，患者血清 ALP 水平显著升高。

笔记

血磷代谢异常（低血磷）是造成骨软化症的原因之一。导致血磷降低的主要因素包括肠道钙吸收异常和肾小管磷回收异常，后者往往是肿瘤相关性低磷骨软化症（Tumor - induced Osteomalacia，TIO）、先天性低磷血症或范可尼综合征等所致。

TIO 是一种较为罕见的疾病。1947 年 Mc Cance 首次描述了这种疾病。1959 年 Prader 首先报道肿瘤是骨软化症的致病因素，且发现切除肿瘤后病情缓解。1980 年北京协和医院张孝骞教授报告我国首例 TIO 病例。随着病例积累和不断研究，目前已认识到：多种肿瘤均可诱发骨软化症，多数为磷酸盐尿性间叶组织肿瘤（Phosphaturic mesenchymal tumor，PMT），全身各部位均可发生；低磷血症是诊断本病的关键，血中 1，25（OH）D_3 浓度降低；奥曲肽显像和 ^{68}Ga - DOTANOC 标记 PET - CT 具有重要的协助诊断意义；定位肿瘤、手术切除后，血磷和 1，25 双羟维生素 D_3 随之而上；纤维生长因子（FGF）- 23 参与本病的发生。

本患者是一个典型的 TIO 病例。根据骨痛、活动受限、骨盆变形、假骨折线、低血磷症、ALP 水平升高等临床表现和辅助检查结果，低磷骨软化症诊断明确。进一步的病因鉴别中结合既往病史、奥曲肽显像和其他影像学手段，定位右侧胫骨病灶。手术病理证实为“磷酸盐尿性间叶组织肿瘤”；两次手术后，病灶得以彻底切除，临床症状缓解，血磷恢复正常。

病例点评

骨软化症和骨质疏松症均可以表现为低骨量，但骨软化症有骨痛、活动受限、骨骼变形、假骨折线、ALP 改变等特点，可与骨质疏松症做以鉴别。低血磷是骨软化症的重要原因之一，应提高对其的认识。如果存在低磷骨软化症，有家族史或低龄即发病者要考虑

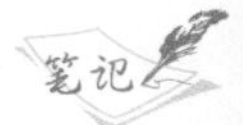

先天性低磷血症（某些基因突变所致），否则需注意排查 TIO；如果有酸中毒、肾性糖尿、氨基酸尿，或有某些药物如阿德福韦酯应用史，应想到肾小管疾病的可能。

TIO 的诊治重点在于找到并彻底去除原发病灶。奥曲肽显像和^{68}Ga－DOTANOC 标记 PET－CT 具有重要的协助诊断意义。如不能定位肿瘤，对症补磷可作为权益之计，但疗效有限。

参考文献

Jiang Y，Xia WB，Xing XP，et al. Tumor－induced osteomalacia：an important cause of adult－onset hypophosphatemicosteomalacia in China：Report of 39 cases and review of the literature. J Bone Miner Res，2012，27（9）：1967－1975.

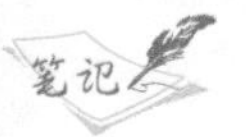

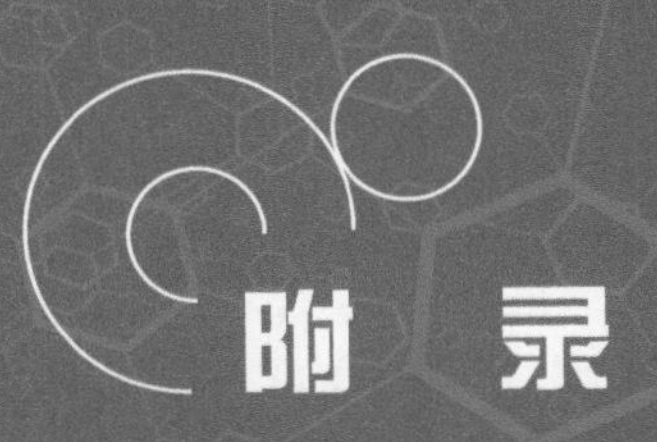

中国医科大学附属第一医院简介

中国医科大学附属第一医院（以下简称中国医大一院）是一所大型综合性三级甲等医院，也是一所具有光荣革命传统的医院。

医院的前身可以追溯到同时创建于1908年10月的福建长汀福音医院（原亚盛顿医馆）和沈阳南满洲铁道株式会社奉天医院。医院早期成长与中国共产党领导的革命进程紧密相连。1948年沈阳解放，医院接收了原国立沈阳医学院（前身为南满洲铁道株式会社奉天医院）。

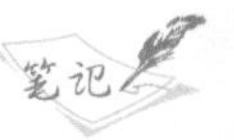

1995年初，医院首创“以病人为中心”的服务理念，提出

了一系列的创新与发展举措，成果引起国内外医疗界的瞩目，得到了中央领导肯定和同行的赞誉。医院的改革经验被推向了全国，对我国的医疗改革和医院管理产生了划时代的深远影响。

如今的中国医大一院以人才实力和技术优势，发展成为国内外知名的区域性疑难急重症诊治中心。作为辽宁省疑难急重症诊治中心，同时也是国家卫生健康委员会指定的东北地区唯一的国家级应急医疗救援中心和初级创伤救治中心，医院在抗击非典、抗击手足口病、防治流感、抗震救灾等重大突发事件中做出了突出贡献，受到国家和世界卫生组织的肯定和表彰。

2014 年初，新一届领导班子进一步明确了医院的功能定位：以创建国家级区域医疗中心为目标，以改革为动力，围绕发展高新技术，推动学科发展，加强医院信息化建设，使门诊流程更为规范，改善病人就医体验，积极践行公立大医院的社会责任。

医院现建筑面积 33.5 万平方米，编制床位 2249 张，现有职工 4350 人，其中有中国工程院院士 1 人，教育部长江学者特聘教授 3 人，教授、副教授级专家 545 人，中华医学会专科分会主任委员（含名誉、前任、候任）9 人，副主任委员 5 人。国家重点学科 4 个，国家重点培育学科 1 个，卫健委国家临床重点专科建设项目 22 个，荣获国家科技进步奖 9 项。医院全年门急诊量约 342 万人次，出院 15 万人次，手术服务量 7 万例，平均住院日 8.19 天。

2018 年发布的复旦版《2017 年度中国医院排行榜》中，医院综合排名全国第 12 名，连续 9 年位居东北地区第 1 名。

近年来，医院荣获全国文明单位、全国精神文明建设先进单位、全国卫生系统先进集体、全国文明示范医院、全国百佳医院、全国百姓放心示范医院、全国医院文化建设先进集体、全国医院有

笔记

突出贡献先进集体等荣誉称号。

1941 年，毛泽东在延安为中国医大 14 期学员题词：“救死扶伤，实行革命的人道主义”。它成为一代又一代中国医大一院人为之不懈奋斗的座右铭。传承百年，心系百姓，今天的中国医大一院正承载着辉煌的历史，沿着既定的航向，为建设国内一流医院的目标而努力奋斗！

笔记

中国医科大学附属第一医院内分泌与代谢病科简介

中国医科大学附属第一医院内分泌与代谢病科创建于 1962 年，是硕士学位、博士学位授权点和博士后科研流动站，教育部国家重点学科，科学技术部省部共建内分泌疾病国家重点实验室培育基地，卫生部国家临床重点专科，国家卫健委甲状腺疾病诊治重点实验室（共建）。在复旦大学中国最佳专科声誉排行榜中位居全国第 7 位，东北地区第 1 位。

内分泌与代谢病科在甲状腺疾病的流行病学和临床诊疗方面位居全国的领先地位，发表多篇重要学术论文，在《新英格兰医学杂志》等国际著名期刊中有所收录。获得国家科技进步二等奖等奖项。内分泌与代谢病科在内分泌疾病，如骨质疏松、垂体、甲状旁腺、肾上腺、胰腺、性腺等疑难疾病诊疗、内分泌危重疾病的救治方面处于东北地区中心地位，承担了大量临床诊疗工作。

内分泌与代谢病科和内分泌研究所实行科所合一、相对独立的管理体制，组成了医、护、技、研究员为一体的团队。内分泌与代谢病团队结构合理、方向明确、团结和谐、积极向上。拥有博士研究生导师 11 名，硕士研究生导师 20 名。国家二级教授 2 人，享受国务院特殊津贴者 2 人，国家新世纪“百千万人才工程”国家级人选 1 人，辽宁省“百千万人才工程”百人层次 3 人、千人层次 4 人，辽宁省“攀登学者”1 人，辽宁省特聘教授 4 人。

内分泌与代谢病科学术带头人滕卫平教授任内分泌研究所所长，现为中华医学会内分泌学分会名誉主任委员，亚大地区甲状腺学会副主席。内分泌与代谢病科科室主任单忠艳教授现为中华医学会内分泌学分会副主任委员、甲状腺学组组长。

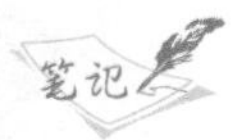